JN262018

関節のゆがみ・
骨の配列を整える
最新理論

リアライン・トレーニング

ReaLine Training

体幹・股関節編

蒲田和芳 著
Kazuyoshi Gamada

講談社

本書で使われる用語について

本書では，リアライン®・コンセプトによって定義されたリアライン®，スタビライズ，コーディネートという用語を名詞として用いる．これらは，それぞれ realign, stabilize, coordinate という英語の動詞をカタカナで表記したものである．

本来，アライメントを修正すること意味する名詞は realignment（リアライメント）であるが，リアライン®・コンセプトでは realign（リアライン®）を名詞として用いている．その理由として以下の点が挙げられる．

① 「リアライン」という短い単語を用いることで読みやすく，また覚えやすくすること，
② 「リアライン」は保存療法によって微細なマルアライメントを修正することを意味しており，一般に用いられる手術による関節変形の矯正を意味するリアライメントとは異なる概念であること，
③ 「リアライン」は，「矯正（realignment）」よりも「矯正する過程（realigning process）」に近い意味で用いられており，動詞的な意味を込めて使っていること，

「スタビライズ」は「リアラインで得た正常な関節運動とアライメントを維持するための筋活動パターンを学習・強化すること」というリアライン®・コンセプトに固有の意味で用いられる．したがって，「良好なアライメントを保つための関節運動の安定化の過程（stabilizing process）」を短縮してスタビライズ（stabilize）と表現する．

「コーディネート」は，「全身の関節運動を協調させつつ，リアラインとスタビライズで得た理想的な関節運動を乱さないような全身運動（動作パターン）を獲得すること」という意味で用いられている．したがって，「マルアライメントの再発を防ぐ全身運動の協調化の過程（coordinating process）」を短縮してコーディネート（coordinate）と表現する．

以上の定義に基づき，「リアライン®・コンセプト」という用語において，「リアラインの過程（realigning process）を再優先とした治療・トレーニングの理論」という意味でリアラインを名詞として用いることとした．

なお，ReaLine® はリアライン®・コンセプトに基づき開発された治療理論，トレーニング理論，リアライン商品，サービスの登録商標である．

序文

1. リアライン・トレーニングとは

　本書では，これまでとは全く異なる新しいトレーニングの進め方を提案します．それは，「関節のアライメント」を最優先としたトレーニング理論であり，これを本書では「リアライン・トレーニング」と呼ぶことにします．「リアライン」とは「アライメント」を「整える」という意味です．「アライメント alignment」とは骨の配列のことであり，骨の配列が崩れた状態を「マルアライメント malalignment」，「リアライン realign」はマルアライメントを正常な状態に向けて修正することを意味します．

　これまでのトレーニング体系において，筋力，筋持久力，全身持久力，瞬発力，バランス機能，固有受容機能などの個別の身体機能向上を目的としたもの，そしてこれらの要素を統合する神経筋機能の向上を目的とした協調性トレーニング，ファンクショナルトレーニングなどがあります．いずれも，世界中で数多くの研究が行われ，科学的な検証が進められてきました．またスポーツ現場においてもアスリートの競技力向上に貢献してきました．しかし，これらの身体機能は，関節のアライメントが崩れていては役に立たないどころか，さまざまな痛みや機能障害の原因にすらなります．これまで「関節」に注目したトレーニング理論は皆無に等しいのです．つまり，すべてのトレーニング理論は「正常な関節運動」を前提として構築されてきたことになります．

　医学やバイオメカニクスの研究において，多くの関節は「ヒンジ」のように，固定された運動軸を中心に回転運動を行うものと仮定されます．しかし，実際の関節の構造はそれよりもはるか

図 0.1　リアライン・トレーニングとは
　　「リアライン」とは「アライメント（alignment）；骨の配列」を「整える」という意味．

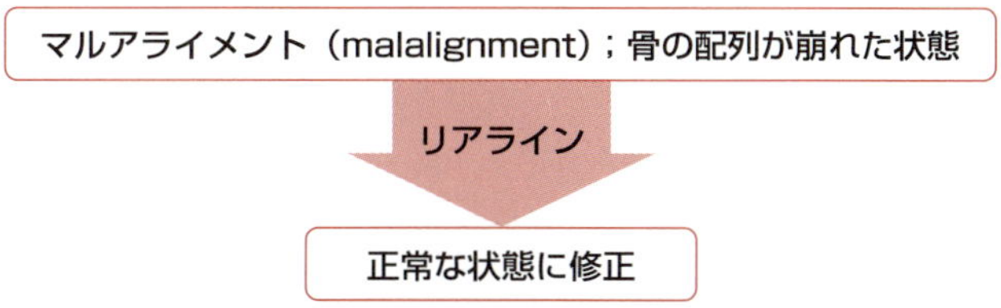

マルアライメント（malalignment）；骨の配列が崩れた状態
↓ リアライン
正常な状態に修正

に複雑で，さまざまな原因で滑らかな運動が損ねられてしまいます．その原因としてマルアライメントがあります．一般に関節の静的アライメントは個人差であり，通常はトレーニングやスポーツ活動によって変化しないものとみなされています．また，変形性関節症のように関節に著明な変形が進む状態は関節軟骨の変性や破壊によって起こるものであり，逆に関節軟骨が正常な場合に関節の変形は起こらないものと考えられています．

著者は，このような前提には多数の誤りが含まれていると考えています．実際に，関節軟骨の変化を伴わずに，関節アライメントは成長や加齢と共に，そしてスポーツ活動の影響によって徐々に変化します．このような変化は，成人だけでなく，子どもや成長期のアスリートにも起こります．つまり，マルアライメントはある意味では誰にでも起こり得る人類共通の問題なのです．マルアライメントは，関節内の接触点の移動，関節周囲の筋や腱，靱帯など軟部組織の緊張の異常，筋活動パターンの変化，可動域制限などを引き起こします．そして，その影響は，トレーニング効果に限界をもたらし，怪我からの機能回復や痛みの消失を妨げ，さらなるマルアライメントの進行をもたらします．しかし，これらの原因が関節にあることを的確に判断し，適切な処方箋を出すことのできるような専門家を養成する教育カリキュラムや，研究を進めていく専門分野も存在しないのです．また，マルアライメントがスポーツパフォーマンスや筋機能，神経筋協調性に及ぼす影響などについての研究はほとんど手付かずの状態と言えます．

「リアライン・トレーニング」は関節アライメントを理想に近い状態に整えることにより，上記の身体機能をさらに効果的に発揮できるようにします．**リアライン・トレーニングは，①リアライン，②スタビライズ，③コーディネート，の３フェイズで進めていきます**．まず「リアライン・フェイズ」では，アライメントを理想に近い状態に近づけ，スムーズで違和感のない関節を作ります．次の「スタビライズ・フェイズ」では，理想の関節運動を維持するために必要な筋活動パターンの学習と筋力向上を目的とします．第３の「コーディネート・フェイズ」では，マルアライメントが再発することを防ぐため，スポーツ動作の中でマルアライメントの直接的な原因となる動作（マルユース）を修正します．このトレーニングの流れや位置づけについては，本書の第３章に詳しく説明します．

2．アスリート・スポーツ指導者・トレーニング指導者へのメッセージ

著者は，理学療法士としてオリンピックなどのスポーツ大会，医療機関，スポーツ現場などで数多くのアスリートの治療に携わってきました．そして，アスリートが選手として不完全燃焼の状態で引退に追い込まれていく姿を数多く見てきました．スポーツ外傷（急性・慢性を含む）後に競技復帰できなかった選手，競技復帰を果たしたが元通りのパフォーマンスが発揮できなくなった選手，そして復帰しても外傷の再発や他の外傷の発生を防ぐことができなかった例，など大変残念な結果に終わった例も多数あります．引退を早める原因をいくつか挙げてみましょう．

●**力が入らない**

アスリートが十分トレーニングできないと感じると，必然的にパフォーマンスにも影響が出現します．筋力や持久力の低下といった数値に影響が出る場合もありますが，「力が入りにくい」，「関

節の動きが硬い」，「関節周囲の筋・腱の疲労が取れない」といった数値化されないような漠然とした不調が自覚されることもあります．その原因の一つとして，マルアライメントによって関節が正常に動いていない可能性があります．

●痛みが残る

スポーツ外傷の後，リハビリを行っても痛みがとれない，力が入らないといった後遺症が原因で引退に至る選手は後を絶ちません．多くは，外傷で損傷した靱帯や筋などの組織は修復されているにも関わらず，痛みなどの「症状」や筋力などの「機能」が十分回復しないのです．その原因として，外傷そのものの影響に加えて，受傷前から存在したマルアライメント，そして受傷後の固定や保護期間によってつくられたマルアライメントが関与している可能性があります．

●関節が不安定

靱帯損傷の結果，関節の安定性が損なわれ，「関節がグラグラする」，「捻りそうで怖い」，「突然関節がずれる」といった不安定感が残存する場合があります．このような不安定感をもたらす外傷として足関節捻挫，肩関節脱臼，膝関節の前十字靱帯損傷などが挙げられます．靱帯が損傷した場合，元通りに修復されることはほとんどありません．正常な状態よりも伸張された状態で修復される場合がほとんどで，前十字靱帯などでは切れたままの状態になってしまうことさえあります．このような場合，手術を受けるか否かに関わらず，再発を防ぐためには，再発が起こりやすいアライメントを的確に修正したうえで，再発を防ぐための筋活動パターンを獲得しなければなりません．

●思い切り関節を動かせない

関節にマルアライメントが生じると，関節の可動域の限界付近にさまざまな異常が出現します．その結果，躊躇なく肘を伸ばしたり，膝を完全に伸ばしたりできなくなる場合があります．その原因として，肘や膝の完全伸展位や足関節背屈位など，可動域の限界において関節の適合性（噛み合わせ）が乱れてしまうことが考えられます．見かけ上の関節の可動域は正常でも，マルアライメントが存在するためにパフォーマンスの低下が起こってしまいます．

●関節がこわばる，硬い

スポーツ外傷後に関節可動域は回復したが，関節のスムーズな運動が回復しないということがしばしば起こります．その原因として，関節の炎症やダメージに加え，圧迫や固定によって生じる皮膚と骨膜，皮下脂肪と筋膜，筋間など関節周囲の組織の滑走性に異常を来している場合があります．テーピングやブレースによる固定の長期的な影響として起こることもあり，初期治療の選択が重要となります．このような滑走性の低下は，通常のリハビリやトレーニングで解消されることはなく，長期間関節の運動に異常を招きます．その結果，長時間のウォームアップが必要になったり，疲労が残りやすくなったり，といった関節の不調が続くことになります．

●筋肉が疲れやすい，硬い

スポーツ外傷の後，関節周辺の筋の柔軟性が低下して，回復しない例があります．膝靱帯損傷後のハムストリングスや大腿直筋の柔軟性低下が代表的です．関節が硬くなる場合と同様に，この場合も外傷後の固定や圧迫によって生じる皮膚や皮下脂肪，筋膜の滑走不全が影響している場合があります．

●関節の歪みが気になる

これはまさにマルアライメントが自覚されている場合と言えます．野球選手の肘関節の外反変形，バスケットボールやサッカー選手の膝内反といった静的アライメントの変化は，しばしば選

手自身も自覚します．また，膝の外傷後に片脚スクワットをすると，健側に比べて真っ直ぐに曲げられない（外反する）といった動的アライメントの変化が残ることもあります．これらは，外傷の回復過程でマルアライメントが生じた結果として起こります．このような場合，いくらトレーニングしても筋力増強は期待できず，また筋力がついたとしてもマルアライメントは解決できません．

競技歴の長いアスリートは，少なからず上記のようなマルアライメントや不安定性の影響を感じ，そしてパフォーマンス低下を自覚するようになります．その後，競技成績が低下し，努力をしても体が言うことを聞かないと感じたとき，アスリートは引退を考えることになります．しかし，これらの一部はリアライン・トレーニングによって確実に防ぐことができ，また適切な治療（リアライン・セラピー）によって解決することができます．

本書はこのようなマルアライメントがもたらす身体機能の低下を経験し，その原因を知ることなく引退に追い込まれる選手の治療経験から生まれました．そして，本書を多くの選手や指導者に読んでいただくことで，より多くの選手に競技生活を全うして頂きたいという思いから，本書の執筆を企画するに至りました．外傷後はもちろん，できれば外傷を経験する前にリアライン・トレーニングを行っていただけることを強く願っています．また，若く，将来有望なアスリートには，現在の好調の陰で徐々に進行していくマルアライメント対策を十分に行っていただきたいと思っています．

3. 謝辞

本書で紹介するトレーニングは，著者がこれまでの20年間に出会ったアスリートやトレーニング指導者，セラピスト，医師などからたくさんの示唆を得て作られ，そしてすべてを投げ打って復帰を目指したアスリートの情熱に支えられて発展してきました．本書は，著者からアスリートへの恩返しの気持ちを込めて執筆しています．競技復帰を目指してリハビリに取り組んでいる選手，後遺症に悩む選手，パフォーマンスの低下を感じ始めた選手，そして将来有望な若手アスリートなど，すべてのアスリートの身体を支える一冊になることを祈念しています．

最後に，本書の執筆・編集にあたっては講談社サイエンティフィクの國友奈緒美氏に編集上多大なるご尽力を頂きました．また，著者が以前勤務した横浜市スポーツ医科学センター（横浜市）および現在著者とさまざまなテーマの研究を進めている医療法人慧明会貞松病院（大村市）のリハビリテーション科スタッフとそのOB各位，広島国際大学大学院の蒲田研究室メンバーには，本書の母体となったクリニカルスポーツ理学療法セミナー（CSPT）（主催：株式会社GLAB）の企画・開催においても多大なる貢献を頂きました．本書の発刊にご協力・ご尽力いただいたすべての方々に感謝します．

2014年6月

蒲田　和芳

リアライン・トレーニング〈体幹・股関節編〉
contents

序文
1. リアライン・トレーニングとは　iii
2. アスリート・スポーツ指導者・トレーニング指導者へのメッセージ　iv
3. 謝辞　vi

第Ⅰ部　総論　1

第1章　リアライン・セラピー　3

1.1　リアライン・コンセプトとマルアライメント症候群　4
- **A. マルアライメントとは**　4
  - (1) マルアライメントと病態との関連性　4
  - (2) 理想の関節アライメントの判定　5
  - (3) 関節運動とマルアライメント　6
  - (4) 疼痛を指標としたマルアライメントの有無の判定　6
- **B. 結果因子**　6
  - (1) 組織損傷　7
  - (2) 症状　7
  - (3) 運動機能障害　7
  - (4) 防御反応　7
- **C. 原因因子**　8
  - (1) 解剖学的因子　8
  - (2) 不安定性・関節弛緩性　9
  - (3) 滑走不全　9
  - (4) 筋機能不全　10
  - (5) マルユース　10

1.2　治療の進め方　11
- **A. リアライン（Realign）**　11
  - (1) リアライン・エクササイズ（運動療法）による良肢位獲得　12
  - (2) リアライン・デバイス（補装具療法）による関節良肢位の保持　12
  - (3) マニュアル・リアライン（徒手療法）による関節良肢位の獲得　13

vii

B. スタビライズ（Stabilize）　14
　　C. コーディネート（Coordinate）　15

第2章　リアライン・トレーニング　17

2.1　リアライン・トレーニングの基本概念　18
　（1）いわゆる一般的なトレーニングとの違い　18
　（2）リアライン・トレーニングの進め方　18
　（3）各種トレーニングとリアライン・トレーニングとの関連　19

2.2　リアライン・トレーニングの適応と対象　19
　A. 成長期アスリート　20
　　（1）実施の意義　20
　　（2）マルアライメント形成の原因　20
　B. 成人アスリート　20
　　（1）マルアライメントの完成と進行が進む時期　20
　　（2）進行したマルアライメントの影響　21
　　（3）マルアライメントの改善が身体機能の伸び代を大きくする　21
　　（4）外傷後のリハビリテーション　21
　　（5）時間と期間　21
　C. 中高年アスリート／スポーツ愛好家　22
　　（1）年代の特徴　22
　　（2）実施の意義　22

2.3　トレーニングの実施手順　22
　A. リアライン・フェイズ（Realign phase）　22
　　（1）ローカル・リアラインとグローバル・リアライン　23
　　（2）3つの原因因子　23
　B. スタビライズ・フェイズ（Stabilize phase）　24
　　（1）基本的な考え方　24
　　（2）進め方　24
　C. コーディネート・フェイズ（Coordinate phase）　25

第II部　各論　27

第3章　「コア・体幹」のリアライン・トレーニング　29

3.1　「コア・体幹」のトレーニング　30
　A.「コア・体幹」とは？　30

  B. 体幹のトレーニングと腰痛治療　30
3.2 コアの不調とマルアライメント　31
  （1）猫背になりやすい　31
  （2）肩が硬く、しなやかに腕を触れない　31
  （3）後屈が硬い、腰が痛い　31
  （4）片脚に力が入りにくい、殿部に鋭い痛みが走る　32
  （5）前屈で腰が痛い　32
  （6）立位や座位を続けると腰が重くなる　32
  （7）骨盤が後傾し、股関節を上手に使えない　32
  （8）疲れると顎が上がる、腰が反る　32
3.3 スポーツパフォーマンスを向上させるコアの筋機能　33
  A. 呼吸とコアスタビリティ　33
  B. アスリートに必要な体幹機能　35
   （1）姿勢安定化　35
   （2）動的安定化　36
   （3）体幹剛体化　38
3.4 「コア・体幹」のリアライン・トレーニングの進め方　39
  A. リアライン　40
   （1）ローカル・リアライン　40
   （2）グローバル・リアライン　―PTRプログラム―　40
  B. スタビライズ　41
   （1）コアの筋群の分類とPTSプログラム　41
   （2）PTSプログラムの概要　41
  C. コーディネート　43

第4章　〈コア・体幹①〉ローカル・リアラインとローカル・スタビライズ　45

4.1 胸郭のローカル・リアラインとローカル・スタビライズ　46
  A. 胸郭のマルアライメント　46
   （1）上位胸郭　46
   （2）下位胸郭　47
  B. 胸郭のローカル・リアライン／ローカル・スタビライズ　48
   （1）鎖骨後退制限　48
   （2）肩甲骨マルアライメント　48
   （3）上位胸椎屈曲・上位胸郭下制（円背）　51
   （4）下位胸郭拡張不全　53
4.2 骨盤のローカル・リアラインとローカル・スタビライズ　55
  A. 骨盤輪のマルアライメント　55
   （1）仙骨前傾と仙骨後傾　55

（2）　右寛骨前傾と左寛骨後傾　56
　　　（3）　仙骨の傾斜と回旋～フェイスサイドとバックサイド　57
　　　（4）　恥骨結合と両側の仙腸関節の不安定性　57
　　B．骨盤輪のローカル・リアライン／ローカル・スタビライズ　57
　　　（1）　仙骨アライメント　57
　　　（2）　寛骨アライメント　62
　　　（3）　恥骨結合の偏位　65

第5章　〈コア・体幹②〉グローバル・リアライン，グローバル・スタビライズ，コーディネート　67

5.1　グローバル・リアライン　68
　　A．ソラコン（ThoraCon）　69
　　B．ペルコン（PelCon）　73
5.2　グローバル・スタビライズ　77
　　A．姿勢安定化　77
　　　（1）　腹筋群のトレーニング　77
　　　（2）　背筋群のトレーニング　82
　　B．動的安定化　84
　　　（1）　ケーブルトレーニング　84
　　　（2）　プランクトレーニング　84
　　C．体幹剛体化　86
5.3　コーディネート　88
　　A．動作特異的トレーニング　88
　　　（1）　ロコモーション（歩行・走行に必要な動的安定化）　88
　　　（2）　スイング動作（スイング動作に必要な動的安定化）　90

第6章　〈コア・体幹③〉「リアライン・コア」を用いたコア・体幹のトレーニング　93

6.1　「リアライン・コア」　94
　　A．リアライン・コアとは？　94
　　B．構造と名称　95
6.2　リアライン・コアの使用目的・作用　96
　　A．骨盤ユニット　96
　　B．胸郭ユニット　97
　　C．リアライン・コアの使用目的　97
　　　（1）　骨盤ユニットの使用目的　98
　　　（2）　胸郭ユニットの使用目的　98
　　D．アスリートに期待される効果　99

(1) ランニング姿勢の改善　99
　　　(2) オーバーヘッド動作における胸郭・肩甲・上腕運動の改善　99
　　　(3) ランニング中の股関節運動の改善　99
　　　(4) 回旋動作の改善　99
　　　(5) ジャンプ動作の向上　100
6.3　適応・リスク・禁忌　100
　　A. 骨盤ユニットの適応　100
　　B. 胸郭ユニットの適応　101
　　C. 禁忌およびリスク　101
6.4　使用方法　102
　　A. 着脱方法　102
　　　(1) 骨盤ユニットの装着方法　102
　　　(2) 胸郭ユニットの装着方法　102
　　　(3) ラチェットの操作とリアラインの進め方　102
　　　(4) 外し方　105
　　B. リアライン　105
　　C. スタビライズ　107
　　D. コーディネート　108

第7章　股関節・鼠径部のリアライン・トレーニング　111

7.1　はじめに　112
7.2　股関節・鼠径部の不調とマルアライメント　113
　　　(1) 股関節の前が詰まる　113
　　　(2) 股関節の伸展が制限される（鼠径部が伸びにくい）　114
　　　(3) 股関節を外側に開きにくい　114
　　　(4) 股関節が外側に開いてしまう　114
　　　(5) 鼠径部痛症候群（グローインペイン・スポーツヘルニア）が治らない　115
7.3　股関節機能とスポーツパフォーマンス　116
　　A. 骨盤荷重伝達機能　116
　　B. 股関節の安定性　117
　　　(1) 股関節の構造と弱点　117
　　　(2) 大腿骨頭の前方偏位　117
　　C. 軟部組織の滑走性と可動域　118
　　D. 股関節の筋力　118
　　　(1) 筋力低下とパフォーマンスの低下　118
　　　(2) 実際に向上させたいスポーツ動作との関連性を考えたトレーニング　119
7.4　股関節・鼠径部のリアライン・トレーニングの構成　119
7.5　ローカル・リアラインの進め方　121

A. はじめに　121
      (1)　目標とするゴール　121
      (2)　滑走不全が問題となりやすい部位　121
      (3)　鼠径部痛症候群　121
   B. ローカル・リアラインの実際（1）徒手療法（マニュアル・リアライン）　122
      (1)　大腿外側・大転子付近　122
      (2)　鼠径部・大腿前面　123
      (3)　殿部・大腿後面　124
      (4)　大腿内側　126
   C. ローカル・リアラインの実際（2）補装具療法（リアライン・デバイス）　127
   D. ローカル・リアラインの実際（3）運動療法（リアライン・エクササイズ）　127
      (1)　仙骨のリアライメント　127
      (2)　寛骨のリアライメント　128
      (3)　股関節のリアライメント　129
7.6　ローカル・リアラインによる機能障害への対応　130
   A. 屈曲障害（股関節前面の詰まり感）　130
      (1)　原因　130
      (2)　リアライン　131
   B. 股関節開排・伸展障害　133
      (1)　原因　133
      (2)　リアライン　134
   C. その他の機能異常　136
7.7　ローカル・スタビライズ　136
   A. 大殿筋・胸腰筋膜と多裂筋のスタビライズ（骨盤輪）　137
   B. 腹横筋下部・骨盤底筋群のスタビライズ（骨盤輪）　138
      (1)　腰椎前弯を保った状態で行う　138
      (2)　腹横筋下部　138
      (3)　骨盤底筋群　138
   C. 腸腰筋・外旋筋のスタビライズ（股関節）　138
   D. その他のコアトレーニング　139

付録　「リアライン・トレーニング」エクササイズ一覧　141

写真――金子正志
写真モデル――東京ガールズ（ARISA）
撮影協力――エクササイズ指導：杉野伸治
　　　　　　衣装：株式会社ドーム　エクササイズツール：株式会社GLAB，共和ゴム株式会社
　　　　　　動作特異的トレーニング指導：Travis Johnson（Synergy Center）
ブックデザイン――安田あたる

※リアライン® および ReaLine® は，登録商標です．

第Ⅰ部

総論

リアライン®・コンセプトに基づく関節のリアライメントは，関節疾患の治療やリハビリテーション（整形外科）だけでなく，関節疾患の予防（健康増進），アスリートのトレーニング（スポーツ），そして姿勢や皮下脂肪や関節を含む外見の改善（美容）などに応用される（図1.1）．本書では主にスポーツへの応用について述べることにする．

第1章◆リアライン・セラピー
第2章◆リアライン・トレーニング

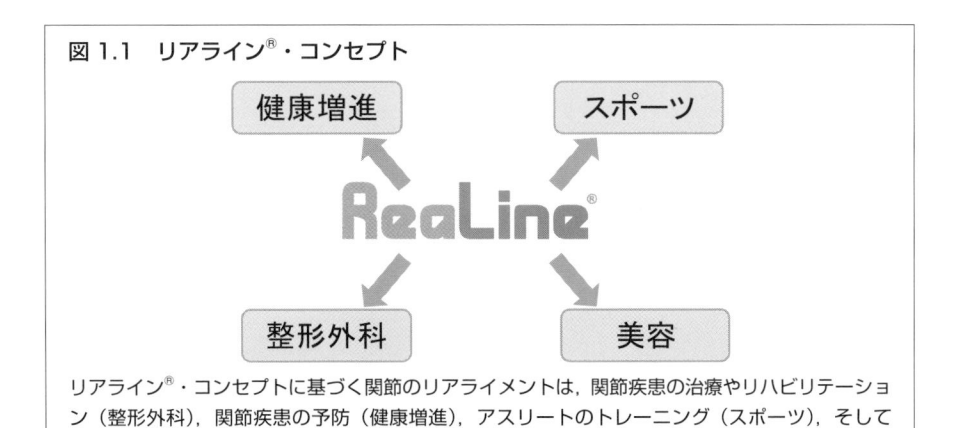

図1.1 リアライン®・コンセプト

リアライン®・コンセプトに基づく関節のリアライメントは，関節疾患の治療やリハビリテーション（整形外科），関節疾患の予防（健康増進），アスリートのトレーニング（スポーツ），そして姿勢，皮下脂肪，関節を含む外見の改善（美容）などに応用される．

第1章 リアライン・セラピー

リアライン・トレーニングは，関節マルアライメントの修正により，理想に近い関節を獲得すること，そしてその結果として関節が最高のパフォーマンスを発揮できる状態を持続するためのトレーニング法である．このトレーニング理論は，関節に異常を来したアスリートのリハビリテーションから誕生した．リアライン・トレーニングは，リハビリテーションの過程を確実に前進させる治療理論であるリアライン・コンセプト[8-13]が基盤となっている．

本書に記載する関節リアライメントを主体とするトレーニング法は，関節疾患のリハビリテーションや後遺症対策のために考案されたものであるが，これはすべてのアスリートの外傷予防とパフォーマンス向上のために不可欠な基礎に位置付けられる．

本章では，リアライン・コンセプトの全体像を誤解なく理解していただくため，リアライン・コンセプトに基づく関節疾患の治療理論（リアライン・セラピー）について記載し，その後に第2章においてリアライン・トレーニングの理論を記載する．

1.1 リアライン・コンセプトとマルアライメント症候群

著者が提唱する「リアライン®・コンセプト[8-13]」は、関節疾患後のリハビリテーションにおいて、速やかに痛みを消失させ、関節の機能回復を進めるための治療理論である。リアライン・コンセプトは、関節のマルアライメント（骨の配列が崩れた状態．p. iii）が症状改善を妨げているすべての状態（**マルアライメント症候群**）に適用される。これは、全身の関節の治療において共通の設計図として用いられる。リアラインは re-align、すなわちマルアライメントの修正を意味する。リアライン・コンセプトに基づく治療では、その名が示す通り、すべての関節疾患において理想的なアライメントの再獲得を追求する。

リアライン・コンセプトに基づく関節疾患の評価では、**病態評価（結果因子）、マルアライメントの評価、マルアライメントの原因（原因因子）を探索するための機能評価**を実施する（図 1.2）。症状や発症後に出現した機能低下については、マルアライメントによってもたらされた応力集中の結果生じた病態（結果因子）と捉える。このように、症状や機能の回復を妨げるマルアライメントを認識し、その原因と結果を区別しながら評価を進め、マルアライメントの原因を確実に解決する。

A. マルアライメントとは

（1）マルアライメントと病態との関連性

リアライン・セラピーにおけるマルアライメント修正の重要性を理解するためには、まず「マルアライメント」と「病態」との関連性を理解することが必須である。この関連性を、家の歪み、雨漏り、床にできる水溜りに例えて説明する（図 1.3）。家に歪み（マルアライメント）が生じて

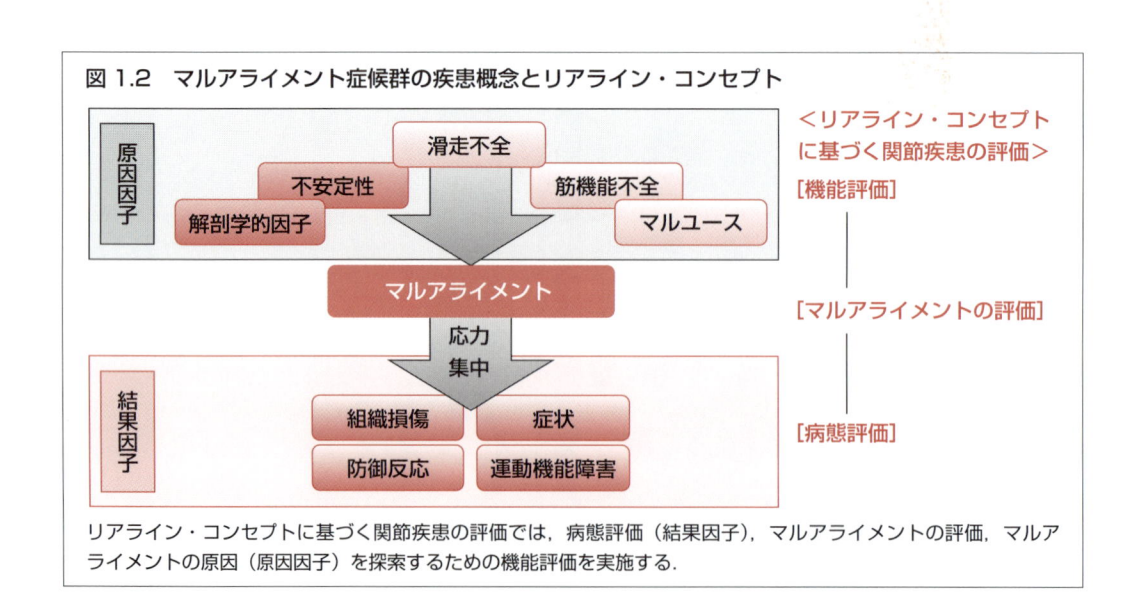

図 1.2 マルアライメント症候群の疾患概念とリアライン・コンセプト

＜リアライン・コンセプトに基づく関節疾患の評価＞

[機能評価]

原因因子：滑走不全、不安定性、筋機能不全、解剖学的因子、マルユース

↓

マルアライメント　[マルアライメントの評価]

↓応力集中

結果因子：組織損傷、症状、防御反応、運動機能障害　[病態評価]

リアライン・コンセプトに基づく関節疾患の評価では、病態評価（結果因子）、マルアライメントの評価、マルアライメントの原因（原因因子）を探索するための機能評価を実施する．

図 1.3 「マルアライメント」と「病態」との関連性

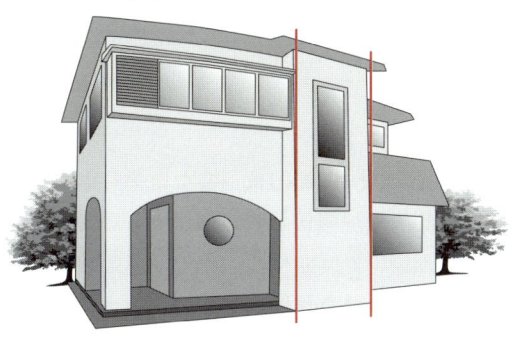

家の歪みが雨漏りの原因である場合，床を拭いても雨漏りは雨が降るたびに繰り返される．この状態から脱出するには，二度と歪みが生じないように確実に家の歪み（マルアライメント）を修理し，さらにはその原因を解消することが必要である．

屋根の継ぎ目に隙間が生じ，雨漏り（応力集中）が生じたとする．家の歪みの結果として雨漏りが生じ，床には水が溜まる（病態）．溜まった水に対する床掃除は対症療法であり，雨が降れば何度でも雨漏りが繰り返されることになる．すなわち，家の歪みそのものを修理しなければ，雨漏りは雨が降るたびに繰り返される．この状態から脱出するには，二度と屋根に隙間が生じないように確実に家の歪み（マルアライメント）を修理し，さらにはその原因を解消することが必要である．すなわち，家の歪みの状態と歪みが生じた「原因」を理解し，またその「結果」として生じた雨漏りの状況を把握し，両者に対して的確に修理を進めることが必要である．

（2）理想の関節アライメントの判定

応力集中をもたらすマルアライメントを把握するには，理想的な関節アライメントを理解することが必要である．多くの関節において，理想の関節アライメントは関節運動の最終域のアライメントによって判定される．例えば，膝関節や肘関節においては最大伸展位，足関節においては最大背屈位のアライメントを指標とする．これらの肢位は**締まりの位置**（close-packed position）[5]（表 1.1）と呼ばれ，関節の遊び（joint play）のない状態となる．この肢位においてマルアライメントが存在すると，いわば噛み合わせの悪い状態となり，関節の異常な接触点，関節面

表 1.1　Close-packed position（CPP）の例

関節	CPP（締まりの位置）	関節	CPP（締まりの位置）
肩関節	外転・外旋位	股関節	伸展・内旋位
腕尺関節	伸展位	膝関節	伸展位
手関節	背屈位	足関節	背屈位
手 MP 関節（2〜5）	屈曲位	足根骨関節	回内位
指節間関節	伸展位	足 MP 関節	背屈位
母趾手根中手関節	対立位	脊椎	伸展位

への過大な圧や剪断力などを招くと推測される．具体的には，肘関節伸展位の外反，膝関節伸展位の下腿外旋，足関節背屈位の距骨内側の後方滑りの制限，などがある．これら関節ごとのマルアライメントについては第Ⅱ部各論において詳しく述べる．

（3）関節運動とマルアライメント

マルアライメントとは，骨，関節軟骨，関節円板（または半月板）などが形成する関節面にとって力学的に異常な状態である．筋，腱，靱帯，関節包といった関節外の軟部組織の緊張のバランスによって中間域における関節運動に異常が生じ，その異常運動の終着点である最終域において最適な適合性（噛み合わせ）が損なわれた状態（マルアライメント）をもたらす．さらに，マルアライメントの結果としてキネマティクス（関節運動）に異常が生じ，関節周囲の靱帯や関節包，筋・腱などの軟部組織は正常とは異なる負荷パターンに曝され，それが応力集中をもたらした場合に，痛みや組織損傷の原因となると考えられる．また，関節内の接触部位（コンタクトキネマティクス）の異常が生じると，関節軟骨や半月板の損傷や変性を加速する可能性がある[14, 15]．

（4）疼痛を指標としたマルアライメントの有無の判定

最終域に疼痛が出現する関節においては，疼痛を指標としてマルアライメントの有無を判定することが可能である．具体的には，マルアライメントを矯正または悪化するように徒手的に操作を加え，その結果最終域における疼痛や可動域制限の増悪・軽減の有無を判定する．この流れにより，マルアライメントの存在が主訴の原因となっていることに確信を持つことができる．徒手操作によるマルアライメントの修正が疼痛減弱をもたらすのであれば，治療の方向性は自ずと導かれる．

B. 結果因子

リアライン・コンセプトの関節疾患モデルにおいて，結果因子はマルアライメントの結果として生じる病態を意味する．結果因子には，「**組織損傷**」とそれに伴う炎症症状，疼痛や神経学的異常感覚などの「**症状**」，可動域・筋力・動作障害を含む「**運動機能障害**」，そして組織損傷に伴う筋スパズムなどの「**防御反応**」，が含まれる（表1.2）．結果因子の治療は原則として広義の対

表1.2 結果因子の例

組織損傷	組織微細損傷，組織断裂 瘢痕化，阻血性壊死 炎症
症状	疼痛 感覚鈍麻，異常感覚
運動機能障害	可動域制限 筋力低下 動作障害
防御反応	筋スパズム

症療法であり，マルアライメントを改善することにはつながらない．したがって，結果因子の評価から得られる情報は，治療方針立案のためではなく，主にリスク管理と治療効果の判定に用いられる．

(1) 組織損傷

組織損傷には，組織断裂，微細断裂，瘢痕化，阻血性壊死などが含まれる．マルアライメントの存在下での関節運動や身体活動により組織に過大なストレスが加わり，これらの組織損傷とそれに関連する炎症症状が発生する可能性がある．その多くは，比較的軽微なストレスの繰り返しによって起こる慢性外傷や退行性変化であり，それには腱炎や筋炎，骨膜炎，滑膜炎，関節軟骨損傷などが含まれる．いずれも組織への力学的ストレスの減弱や除去によって，組織損傷を引き起こすメカニズムから解放される．一方，強い外力が関与する急性外傷による組織損傷において，亜急性期以降に損傷した組織に生じる疼痛は，リアラインによるその組織への力学的ストレスの減弱が疼痛を減弱させることが多い．

(2) 症状

結果因子に含まれる症状には，疼痛や神経学的異常感覚などが含まれる．いずれも組織への過大な力学的ストレスや組織損傷，炎症に関連した自覚的，他覚的症状である．マルアライメントの改善による力学的ストレスの減弱や除去によって，これらの症状の多くは改善する．

結果因子としての症状が長期間残存すると，その原因の解決によって症状が改善しない状態に陥る場合がある．これは結果因子として症状を呈する組織そのものに生じた組織学的な変化や，痛覚神経の異常な興奮や感受性の上昇などに由来する．このように残存する症状の大部分は，組織間の滑走性を改善するリアライン・セラピーの徒手療法によって解決される．一方，リアライン・トレーニングのみによってこれら結果因子の解決が得られない場合もある．しかし，リアライン・トレーニングによってメカニズムが解消されることにより，症状は残存していても悪化する可能性が小さい状態とすることができる．

(3) 運動機能障害

運動機能障害には，可動域制限，筋力低下，動作障害などが含まれる．これらは組織損傷とその結果生じた疼痛などの症状によって引き起こされたことが確実な機能障害であり，受傷後または発症後に出現したものを結果因子に含める．

(4) 防御反応

強い疼痛や不安定性などが引き起こす侵害刺激に対して，中枢神経が関与して発生する筋の過緊張状態を筋スパズムという．筋スパズムは主に急性外傷によって起こり，慢性外傷では疼痛が長期間持続した場合や疼痛があるにも関わらずスポーツ活動など，無理な運動を行うことで出現する．一般的には，疼痛の小さい良好な関節肢位に保持することにより神経学的なサイクルは遮断され，筋スパズムは寛解される．これには，受傷前から存在した筋のタイトネスは含まず，受傷後または発症後に出現したもの（結果因子）のみを指す．

（注）理想のアライメントの再獲得により，関節構成体への力学的ストレスの減弱，関節の適合性の改善，多軸性のストレスの軽減，関節周囲の筋緊張の寛解に作用し，その結果疼痛の減弱や運動機能改善を加速することが期待される．

　発症からの期間が長い場合または組織損傷の重症度が高い場合は，力学的ストレスが減弱しても変化しない疼痛発生のメカニズムが発痛組織に存在する可能性が高くなる．このような場合は，まず原因因子の解消を進め，その後に残存している結果因子に対する対症療法を実施するのが望ましい．

　ただし，仮に疼痛が残ったとしても，リアライメントにより組織への過大なストレスが消失していれば，少なくとも組織損傷の進行（悪化）は起こりにくく，運動療法を行ううえでのリスクは小さい状態と言える．

C．原因因子

　原因因子は，マルアライメントの原因となり得る因子と位置付けられ，疼痛や組織損傷の原因ではない．マルアライメントの原因因子としては，解剖学的因子，不安定性，滑走不全，筋機能不全，マルユースの5項目が挙げられる（表1.3）．

(1) 解剖学的因子

　解剖学的因子とは先天的に備わった解剖学的特徴であり，その多くは骨の形態である．骨の形態的適合性（conformity）は関節安定性（または弛緩性）との関連性が強い．基本的に解剖学的因子を保存療法で変化させることは困難であり，必要に応じて補助具（リアライン・デバイス）を用いて対応する．

表1.3　原因因子の例

原因因子	定義または具体例
解剖学的因子	主に骨の形態的特徴
脊椎・体幹	脊椎側弯症，骨盤の形状，胸郭の形状，脊椎椎間関節面の方向
下肢	臼蓋形成不全，大腿骨前捻角，脛骨高原後方傾斜 大腿骨滑車，膝蓋骨，脛骨隆起，顆間窩などの形状
上肢	上腕骨頭後捻角，肘頭や肘頭窩の形状
不安定性・関節弛緩性	靱帯損傷や関節弛緩性などによる関節安定性の低下または過可動性
滑走不全	組織間に必要な可動性に制限が生じ，それに関与する軟部組織の緊張が亢進した状態
筋機能不全	関節の正常なアライメントを保持する役割を十分に発揮できない状態に陥った筋活動パターン
マルユース	歩行，走行，各種スポーツ動作 マルアライメントを招く可能性の高い不良動作パターン

下肢の解剖学的因子として，臼蓋形成不全，大腿骨前捻角，脛骨高原後方傾斜，そして大腿骨滑車，膝蓋骨，脛骨隆起，顆間窩などの形状が挙げられる．体幹では，骨盤の形状，脊椎側弯症，胸郭の形状，脊椎椎間関節面の方向などが挙げられる．さらに，上肢においては，上腕骨頭後捻角，肘頭や肘頭窩の形状などが挙げられる．いずれも保存療法によって改善は得られないが，その周辺の関節機能を維持・改善することは可能である．これらに対して，直接的に有効なリアライン・デバイスは見当たらないことから，以下の保存療法の効果が得られる項目に関して対策を講ずる必要がある．

(2) 不安定性・関節弛緩性

　靱帯損傷や関節弛緩性などによる関節安定性の低下または過可動性に対し，安定性改善を確実に得る保存療法は存在しない．筋による安定化メカニズムはどの関節にも存在するが，関節包や靱帯の伸張によって生じた不安定性を完全に制御できるわけではない．

　下肢にみられる不安定性として，仙腸関節および恥骨結合の不安定性，膝関節の各方向への不安定性，足関節内反不安定性，足部アーチの降下などが挙げられる．不安定性が軽度であれば，各関節の安定化に作用する筋や筋膜の緊張伝達機能によりある程度の安定性は得られると考えられるが，重度の不安定性に対しては骨盤ベルト，膝ブレース，**リアライン・インソール**[9,16]，テーピングなど**リアライン・デバイス**（p.12）の着用が必須となる．

(3) 滑走不全

　筋膜，皮下脂肪，骨膜，皮下組織，滑液包などといった軟部組織間には疎結合組織が存在する．これは，身体内で組織相互の位置関係を保持しつつ，身体運動に必要な組織間の滑走性を維持している．ところがこの疎結合組織は圧迫，炎症，外傷などによって容易に滑走性を失う．その機能に関して主に筋間の緊張の側副伝達という観点での研究が行われてきた[3,6,7]．筋間と同様に，疎結合組織を介在するその他の組織間でも同様に滑走不全は起こると考えられ，組織間に必要な可動性に制限が生じると，多くの場合それに関与する軟部組織の緊張亢進を招くと推測される．

　滑走不全は全身のすべての組織間に起こり得る．その具体例として，以下のようにマルアライメントの原因となる可能性がある（表1.4）．鼠径部の滑走不全は股関節伸展制限とともに同側寛骨の前傾（後傾制限）をもたらす．殿部（大殿筋停止部付近）の滑走不全は股関節屈曲制限とともに，同側寛骨の後傾（前傾制限）をもたらす．両側の大腿外側部（腸脛靱帯など）・中殿筋・大腿筋膜・大腿筋膜張筋の滑走不全は，立位において両腸骨稜を外側に開大させる．大殿筋停止部を含む大殿筋周囲の滑走不全は，大殿筋収縮時の大殿筋線維の短縮を妨げ，仙骨を介して対側の胸腰筋膜への緊張伝達に異常を来す．大腿外側の滑走不全は，膝関節における下腿外旋を誘発する．腓骨筋・腓腹筋外側頭周辺の滑走不全は膝伸展時の腓骨前方移動（すなわち下腿内旋）の制限をもたらす．さらに，肩関節後方組織の滑走不全は，肩関節水平内転制限，上腕骨頭の前上方偏位をもたらすと推測される．

　上記のような組織間の滑走不全に対してリアライン・デバイスやリアライン・エクササイズはほぼ無力である．超音波などの物理療法は多少の効果があるかもしれないが，臨床においてその効果が数値化されることはほとんどない．一方，筋膜リリース[2]，横断マッサージ[1]，グラストン・テクニック®[4]などは，それぞれの意図は異なるかも知れないが，現実として組織間の滑走性を改善するテクニックであると解釈される．筆者は，すべての組織間に関して滑走性改善を促すた

表1.4　滑走不全がもたらすマルアライメントの例

滑走不全の発生部位	マルアライメント
足背	横アーチ降下（横アーチ形成を阻害）
踵立方関節外側	ショパール関節外転拘縮
足関節内果周辺〜アキレス腱上	距腿関節内側の背屈制限
大腿・下腿外側	膝関節下腿外旋，膝蓋骨外方偏位
両側大腿外側・中殿筋・大腿筋膜・大腿筋膜張筋	腸骨開大（仙腸関節上部の開大）
鼠径部・大腿筋膜張筋・大転子周囲	寛骨の前傾（後傾制限）
大殿筋停止部付近・大転子周囲	寛骨の後傾（前傾制限）
上腹部	下位胸郭拡張不全
鎖骨・僧帽筋上部線維	鎖骨後退制限，肩甲骨内転・外旋・後傾制限
肩関節後面（三角筋後部線維）	肩関節水平内転制限，上腕骨頭の前方偏位，前上方偏位
肘関節外側・腕橈骨筋周囲	腕橈関節伸展制限，肘関節外反位

めのリリーステクニックを用いており，これを総称して**組織間リリース**（inter-structural release：ISR）と呼んでいる．このように，リアラインを促すために用いる徒手療法を，リアライン・コンセプトでは**マニュアル・リアライン**と呼ぶ．

(4) 筋機能不全

　リアライン・コンセプトでは，**筋機能不全**を「関節の正常なアライメントを保持する役割を十分に発揮できない状態に陥った筋活動パターン」と定義する．すなわち，筋機能不全はマルアライメントの原因であり，筋機能不全の解消はマルアライメント改善に必要とされる．大殿筋の機能低下は仙腸関節の安定性を低下させ，一側大殿筋の機能低下は仙骨の前額面上の傾斜を招く．下部腹横筋の機能低下は恥骨結合の上下の偏位のリスクを高める．下腿内旋筋，特に内側ハムストリングスの機能不全は下腿外旋アライメントをもたらす．

　リアライン・エクササイズは，上記のようなマルアライメントの原因と考えられる筋機能不全に対して，その機能を回復させることを目的に実施する運動療法である．すなわち，エクササイズを実施した結果として，リアライメントが進むことが期待されるような運動療法である．一方，これらの機能不全の原因として，機能低下を起こしている筋とその周辺組織（皮下脂肪など）との滑走不全や，その筋の拮抗筋の過緊張（滑走不全）などが関与する．したがって，筋機能不全への対策としては単にエクササイズだけではなく，皮下脂肪や隣接する筋との滑走不全解消を含めた筋機能不全の原因を解消することが重要であり，そのためあらかじめ**マニュアル・リアライン**を用いる必要がある．

(5) マルユース

　マルユースとは，マルアライメントを招く可能性の高い不良動作パターンを意味する．歩行における股関節伸展の左右差は，大殿筋の活動の左右差を招き，骨盤輪・仙骨のマルアライメントの原因となる[17]．歩行遊脚期における下腿外旋は，立脚期の下腿外旋アライメントの増強を招き

得る[14]．このような基本動作に加え，スポーツ動作や労働中の動作においてマルアライメントの原因となる動作パターンが観察された場合は，可能な限りマルアライメントを起こしにくい動作に修正することが望ましい．

1.2 治療の進め方

リアライン・コンセプトにおいては，治療を「リアライン→スタビライズ→コーディネート」の順に進める（図1.4）．

A. リアライン（Realign）

「リアライン」では，マルアライメントそのものの改善とともに，マルアライメントの原因因子を解消することにより持続性のあるリアライメントを行う．リアラインの手段として，運動療法「リアライン・エクササイズ」，徒手療法「マニュアル・リアライン」，補助具「リアライン・デバイス」が挙げられる．応力集中のメカニズムが解消されることにより，疼痛が減弱または消失し，機能低下の著明な改善が得られる．

関節疾患の治療において，疼痛を発している患部そのものが原因因子となることは稀であり，原則として原因因子が解決されるまでは結果因子（患部）への治療を行わない．ただし，経過が長い症例では，原因因子とマルアライメントが改善して応力集中のメカニズムが解消されたとし

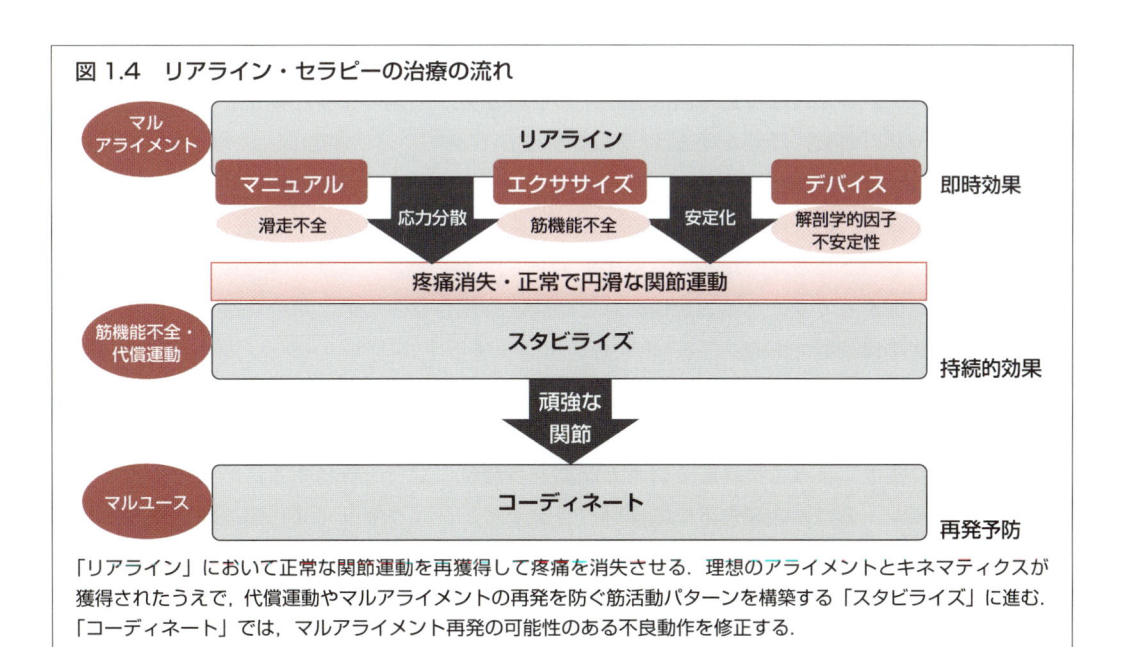

図1.4 リアライン・セラピーの治療の流れ

「リアライン」において正常な関節運動を再獲得して疼痛を消失させる．理想のアライメントとキネマティクスが獲得されたうえで，代償運動やマルアライメントの再発を防ぐ筋活動パターンを構築する「スタビライズ」に進む．「コーディネート」では，マルアライメント再発の可能性のある不良動作を修正する．

ても，結果因子そのものの問題によって症状や機能低下が残存する場合がある．この場合は，リアラインの最終段階において，患部そのものへの治療を行うことにより疼痛を消失させる．

(1) リアライン・エクササイズ（運動療法）による良肢位獲得

リアライン・エクササイズ（realign exercise）は，マルアライメントを改善するために実施される運動療法を意味し，リアライン・コンセプトの基盤となる．最も低コストであり，医療および医療以外の分野においても最も優先される．患者自身にリアラインの方針を理解してもらい，マルアライメントの再発を防ぐための努力を促すうえでもその重要性は高い．**したがって，若年者や組織間の滑走不全が軽度な場合は，できる限りエクササイズのみによってリアラインを進めることが望まれる．**

リアラインの効果を確実に得るには，関節の適合性や骨の位置関係を最適な状態に戻す必要がある．具体的には次のような種類がある．

(a) 関節の良肢位を得るための関節包の伸張
(b) 関節周囲の軟部組織の緊張寛解を目的とした関節へのセルフモビライゼーション
(c) 良肢位を得るための筋活動パターンの学習
(d) リアラインの結果として得られる関節周囲筋の緊張緩和

リアライン・エクササイズが有効な具体例として，膝関節の下腿外旋拘縮に対する下腿内旋エクササイズ，足部外側アーチ降下に対して立方骨を挙上するためのタオル踏みスクワット，などが挙げられる．また，個々のエクササイズの効果は小さくても，複数のエクササイズを効果的に組み合わせることにより，再現性の高い効果が得られる．これらの詳細は第Ⅱ部各論にて紹介する．

(2) リアライン・デバイス（補装具療法）による関節良肢位の保持

エクササイズのみで関節の良肢位が再獲得されない場合は，関節を良肢位に保持するための外的なサポートが必要となる．リアライン・デバイス（realign device）（図1.5）は，主に不安定性が良肢位保持を妨げている場合に，関節を良肢位に保持する能力を持つ装具や器具の総称である．リアライン・デバイスは特定の商品を指すのではなく，上記のような効果を簡便に与えることのできる補装具，着衣，器具などをすべて含む．

数週間以上の治療期間を前提とすると，リアライン・デバイスはエクササイズの次に低コストである．したがって，通院回数および治療時間の減少をもたらすという意味で，使い方次第ではたいへん有益なものとなる．ただし，あくまでもリアライン・エクササイズや後述するマニュアル・リアラインによってリアラインが得られた状態を持続させるために用いるべきであり，それ以上の過大な期待は禁物である．

リアライン・デバイスの条件としては，
① 主に不安定性によって不良肢位にある関節を良肢位に変化・保持することができる
② リアライン・デバイス装着下にて運動（リアライン・エクササイズ）実施が可能である
③ リアラインが進むことにより徐々にその必要が低下する

の3点が挙げられる．そのため，治療を進めるにつれてリアライン・デバイスへの依存度を低下させることを前提として用いられなければならない．リアライン・デバイスを装着した使用者は，

図 1.5　リアライン・デバイス

リアライン・インソール　　　　　　　リアライン・コア

リアライン・ソックス

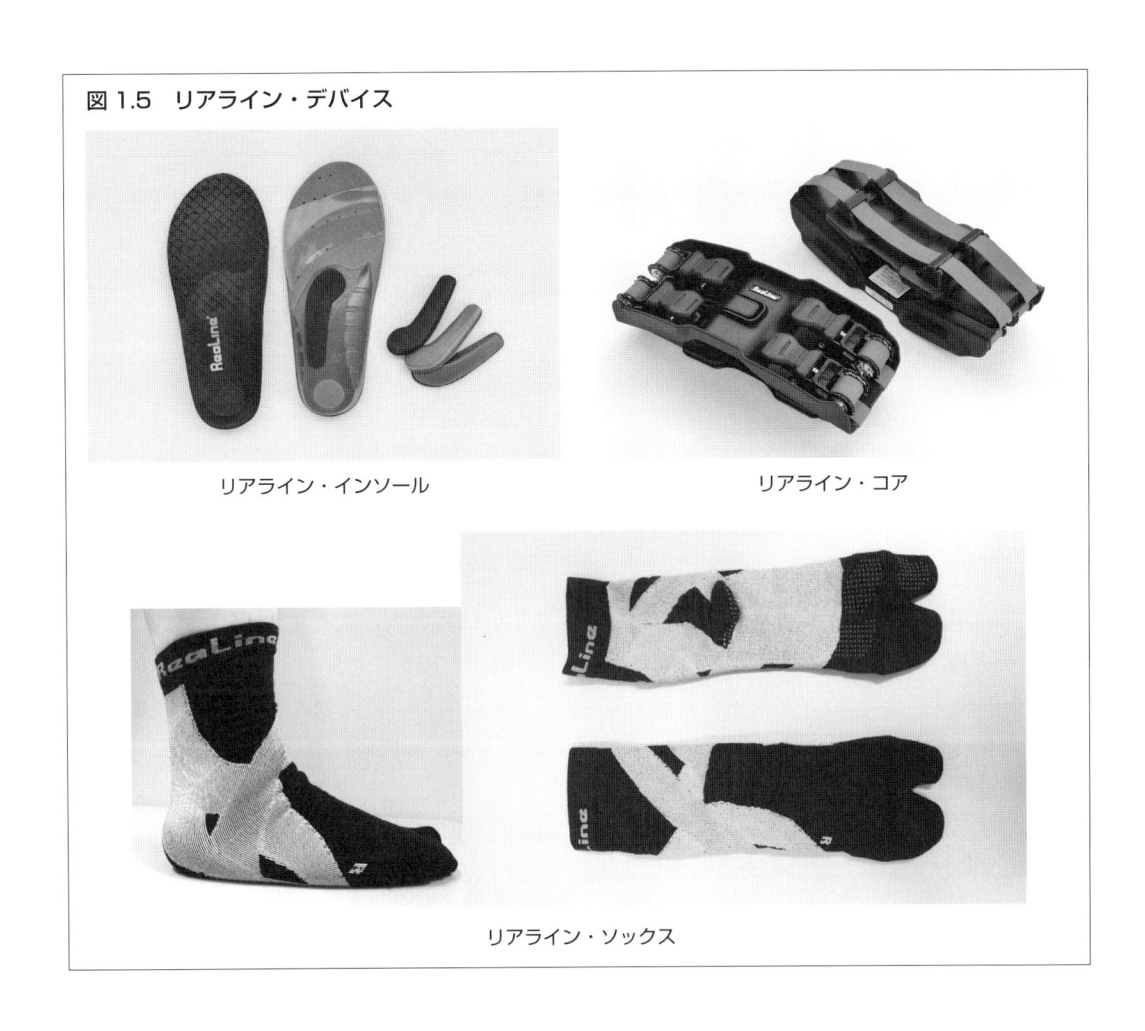

理想的な関節肢位を保ちながらリアライン・エクササイズを行い，良肢位を保持した状態での筋活動パターンの再学習を行うことが可能となる．このようなリアライン・デバイスの例としてはインソール，ソックス，テーピング，膝ブレース，骨盤ベルトなどが挙げられる．ただし，市販の商品や教科書的なテーピング法においてリアライン効果が得られるものは少ない．

(3) マニュアル・リアライン（徒手療法）による関節良肢位の獲得

リアライン・エクササイズによって良肢位が再獲得できない場合は，関節に対する徒手的な操作によって良肢位の再獲得を目指す必要がある．このような位置づけで用いられる徒手療法を**マニュアル・リアライン（manual realign）**と呼ぶ．一般的な徒手療法としては，関節モビライゼーション，筋・筋膜リリース，軟部組織モビライゼーションなどさまざまな治療技術が提唱されているが，マニュアル・リアラインは「良肢位の再獲得」という目的に対して実施される徒手的治療を総称したものである．受動的な治療であるマニュアル・リアラインは高コストであり，良肢位獲得の過程でその必要性が高い場合のみに限定して実施することが望ましい．

マニュアル・リアラインの技術として，**関節モビライゼーション**と**組織間リリース（ISR）**（図1.6a, b）が挙げられる．関節モビライゼーションは，リアラインの目的に沿った方向へのモビライゼーションでなければならない．例えば，膝関節に頻発する下腿外旋拘縮に対しては，状況に

図 1.6 マニュアル・リアライン：組織間リリース（ISR）

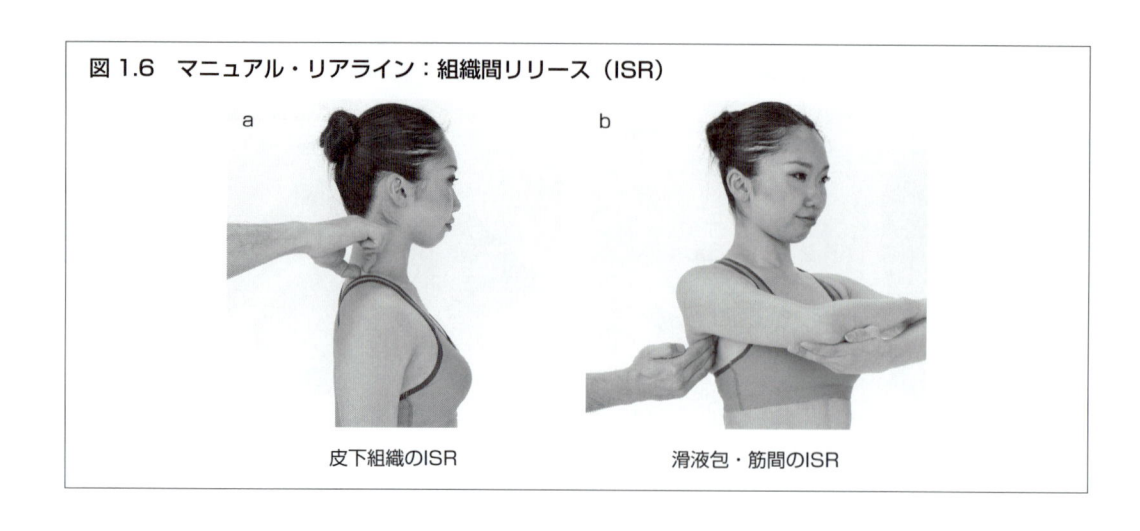

皮下組織のISR　　　　滑液包・筋間のISR

応じて脛骨外側顆の前方へのモビライゼーションあるいは脛骨内側顆の後方へのモビライゼーションを実施する．マルアライメントが矯正される方向に，確実に関節の可動性の改善を図る．一方，組織間リリースは，リアラインに対して抵抗する軟部組織の緊張を緩めるために実施する．その主体は，隣接する組織間の滑走性を獲得することである．組織間には筋と皮下脂肪，筋と皮下組織，骨膜と皮下組織，筋間などあらゆる組織を含む．筋膜リリースが筋膜間または筋膜とそれに隣接する組織との間のリリースであるとするならば，この組織間リリースは，筋膜リリースの概念をすべての組織に拡張したものと言える．

B. スタビライズ（Stabilize）

「スタビライズ」は，「リアライン」が完了して疼痛消失後に開始する筋機能向上のトレーニングを指す．リアラインによってマルアライメントの解消によって応力集中のメカニズム解消を確認したうえでトレーニングを開始する．その目的は，望ましいアライメントを維持するための筋活動パターンを強化することである．マルアライメントを持続させるような誤った筋活動パターンを筋と脳に記憶させる危険性があるため，原則として，マルアライメントが残った状況ではスタビライズ・トレーニングを実施しない．

スタビライズは，原則としてリアラインが完了し，疼痛が消失した後に実施する．その目的は，関節を良肢位に保つような筋活動パターンを反復することにより，リアラインされた良好な関節アライメントの持続性を高めることである．リアラインが完了する前に実施する場合もありうるが，その場合はマルアライメントを保持する筋活動パターンが学習される危険性を理解したうえで実施する必要がある．必要性に応じてリアライン・デバイスを装着したまま実施する．再発予防としてスポーツや社会復帰後も継続されるのが望ましい．

代表的なスタビライズのエクササイズとして，後述する**リアライン・バランスシューズ**（㈱GLAB）（図 1.7）を用いたトレーニングが挙げられる．バランスシューズとは足底にバランス軸を設置した下駄のような運動器具であり，下肢の動的アライメントを修正することを目的とした「膝関節用」と，距骨下関節回内筋の強化による母趾球荷重の習慣化を目的とした「足関節用」の2種類がある．これを装着してスクワットやランジなど一連の荷重位でのエクササイズを実施

図 1.7　リアライン・バランスシューズ

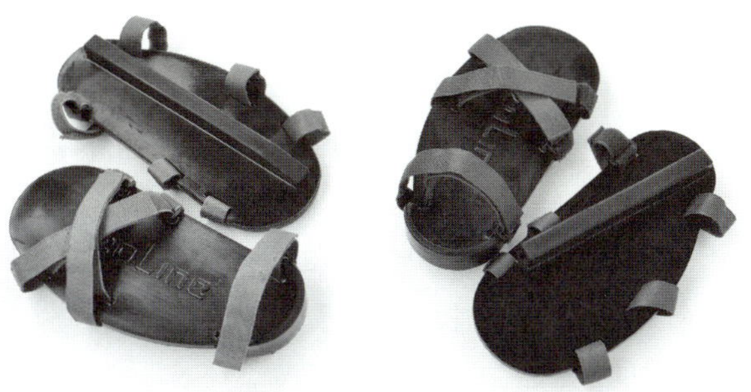

する．バランス軸の配置に応じて下肢の筋活動への要求が異なり，理想的なアライメントを保持した状態での運動を反復し，その状態を保持するために必要な筋活動パターンを効率的に学習・習慣化することができる．

　スタビライズは原則としてリアライン終了後に行うが，場合によってはリアライン完了前から開始する場合がある．例えば，バランスシューズを用いたトレーニングは，それ自体がリアラインの効果が得られることから，マルアライメントが軽度の場合や疼痛や機能障害が軽微な場合，外傷予防・スポーツパフォーマンス向上を目的とする場合などはスタビライズを積極的に進めることが可能である．ただし，どのような場合もマルアライメントを維持または増強させるようなトレーニングは回避すべきである．

C. コーディネート（Coordinate）

　「コーディネート」はマルアライメントの再発を予防するための動作学習のプロセスを指す．良好なアライメントと疼痛消失の状態が数週間に渡って持続するようになると，本格的なスポーツ復帰・社会生活への復帰を目指す段階に移行する．その際，マルアライメントを復活させる原因となる動作上の問題があれば，それを修正する．

　コーディネートは，リアラインとスタビライズの目的がほぼ達成できてから開始するのが好ましい．その目的はマルアライメントの再発予防である．マルアライメントの再発を防ぐには，マルアライメントを増強する可能性のあるスポーツ動作を修正することが求められる．コーディネートの過程は次のように進められる．

(a) ランニングフォーム，投球フォーム，ゴルフスイングなど，その個人の活動の中でマルアライメントを増強させる可能性のある動作を同定する．
(b) 理想のアライメントでの動作を理解し，またそれをゆっくりと反復する．
(c) 徐々にスピードまたは発揮するパワーを増大させて，最終的には最大努力での好ましい動作を反復する．
(d) 試合形式の練習や試合中の動作を観察し，問題が修正されていることを確認する．修正が不十分である場合は上記の段階を継続する．

　コーディネートの内容は，競技スキルとも重複する点があることから，コーチとの連携が不可

欠である．そのためには，マルアライメントを増強する可能性の高い動作パターンをコーチや指導者にわかりやすく説明し，その修正に関する共通認識を得ておくことが望ましい．

【まとめ】

本章では，リアライン・セラピーの基本的な考え方について解説した．関節のマルアライメントを放置せず，それを最優先課題として治療に取り組むことにより，時間の経過によって解決できない機能回復の阻害因子を速やかに解決していくことができる．

[文献]

1) Brosseau, L. ; Casimiro, L. ; Milne, S. ; Robinson, V. ; Shea, B. ; Tugwell, P. ; and Wells, G. : Deep transverse friction massage for treating tendinitis. *Cochrane Database Syst Rev*, (4) : CD003528, 2002.
2) Ehrett, S. L. : Craniosacral therapy and myofascial release in entry-level physical therapy curricula. *Phys Ther*, 68 (4) : 534-40, 1988.
3) Huijing, P. : Muscular force transmission : a unified, dual or multiple system? A review and some explorative experimental results. *Arch Physiol Biochem*, 107(4) : 292-311, 1999.
4) Looney, B. ; Srokose, T. ; Fernandez-de-las-Penas, C. ; and Cleland, J. A. : Graston instrument soft tissue mobilization and home stretching for the management of plantar heel pain : a case series. *J Manipulative Physiol Ther*, 34 (2) : 138-42, 2011.
5) Macconaill, M. A. : The Function of Intra-Articular Fibrocartilages, with Special Reference to the Knee and Inferior Radio-Ulnar Joints. *J Anat*, 66(Pt 2) : 210-27, 1932.
6) Purslow, P. P. : Muscle fascia and force transmission. *J Bodyw Mov Ther*, 14(4) : 411-7, 2010.
7) Yucesoy, C. A. ; Baan, G. ; and Huijing, P. A. : Epimuscular myofascial force transmission occurs in the rat between the deep flexor muscles and their antagonistic muscles. *J Electromyogr Kinesiol*, 20(1) : 118-26, 2010.
8) 蒲田和芳：リアライン：体の歪みをなおす運動療法：第1回：骨盤と胸郭の歪みを整えて腰痛を解消する運動療法：ATM2．からだサイエンス，85：7-13, 2009.
9) 蒲田和芳：リアライン：体の歪みをなおす運動療法：第2回：足部の歪みを整える運動とリアライン・インソール．からだサイエンス，86：7-13, 2009.
10) 蒲田和芳：リアライン：体の歪みをなおす運動療法：第3回：足関節の安定性を高めるための運動療法：足関節のリアラインとバランスシューズ．からだサイエンス，87：8-14, 2009.
11) 蒲田和芳：リアライン：体の歪みをなおす運動療法：第4回：骨盤の歪みを整える運動療法：PelCon．からだサイエンス，88：12-18, 2009.
12) 蒲田和芳：リアライン：体の歪みをなおす運動療法：第5回：腰痛治療における胸郭リアライメント：ThoraCon．からだサイエンス，89：8-14, 2009.
13) 蒲田和芳：リアライン：体の歪みをなおす運動療法：第6回：膝関節の捻れを整える運動療法：変形性膝関節症に対するRRRプログラム．からだサイエンス，90：8-14, 2010.
14) 蒲田和芳；生田太；米田佳；花田謙司；吉田大佑；宮路剛史：変形性膝関節症に対するリアライン・プログラムの有効性と限界．臨床スポーツ医学，28(6)：617-623, 2011.
15) 蒲田和芳；米田佳；生田太；宮路剛史：変形性膝関節症に関する臨床研究の成果と今後の課題．理学療法，27(7)：859-869, 2010.
16) 福林徹，蒲田和芳：足部スポーツ疾患治療の科学的基礎．東京，ナップ，2012.
17) 平沼憲治；岩﨑由純；蒲田和芳：コアセラピーの理論と実践．東京，講談社，2011.

第2章 リアライン・トレーニング

リアライン・トレーニングは，関節マルアライメントの修正を基盤とし，その土台のうえに筋力や筋活動パターン，瞬発力，柔軟性などの身体機能を構築することを意図したトレーニング理論である．関節が最高のパフォーマンスを発揮できる状態とは，理想的なアライメントであることに加え，関節運動中は滑らかで違和感やこわばりが無い状態である．そこで，子どもの関節のように，違和感やこわばりが無い関節を保つこと，またはそれに近づけることを意図してトレーニングを組み立てる．前章で述べた「リアライン・セラピー」と同様に，リアライン・トレーニングは「リアライン」，「スタビライズ」，「コーディネート」の順に進められる．

2.1 リアライン・トレーニングの基本概念

(1) いわゆる一般的なトレーニングとの違い

　人体の運動器と自動車の機構とを対比すると，筋は駆動力を発揮するエンジンに，関節はエンジンの駆動力をタイヤに伝達するシャフトを含む車軸機構に，そして関節アライメントはシャフトとタイヤの配列に例えられる．いくら強力なエンジンがあっても，シャフトとタイヤが適切な位置関係に配置されていなければ，エンジンの駆動力を車の走行速度に変換することができない．人体の場合は，アライメントに異常があると筋活動が抑制され，局所的に筋の過活動や疲労を招き，筋活動パターンを支配する脳には誤った求心性の情報が伝達される．このような悪循環を放置したままトレーニングを行っても，その効果は十分に得られにくい．すなわち，関節アライメントはアスリート間のトレーニングへの反応の違いを生み，またアスリートとしての可能性を決定していることさえあり得る．これに対し，**リアライン・トレーニング**は，すべてのトレーニングを効果的かつ安全に進めるための土台作りを優先したトレーニングと位置付けられる．

(2) リアライン・トレーニングの進め方

　リアライン・トレーニングの基本的な進め方（図2.1）は，前章で述べたリアライン・セラピーの治療の進め方（p.11　図1.4）とほぼ同一である．まず，**リアライン・フェイズ**においてアラ

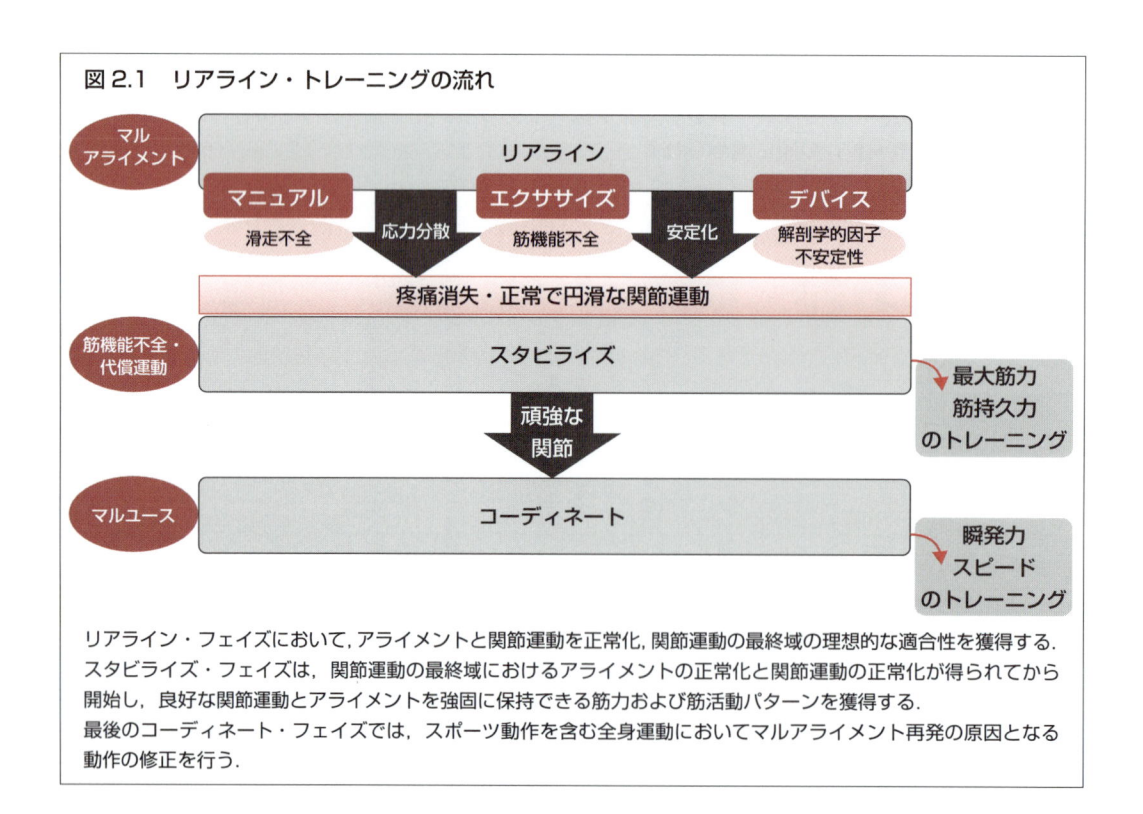

図2.1　リアライン・トレーニングの流れ

リアライン・フェイズにおいて，アライメントと関節運動を正常化，関節運動の最終域の理想的な適合性を獲得する．
スタビライズ・フェイズは，関節運動の最終域におけるアライメントの正常化と関節運動の正常化が得られてから開始し，良好な関節運動とアライメントを強固に保持できる筋力および筋活動パターンを獲得する．
最後のコーディネート・フェイズでは，スポーツ動作を含む全身運動においてマルアライメント再発の原因となる動作の修正を行う．

イメントと関節運動を正常化，関節運動の最終域の理想的な適合性を獲得する．**スタビライズ・フェイズ**は，関節運動の最終域におけるアライメントの正常化と関節運動の正常化が得られてから開始し，良好な関節運動とアライメントを強固に保持できる筋力および筋活動パターンを獲得する．最後の**コーディネート・フェイズ**では，スポーツ動作を含む全身運動においてマルアライメント再発の原因となる動作の修正を行う．

（3）各種トレーニングとリアライン・トレーニングとの関連

「最大筋力」や「筋持久力」向上を目的としたトレーニングは，「スタビライズ」によって強い負荷に対しても正常な関節運動を保つことができるレベルに到達してから開始するのが望ましい．高負荷のトレーニングにおいて代償運動や異常なキネマティクスの反復を確実に防がなければならない．

「瞬発力」や「スピード」を追求するトレーニングは，「コーディネート」を進め，全身運動におけるマルアライメントの制御が確実に行えるレベルに到達してから実施することが望ましい．

2.2 リアライン・トレーニングの適応と対象

リアライン・トレーニングは，成長期アスリート，成人アスリート，中高年スポーツ愛好家などを含み，いわゆる健常者全体を対象とする（表2.1）．さらに，外傷のリハビリテーション後期，スポーツ休止後の再開時，健康増進のための運動を開始するときなど，医療機関から離れて運動

表2.1 年代別リアライン・トレーニングの意義と実施方針

年代	意義	実施方針
成長期	・発育期におけるマルアライメント形成の予防 ・正常アライメントに基づく筋力獲得および神経筋機能の発達	・正常な神経筋協調性の発達 ・筋の正常な伸張性の維持 ・皮下脂肪・皮膚の正常な滑走性の維持
成人	・マルアライメントを身体機能発達の制限因子と捉え，その制限因子を除外する ・急性外傷，慢性外傷，局所的疲労の予防，疲労回復の促進 ・リハビリテーションの加速	・滑走不全対策を十分に行ってリアラインを進める ・マルアライメントを固定化する筋活動パターンをいったんリセットする ・リアライン・トレーニングに十分な期間を確保する
中高年者	・マルアライメントに関節軟骨の変性，滑膜炎，骨棘形成などが加わる ・滑走不全がより強固に関節運動を阻害する ・関節可動域制限を伴う場合がある	・滑走不全対策をさらに十分行ってリアラインを進める ・マルアライメントを固定化する筋活動パターンをいったんリセットする ・非荷重位でのリアラインを十分に行う

を再開する場面において重要な役割をはたす．関節を適切な状態に保つことは，さまざまなスポーツやトレーニングを進めるうえでのリスク管理であるとともに，パフォーマンスおよび運動機能向上を支える基盤となる．

A. 成長期アスリート

(1) 実施の意義

　骨格の発育が加速する成長期は，関節アライメントにも変化が生じやすい時期である．具体的には，女子アスリートにおいて第二次性徴前期から後期にかけての期間中に，着地時の膝関節動的外反が増強する[1]．いったん形成されたマルアライメントは，その後のトレーニング効果に影響し続けることとなり，また外傷発生リスクを高める可能性もある．これを根本的に解消するためには多大な時間と労力を要することを考えると，その予防こそが重要かつ効率的であると断言できる．

(2) マルアライメント形成の原因

　マルアライメントが成長期に形成される原因として，神経筋協調性の異常が指摘された[1]．それに加えて成長期には骨の発育に比して筋長の発育が遅れること，そして何らかの理由で関節周囲の筋の伸張性に不均衡が生じる可能性が考えられる．さらに，皮膚の伸張性や皮下脂肪と筋膜の滑走性の異常がマルアライメント形成に強く関与すると推測される．事実，筋のタイトネスが著明な成長期アスリートにおいて，皮下脂肪リリースを行うことによって正常な筋の柔軟性を獲得できる例は少なくない．膝関節を例にとると，睡眠や椅座位において慢性的に大腿外側と大腿後面が圧迫されることにより，動的外反に伴う下腿外旋を促す外側ハムストリングスや腸脛靭帯などの伸張性低下が進む可能性がある．

　このように中学生や高校生の年代はマルアライメントが形成されやすい時期であることを念頭に置いて，この年代のアスリートのトレーニングを考えることが重要である．リアライン・トレーニングの流れ（図2.1）に沿って，最大筋力や筋持久力，そして瞬発力やスピードトレーニングを本格的に開始する前に，リアラインおよびスタビライズを十分に行っておくことが望ましい．

B. 成人アスリート

(1) マルアライメントの完成と進行が進む時期

　十分にトレーニングを積んでいるトップアスリートも，マルアライメントの存在や影響下でスポーツ活動を継続している可能性は否定できない．骨格の発育が止まった成人アスリートでは，軽度なものも含めるとマルアライメントはすでに完成し，またスポーツ種目によっては競技生活を続ける中で，さらにマルアライメントが進む可能性もある．具体的には，野球の投手における肘関節外反・伸展制限の進行，女子バスケットボール選手における膝関節の下腿外旋・外方偏位および膝蓋骨の外方偏位，また種目を問わず外反母趾や骨盤の非対称性などが挙げられる．女性アスリートにおいて，片脚着地で動的外反を呈さない選手は少なく，またサッカーやバスケットボール選手において膝内反（O脚）は高率に存在する．

(2) 進行したマルアライメントの影響

　進行したマルアライメントは，トレーニングやスポーツ活動量の増加などと関連して，容易に関節周囲の軟部組織に炎症や微細な損傷を招く．長期的には，関節軟骨や関節円板（半月板）の破壊を加速する危険性がある．軽度のマルアライメントであっても，自覚できないレベルで筋出力の低下や筋活動パターンの異常を招き，トレーニング効果やスポーツパフォーマンスに悪影響を及ぼす．また，一度外傷等によってスポーツ活動やトレーニングを休止すると，その影響が顕在化し，関節の完全な機能回復を困難にする．

(3) マルアライメントの改善が身体機能の伸び代（しろ）を大きくする

　十分トレーニングを積んでいる成人アスリートにおいて，通常行っているトレーニングプログラムに，新たにリアライン・トレーニングを追加することによりさまざまな効果が期待される．筋力や筋持久力，瞬発力やスピードなどのトレーニングを十分に行っている選手において，これらの身体機能の伸び代は小さい．これに対し，関節のマルアライメントは，唯一残された大きな伸び代である可能性があり，またその改善によって筋力などに改めて伸び代を生み出す可能性がある．

　マルアライメントは関節周囲の特定の筋の疲労や過緊張を招くことがある．例えば，大腿四頭筋トレーニングにより外側広筋ばかりが疲労する，背筋のトレーニングにより腰部脊柱起立筋ばかりが疲労する，などが挙げられる．通常のストレングス・トレーニングにおいては，効かせたい筋を"意識する"ことによって解決を図ろうとするが，成人の場合その「意識」がもたらす効果もまた小さい．このような疲労の局在化は，最大筋力だけでなく筋持久力や姿勢，スポーツ動作に影響を及ぼす場合もある．繰り返すが，トレーニング効果が得られにくく，身体機能上の伸び代が小さくなったと感じている成人アスリートにおいて，"関節"は残された唯一の伸び代であるかもしれない．

(4) 外傷後のリハビリテーション

　外傷後のリハビリテーションの後，または長期間の慢性外傷に悩むアスリートにおいて，マルアライメントが高い確率で症状や機能の回復を妨げている．例えば，半月板部分切除術は，20歳代では1か月以内に競技復帰できる場合が多いのに対し，30歳代では完全な症状の寛解が得られず引退を早めることになりかねない．さらに，関節の違和感や局所的な疲労といった比較的軽い症状は医療機関の治療においては重視されないことも多いが，アスリートにとってその影響は多大である．場合によっては，違和感を解消できずに引退を早めることすらある．これに対し，リアライン・トレーニングによりそれらの原因因子を解決することは，長期間残存している症状や機能を受傷前の状態に戻すうえで不可欠である場合が多い．

(5) 時間と期間

　成人アスリートにおいて，マルアライメントの原因因子である滑走不全や筋機能不全，マルユースが頑固に固定化されている可能性が高い．これに対し，滑走性の改善やこれまでに獲得された筋活動パターンをいったんリセットし，一から新たな関節運動を作り直すくらいの努力が必要となる場合もある．このため，リアライン・トレーニングには十分な時間と期間を確保し，直面しているマルアライメントに伴う問題点を確実に解消することが望まれる．

C. 中高年アスリート／スポーツ愛好家

(1) 年代の特徴

　中高年者では，上記の成人アスリートが有するマルアライメントの影響に，関節軟骨の水分量の減少や軟骨の退行性変化が加わる．このような状態でハードなトレーニングを行ったり，運動量が急激に増加すると，関節軟骨の破壊とそれに伴う滑膜炎を加速する危険性が高くなる．関節周囲の組織の滑走性の低下も加齢とともに進行し，それがマルアライメントの増強を招いている危険性もある．このような状態で関節疾患を発症すると，運動量の低下を招き，その結果マルアライメントがさらに増悪することが多い．このようにして慢性化した関節疾患は，安静では解決できない問題を有している．

(2) 実施の意義

　リアライン・トレーニングはこのような慢性関節疾患を有する中高年者の治療から生まれたものである．リアライメントは，症状や機能障害の原因を解決することに直結する．関節軟骨は疼痛を感じない組織であることから，仮に関節軟骨の退行性変化があっても症状消失は十分に可能である．特に，一度疼痛を経験した関節は，その原因因子を解決しない限り高い確率で慢性化する．筋力発揮によって疼痛が増悪する場合は，"トレーニングによって筋力をつけなさい"というアドバイスそのものが無意味である．まずは，**症状の増悪なく十分に筋力を発揮することのできるような環境，すなわち関節運動を再獲得することが先決である**．また，荷重位でのリアラインは，関節における荷重点を変化させ，思わぬ損傷を招く危険性があることから，まずは非荷重位のエクササイズによってリアラインを十分に完成させることが重要である．

2.3　トレーニングの実施手順

　リアライン・トレーニングはリアライン・セラピーと同様にリアライン→スタビライズ→コーディネートの順に進める（p.18 図2.1）．

A. リアライン・フェイズ（Realign phase）

　リアライン・フェイズでは，マルアライメントそのものの改善とともに，可能な範囲でマルアライメントの原因因子を解消する．幸いなことに，典型的なマルアライメントには各関節に共通性があり，個人間のバリエーションを考慮する必要性は低い．その詳細は第3章以降の各論に詳述する．

(1) ローカル・リアラインとグローバル・リアライン

　個々の関節のリアラインの過程を**ローカル・リアライン**と呼ぶ．これに対し，複数の関節を一括したリアラインの過程を**グローバル・リアライン**と呼ぶ（図2.2）．下肢において，前者は単関節運動，後者は荷重位での複合関節運動と関連する．下肢関節全体着地時の動的外反を呈する下肢において，すべての下肢関節が動的外反の繰り返しによってマルアライメントまたはキネマティクスの異常を伴っている可能性が高い．これに対し，すべての関節に対してローカル・リアラインを実施した後にグローバル・リアラインを行うのが理想である．

　スポーツ現場などにおいて十分にリアライン・トレーニングに時間を割くことができない場合は，まずチーム全体でグローバル・リアラインを行い，必要に応じて個別にローカル・リアラインを加える方が現実的である．キネマティクスとアライメントが正常化し，理想の筋活動パターンと違和感のない関節運動が得られたら，次のスタビライズ・フェイズに移行する．

(2) 3つの原因因子

　リアラインの効果を得るためには，マルアライメントの原因因子を把握し，その改善を意図したトレーニングを積み重ねることが求められる．リアライン・フェイズでは主に「滑走不全」，「不安定性」，「筋機能不全」の影響を考慮する．

① 滑走不全

　組織間の滑走性低下は筋や関節周囲の組織の柔軟性の低下をもたらし，マルアライメントを招く原因となる．さらに，滑走不全はエクササイズによっては解消されず，エクササイズの効果を低下させる重大な障害となる．

　医療現場では，滑走不全への対策として徒手療法（マニュアル・リアライン）が用いられる．一方，リアライン・トレーニングは医療機関ではなくスポーツ現場などで実施されることが多いため，滑走性低下への対策として，アスリート自身による**セルフリリース**を用いる．

　リアライン・トレーニングにおける滑走不全対策は，皮下脂肪と筋膜との滑走性改善が中心となる．このため，アスリートが解剖学を意識することなく容易にセルフリリースを行う部位を理解しやすく，効果的にリリースを実施することができる．

② 不安定性

　関節の緩み（不安定性，弛緩性）は，関節に不都合かつ過剰な動きをもたらす場合がある．その代表例が**靱帯損傷**である．足関節捻挫によって足関節外側靱帯が損傷されると，その後も内反捻挫を繰り返す慢性足関節不安定症へと移行しやすい．このような不安定性に対して筋力は多少の制動効果をもたらすが，その効果は不十分となる場合が多い．

　靱帯損傷を伴わない不安定性の例として，足部アーチの降下に伴う**足部マルアライメント**が挙げられる．これは先天的な要素もあるが，加えて幼少時からの荷重パターンや外傷の影響によっても悪化する場合がある．一方，荷重位での下肢のリアライン・トレーニングにおいて，下肢全体のアライメントに影響を及ぼす足部アライメントをできる限り良好な状態に改善しておくことが望ましい．足部マルアライメントの多くは内側，外側または横アーチの降下を伴う．アーチ降下をもたらす足部不安定性を筋機能のみで補うことは現実的に不可能であり，足部を良肢位に保つための**リアライン・デバイス**として，インソールの使用は不可欠と言える．

③ 筋機能不全

　リアライン・エクササイズは，リアラインに抵抗する滑走不全をある程度改善し，不安定性に

対して適切なリアライン・デバイスを着用したうえで行うとより効果的である．筋に強い抵抗を加えるスタビライズ・フェイズとは異なり，リアライン・フェイズでは，**理想とする関節運動を自動運動や自動介助運動によって随意的に獲得すること**を目的とする．下肢においては，自重でのエクササイズを含める場合もある．その到達目標は，中間域における正常なキネマティクス（関節運動）の獲得，そして正常運動の反復により最終域における正常アライメントの獲得である．

B．スタビライズ・フェイズ（Stabilize phase）

（1）基本的な考え方

スタビライズ・フェイズは，良好な関節運動とアライメントを強固に保持できる筋力および筋活動パターンを獲得するためのトレーニングである．これは，関節運動の最終域におけるアライメントと中間域のキネマティクスの正常化が得られてから開始される．確実に目的を達成するには負荷量増大を急がず，正確な動作の反復による動的アライメントと筋活動パターンの最適化を最重要視する．

「最大筋力」や「筋持久力」向上を目的としたトレーニングは，十分なスタビライズによって強い負荷に対しても正常な関節運動を保つことができるレベルに到達してから開始するのが望ましい．高負荷のトレーニングにおける代償運動や異常なキネマティクスの反復を確実に防がなければならない．

（2）進め方

スタビライズは原則として単関節から複合関節へと進めるのが望ましい．例えば，体幹（コア）におけるスタビライズは，他関節運動である腹筋群や背筋群のトレーニングを行う前に，胸郭のスタビライズと骨盤輪のスタビライズを先行する．これにより，強固な土台としての胸郭と骨盤を得たうえで，これらを連結している腹筋群と背筋群が効果的にコア・スタビリティ向上に貢献

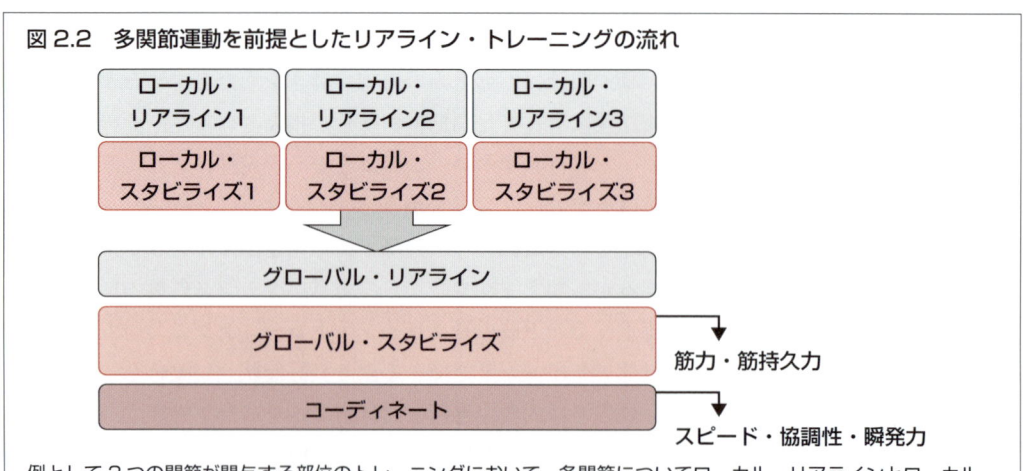

図 2.2　多関節運動を前提としたリアライン・トレーニングの流れ

例として3つの関節が関与する部位のトレーニングにおいて，各関節についてローカル・リアラインとローカル・スタビライズを進め，それぞれの関節の理想的なアライメントとキネマティクスを獲得する．その上で，グローバル・リアライン，グローバル・スタビライズ，コーディネートとトレーニングを進める．体幹や下肢においてはこのような多関節のリアライン・トレーニングのモデルが適用される．

できるようになる．これを一般化すると，スタビライズ・フェイズのトレーニングは，①個々の関節において良好なアライメントを保つことを目的とした**ローカル・スタビライズ**と，②下肢全体のように複合関節の良好なアライメントの習得，および動作中の複合関節の安定性を得るための**グローバル・スタビライズ**，の2段階の過程によって進められる（図2.2）．

C. コーディネート・フェイズ（Coordinate phase）

　コーディネート・フェイズでは，スポーツ動作を含む全身運動においてマルアライメント再発の原因となる動作の修正を行う．「瞬発力」や「スピード」を追求するトレーニングは，コーディネートが進み，全身運動におけるマルアライメントの制御が確実に行えるレベルに到達してから実施されることが望ましい．

　コーディネートのゴールはできる限りアスリートや指導者が理想とする動作に近いことが望ましい．逆に，理想的な動作をトレーニング指導者が十分に理解したうえで，その理想の動作とマルアライメントを再発させにくい動作との共通点または妥協点を見出すことが求められる．その結果，スポーツパフォーマンスの向上が得られることにより，より安全で望ましい動作の習得が得られることになる．

【まとめ】

　本章ではリアライン・トレーニングの基本的な考え方について解説した．リアライン・セラピーと同様に，トレーニングにおいても関節のマルアライメントを放置せず，それに真正面から取り組むことを重視する．このような関節をターゲットとしたトレーニングは，既存のトレーニング理論にはほとんど含まれていない．本章に記載した総論の理解は，次章以降で部位別に紹介するリアライン・トレーニング法を正しく理解するうえで必須である．

[文献]

1) Hewett, T. E.; Myer, G. D.; and Ford, K. R.: Decrease in neuromuscular control about the knee with maturation in female athletes. *J Bone Joint Surg Am*, 86-A(8): 1601-8, 2004.

第Ⅱ部

各論

第Ⅰ部で述べたリアライン・トレーニングの総論に基づき，第Ⅱ部では理想的な体幹・股関節のアライメントと運動を構築するための具体的な評価とトレーニングについて述べる．問題が生じうるすべての関節に対して漏れなく，適切にリアラインすることができるよう，システマティックなトレーニングプログラムを掲載した．これらすべてを実際のトレーニングプログラムに組み込むことは時間的制約等により困難な場合も多いと思われるが，本書を理解することにより各部位に起こっている問題点を速やかに発見，対策，効果判定できるようになるはずである．

第3章◆「コア・体幹」のリアライン・トレーニング

第4章◆〈コア・体幹①〉ローカル・リアラインと
　　　　ローカル・スタビライズ

第5章◆〈コア・体幹②〉グローバル・リアライン，
　　　　グローバル・スタビライズ，コーディネート

第6章◆〈コア・体幹③〉「リアライン・コア」を用いた
　　　　コア・体幹のトレーニング

第7章◆股関節・鼠径部

第**3**章

「コア・体幹」の
リアライン・
トレーニング

リアライン・トレーニングはリアライン，スタビライズ，コーディネートの順に進められる．体幹や股関節においてもこの手順は同様であるが，肩甲帯，胸郭，骨盤，股関節などが密接に影響し合うことを前提として，局所（ローカル）と全体（グローバル）を明確に分けてトレーニングを進める．本章では，トレーニングプログラムの全体像を図示したうえで，ローカル・リアラインおよびローカル・スタビライズについて説明する．

3.1 「コア・体幹」のトレーニング

A.「コア・体幹」とは？

　「コア」とは末梢・末端に対する中心部を意味する．広義には，全身の中心部という意味で"体幹全体"を指して用いられる．狭義には「腹腔を取り囲む構造，具体的には骨格として脊柱・胸郭・骨盤と筋として腹横筋・横隔膜・骨盤底筋群・多裂筋などによって構成される」と定義される場合もある（図3.1）．さらに腰方形筋や内・外腹斜筋などを加える場合もある．

B. 体幹のトレーニングと腰痛治療

　2000年以降，コアトレーニング，コアスタビライゼーション，コアコンディショニング[19]などの用語が，アスリートのトレーニング法として広く用いられるようになってきた．しかしながら，体幹トレーニングの重要性は古代から認識され，また実施されてきたことを考慮すると，コアのトレーニングそのものは決して新しい概念ではない．以前からコアのトレーニングは体幹の個々の筋を強化するための腹筋群，背筋群のトレーニングと位置付けられてきた．しかし，近年の研究により腰椎安定化[1-3, 13]，呼吸機能[6, 10]，排泄機能異常（尿失禁）[5, 8]などとの関連性が解明され，コアのより複雑な役割を踏まえたトレーニングに進化しつつある．

　著者らは骨盤と胸郭のマルアライメントに関連する機械的腰痛（機械的ストレスで疼痛が増減するタイプの腰痛）に対して，定式化されたスタンダードな腰痛治療法の確立に向けての取り組みを進めてきた[15, 16, 18]．現在まで，胸郭・骨盤・股関節以下の下肢のアライメントおよび可動性が腰痛の増減に及ぼす影響についての検証を進め，これらのリアライメントと可動性の改善を主体とした治療法により臨床成績が安定しつつある．

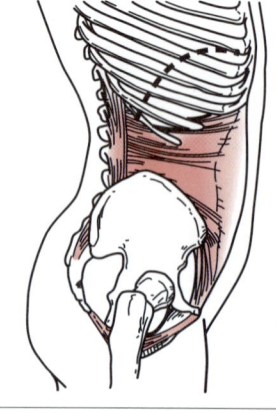

図3.1　コアとは

狭義の「コア」は，骨格として脊柱・胸郭・骨盤，筋として腹横筋・横隔膜・骨盤底筋群・多裂筋などによって構成される．

次章以降で具体的に述べる「コア・体幹」のリアライン・トレーニングは，スポーツ動作を効率的かつパワフルに行うことを可能にし，同時に腰痛・骨盤痛の予防や再発予防を念頭に置いて構築された．腰痛，骨盤痛の治療は，骨盤と胸郭それぞれのリアラインとスタビライズを中心に進められる．加えて，骨盤に影響を及ぼす下肢，胸郭に影響を及ぼす頚椎・肩関節のマルアライメントや機能異常も治療の対象とする．さらに，骨盤の安定性を常時保つための腹横筋下部の役割の最適化，荷重伝達機能を向上させるための仙腸関節の安定化を推進する．このような腰痛治療と，本章で述べるコアのリアライン・トレーニングとは同様に進められる．

3.2 コアの不調とマルアライメント

　コアの不調はスポーツパフォーマンスにさまざまな悪影響を及ぼすが，痛みを伴わない場合，スポーツパフォーマンス低下の原因がコアにあることは自覚されにくい．現実に問題の多くは胸郭や骨盤のマルアライメントと関連し，そして良好なアライメントを保つ筋機能の問題を含んでいる．さらに，その原因がコンディショニングやトレーニングの選択や手順，方法の誤りにあることは理解されにくい．まずは問題意識を共有するため，コアの不調とマルアライメントの関連性について具体例を提示する．

(1) 猫背になりやすい

　円背姿勢（いわゆる猫背）は，胸郭下制位，胸椎後弯増強，肩甲骨外転・前傾・内旋位の組み合わせによって形成される．スポーツ活動中の円背姿勢は，下部体幹の安定性低下，視野の狭小化，肩甲骨の安定性や可動性の低下，上肢の支持性や筋力発揮制限，肩の可動域制限など，多くのスポーツにおいて負の影響をもたらす．デスクワークなどの日常生活において円背姿勢は増強する傾向にある．その影響を排除するため，円背対策をアスリートのコアトレーニングの重要な柱と位置付ける必要がある．

(2) 肩が硬く，しなやかに腕を触れない

　野球，水泳，バレーボール，テニスなどのオーバーヘッドアスリートにおいて，肩の可動域制限はスポーツパフォーマンスの低下や肩の慢性外傷を招く危険性を高める．見かけ上の肩の可動域は脊柱，胸郭，肩甲骨，そして肩甲上腕関節によって分担されており，アスリートの肩の可動域制限には胸郭のマルアライメントや可動域制限が強く関与している．したがって，肩の広い可動域が要求されるスポーツ，中でも肩に外傷が起こりやすいスポーツにおいて，胸郭の可動性向上は最重要課題と位置付けるべきである．

(3) 後屈が硬い，腰が痛い

　後屈の可動域制限や後屈に伴う腰部の痛みは，器械体操や新体操など体幹の柔軟性が必要なスポーツ中の脊柱伸展を制限する原因となる．また投球動作において，後屈制限は肩の可動域に悪

影響を及ぼす．これには胸郭全体のマルアライメントや可動性の制限および肩甲胸郭関節の可動性制限などが関与している．多くのスポーツ種目において，胸椎伸展可動域の維持・向上には高い優先順位で取り組むことが望まれる．

(4) 片脚に力が入りにくい，殿部に鋭い痛みが走る

自転車，スキー，走行など左右の下肢を対称に使う動作において，一側下肢に力を入れにくいという感覚が自覚されることがあるが，下肢の筋力の左右差が検出されない場合が多い．その原因として，仙腸関節のマルアライメントと安定性低下によって引き起こされる荷重伝達機能障害[4,7,11,12]が関与している可能性がある．これに対して，寛骨と仙骨の対称化と安定化に取り組む必要がある．

(5) 前屈で腰が痛い

前屈制限や前屈時の腰痛は多くのアスリートが経験する症状である．これには練習やトレーニングによる腰部の筋疲労だけではなく，骨盤のマルアライメントが強く関与する．骨盤のマルアライメントを引き起こしている殿部や股関節後面の問題を解決するトレーニングが必要である．

(6) 立位や座位を続けると腰が重くなる

立位姿勢や座位姿勢の維持で腰が重くなる場合は，股関節外側の筋の過緊張が原因である場合が多く，さらにそれには下肢から骨盤にかけてのマルアライメントが強く影響する．これに対し，骨盤の安定化とともに，足部のリアライメントを目的としたインソール，膝関節の回旋アライメントの修正を目的としたエクササイズが著効を示す場合がある．

(7) 骨盤が後傾し，股関節を上手に使えない

成長期のサッカーやバスケットボールの選手において，重心を下げたパワーポジションにおいて骨盤後傾が著明となる選手が多い．これには，体幹の安定性低下と股関節の可動性低下が関与しており，その両者を同時に修正していくことが必要である．特に股関節の可動性制限には，殿部の皮下脂肪の滑走不全が強く関与している．またサッカーにおいては足下に視線を落とすことが多いことから，視線を上げ，体幹の姿勢を改善しつつフットワークのトレーニングに取り組む必要がある．

(8) 疲れると顎が上がる，腰が反る

長距離走，水泳，自転車競技などにおいて，疲労により呼吸が苦しくなると，コアの安定性が不十分となりやすい．顎が上がる，腰が反るといったフォームの変化を招き，その結果パフォーマンスが低下しやすい．この原因として，腹筋群が呼吸とコアの安定化の両方に関与しているため，呼吸が苦しくなると腹筋群は呼吸を優先した筋活動パターンになり，コアの安定化メカニズムが不十分になってしまう場合がある．具体的には，吸気時に腹筋群が緩むことにより，コアの安定性が低下する．これに対し，腹筋群の機能分担を明確化し，コアの安定化には主に腹横筋下部，呼吸には主に腹横筋上部を割り当てるようなトレーニングと動作パターンの獲得が望まれる．

アスリートのコア・体幹のトレーニングの本来の目的は，以上のような不調やパフォーマンス

低下の解消である．そのためには不調やパフォーマンス低下の解消を数値化または客観化し，それらの解消を目的としてトレーニング種目を選択し，目標の達成度を具体的な基準によって判定しなければならない．これらの解決が得られない方法で，いくら体幹を強化してもスポーツパフォーマンス上は無意味である．最大筋力の増強は目的ではなく，上記のような問題を解消するための手段と位置付けるべきであろう．さらに，筋力増強のみを目的としたトレーニングの弊害や悪影響についても十分理解しておく必要がある．例えば，胸郭アライメントへの配慮を欠いた「腹直筋の強化」は，下位胸郭の拡張運動を妨げ，後屈可動域制限をもたらす可能性がある．以上のような体幹周囲の問題のほとんどは，骨盤や胸郭のマルアライメントと可動性低下の影響を受けて形成され，また誤ったスタビライゼーション理論に基づいて組み立てられたトレーニング法によって助長される．本章ではこれらのようなコアの機能低下の解決を含め，アスリートのコア機能向上に有効なリアライン・トレーニングを紹介する．

3.3 スポーツパフォーマンスを向上させるコアの筋機能

　コアの筋機能パターンの習得の有無が，スポーツパフォーマンスを大きく左右する場合がある．コアの筋は脊柱および体幹の運動や安定化とともに，呼吸や排泄にも関与する．特に腹横筋は呼吸運動とともにコアの安定化の役割を持つことから，これら2つの役割が腹横筋に同時に要求される場合，適切なトレーニングを積んでいないと一方が疎かになってしまう．一方，対人コンタクトのインパクトの瞬間には，腹腔内圧の上昇を伴う体幹全体のスタビリティが必要とされる．腹腔内圧上昇には横隔膜も含めたほぼすべての体幹筋の同時収縮が必要であり，呼吸と両立させることは不可能である．このように，横隔膜を含めた整合性のとれた筋活動パターンを意識したトレーニングを行う必要があるが，現実にスポーツ現場で行われているコアトレーニング法の中には呼吸機能を無視したものが多く含まれる．このため，筋力は向上しても，得られた筋力をスポーツ動作において十分活かされない場合も多い．修得すべき代表的なコアの筋機能について実例を挙げる．

A. 呼吸とコアスタビリティ

　歩行，走行，クロスカントリースキー，水泳，自転車といった運動において，腹筋群の中でも特に腹横筋は脊柱運動の安定化と呼吸運動という2つの役割を担う．乳酸性作業閾値（LT）以下の持久的運動など呼吸が乱れていない負荷強度であれば，腹筋群が2つの役割を果たすことは可能である．ところが，負荷が上昇して呼吸が乱れると，腹横筋は呼吸を優先せざるを得なくなり，その結果コアスタビリティが疎かになってしまう場合がある．例えば，「陸上中距離のレース後半に顎が上がり，腰椎前弯が増強する（図3.2）」，「水泳で骨盤が沈み，腰椎前弯が増強する」，「自転車競技で骨盤がサドル上で不安定になる」などが挙げられる．同様の問題は，サッカーやラグビーなどの球技の走動作においても同様に見られる．

図 3.2　陸上中距離選手にみられる顎上がりと腰椎前弯の増強

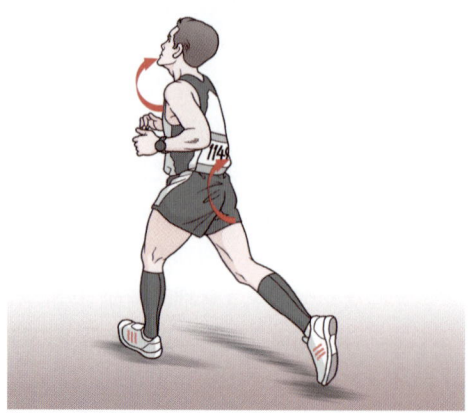

レース後半などで換気量が増加したとき，腹筋群には体幹のスタビリティよりも呼吸運動を優先した活動パターンが求められる．呼吸を優先した筋活動パターンは体幹のスタビリティを犠牲にしたランニングフォームを招く．

　このような持久的運動中のコアスタビリティの低下に対して，いわゆる腹筋や背筋トレーニングはもとより，最近広く実施されているブリッジやプランクといったコアトレーニングを行ってもパフォーマンスの向上にはつながらない．なぜなら，どのように体幹の筋に負荷を与えたとしても，コアスタビリティと呼吸運動の両立ができなければ上記のようなパフォーマンス上の問題は解決には向かわないためである．このような課題に対して，上下に3領域に分割した腹横筋において，呼吸には腹横筋上部，コアスタビリティには腹横筋下部が主たる役割を果たす必要がある（図3.3）．

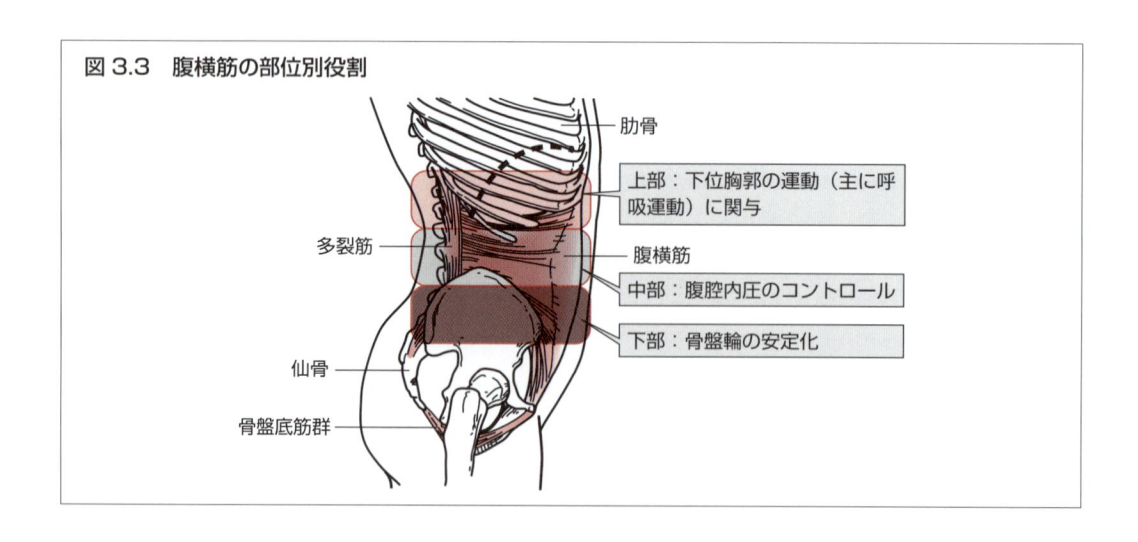

図 3.3　腹横筋の部位別役割

- 肋骨
- 上部：下位胸郭の運動（主に呼吸運動）に関与
- 多裂筋
- 腹横筋
- 中部：腹腔内圧のコントロール
- 下部：骨盤輪の安定化
- 仙骨
- 骨盤底筋群

B. アスリートに必要な体幹機能

アスリートに求められるコア機能は動作特異的であり，動作ごとに求められるコア機能に適したトレーニング法が必要とされる．例外はあるが，アスリートに求められるコア機能はおおむね以下の3パターン（表3.1）に分類される．

(1) 姿勢安定化

● **姿勢安定化とは**

姿勢安定化とは呼吸を継続しながら行う運動において，姿勢を安定させるメカニズムと定義される．具体例としてランニング，水泳，自転車などが挙げられる．このとき体幹の筋には姿勢維持と呼吸運動という2つの役割が求められる．エネルギー消費を抑えるため，コアスタビライザーの筋活動量は，姿勢を安定させつつ股関節や肩関節の分離運動を行ううえでの最小限が望ましい．なお，呼吸を継続する姿勢安定時に腹腔内圧の上昇は得られず，またその必要もない．姿勢安定化機能を高めるには，呼吸と姿勢維持を両立できる腹筋群の活動パターンが求められる．

● **呼吸と姿勢維持に関する体幹の筋群の活動パターン**

【腹筋群】：腹横筋は付着部によって上部，中部，下部に分割され，寛骨に付着する腹横筋下部は姿勢筋として骨盤輪の安定化と骨盤の矢状面アライメントの維持に貢献する（図3.3）．一方，胸郭に付着する腹横筋上部は，主に呼吸運動を継続するために収縮と弛緩を繰り返さなければならない．これに対して，腹横筋上部や腹直筋に依存した姿勢維持メカニズムは，換気量の増加とともに破綻し，水泳選手や中・長距離走においてレース後半に姿勢が崩れる原因となる．

【背筋群】：背筋群においては，呼吸運動と胸椎アライメント保持を両立する筋活動パターンが必要である．多裂筋は椎骨間の微細な運動を制御しつつ胸椎後弯増強を防ぎ，下後鋸筋は吸気時に下位胸郭の拡張を補助する．起立位において下位胸郭拡張，上位胸郭挙上の胸郭アライメントが得られていれば，望ましい胸郭アライメント保持は比較的容易に行える．一方，吸気時に下位胸郭挙上を呈する場合は，胸腰椎移行部付近の背筋群の疲労を招き，長時間の姿勢維持が困難となる．

● **ボディバランスとグローバル・スタビリティ**

ボディバランスという用語は，カッティングや対人コンタクトなどが組み合わさった複雑な運動において，バランスを崩さずに安定して動作を遂行する能力の意味で用いられる．例えば，「サッカーにおいてディフェンダーとのコンタクトがあってもバランスを崩さずにドリブルを続ける能

表3.1 アスリートに求められるコア機能

コア機能	可動性	安定性	呼吸	腹腔内圧
姿勢安定化	外見上の脊柱運動はわずか	姿勢維持のために必要最小限	継続	上昇しない
動的安定化	最大	応力集中を防ぐ安定性が必要	素早い呼気または止める	必要最小限の上昇
体幹剛体化	脊椎運動を最小化	体幹全体を剛体化	止める	上昇

3.3 スポーツパフォーマンスを向上させるコアの筋機能

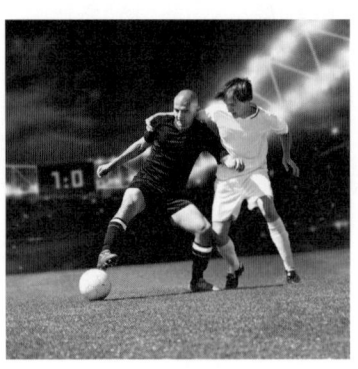

図 3.4 ボディバランスの例

「ボディバランス」とはバランスを崩さずに安定して動作を遂行する能力．サッカーにみられる一例．

力（図3.4）」，「アメリカンフットボールでディフェンスの選手がオフェンス選手の複雑な動きに対してバランスを崩さずについていく能力」，などが挙げられる．すなわち，どのような力が体幹に加わっても，ニュートラルポジションを保持できる体幹の筋機能を獲得することが求められる．このような柔軟な動きを保ちつつ直立位で安定した姿勢を保ち続ける能力はグローバル・スタビリティの代表的な例である．

グローバル・スタビリティを高めるためのポイントとして，下部腹筋群の予備緊張と，コンタクトや体幹への加速度に対応した素早い腹筋群の収縮の2点が挙げられる．体幹上部へのコンタクトによって腹筋群には遠心性の負荷が加わる．これに対して，腹筋群の活動によって体幹のニュートラルポジションを保持する制御能力が重要となる．体幹への加速度が大きくなると，体幹筋の同時収縮による腹腔内圧も補助的に動員される．アスリートのトレーニングでは，このような反応を不随意的に使いこなすために最適な予備緊張を学習することが求められる．この予備緊張を保つため，(1)で挙げたコアスタビリティに関与すべき腹横筋下部の持続的緊張が重要となる．

(2) 動的安定化

動的安定化は，比較的大きな脊柱運動を伴う全身運動の安定性を指す．これには，脊柱の可動性，それを十分に発揮させる筋活動パターン，そして動作の正確な反復を実現する再現性や安定性が求められる．具体例とし，投球動作，バッティング，ゴルフスイング，走り高跳び，サッカーのキック動作などが挙げられる．

脊柱に大きな加速度が加わる動作では，加速度に応じた腹腔内圧上昇が生じるが，腹腔内圧上昇は体幹可動性の低下を招くため，運動域の大きな動作においては腹腔内圧が高ければ良いというものではない．トレーニングでは，脊柱の可動性を低下させない筋活動パターンの獲得を目的とする．例えば上部腹筋群の緊張は下位胸郭拡張を制限し，胸椎伸展や回旋を妨げる．したがって，胸椎伸展可動域を必要とする投球動作（特に late cocking）や胸椎回旋可動域を必要とするゴルフスイングなどにおいて，下位胸郭の拡張可動性を制限する上部腹筋群の過剰な活動は望ましくない．

● **効率の良い回旋動作**

　ゴルフ（図3.5），野球，テニス，卓球などでは体幹の回旋動作が頻繁に行われ，その優劣はパフォーマンスに大きく影響する．「腰を捻る」という表現は腰椎の回旋運動ではなく，空間において骨盤を回旋することを意味する場合が多い．スイング動作や投球動作において主に回旋運動を行うのは地面に対する足底，股関節，胸椎（胸郭）であり，膝関節と腰椎の回旋運動は相対的に小さい．中でも回旋モーメントを生み出す上で最大の力源は股関節であり，胸椎（胸郭）は骨盤の回旋を加速して上肢に伝達するための運動連鎖の一部となる．すなわち，開放性運動連鎖のモデル（図3.6）に基づくと，骨盤回旋の角速度がピークに到達した時点で，胸椎回旋が開始されるのが効率の良い回旋動作といえる．

● **回旋動作に必要な筋活動パターン**

　最適なトレーニングを構築するには，動作特異性を考慮しつつ，回旋動作に必要な筋活動パターンを理解することが求められる．テニスなどでは素早くかつパワフルにスイングを行い，またスイング後には素早くスイング前のパワーポジションに戻れるよう姿勢を崩さないように回旋する

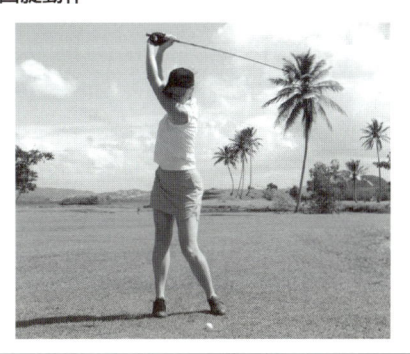

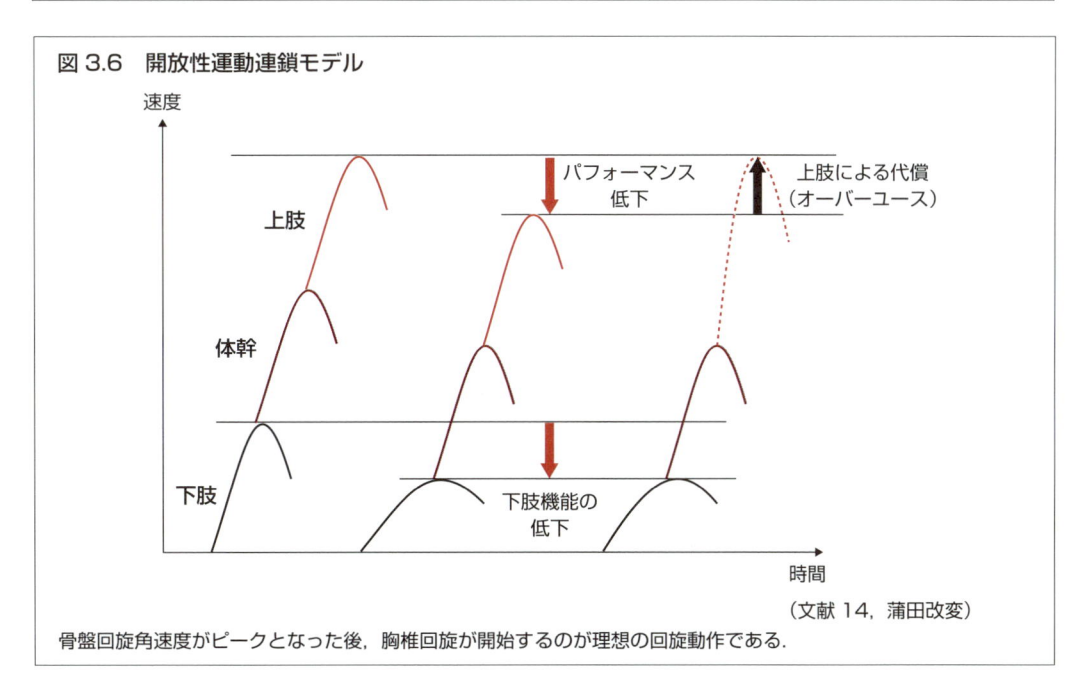

図3.5　ゴルフにおける体幹回旋動作

図3.6　開放性運動連鎖モデル

（文献14, 蒲田改変）

骨盤回旋角速度がピークとなった後，胸椎回旋が開始するのが理想の回旋動作である．

ことが求められる．野球のバッティングでは，高速で向かって来るボールを見るため，頭部の動きを最小限に抑えることが求められる．上記のような回旋動作において骨盤に対する胸郭の回旋運動の主体となるのは，内腹斜筋，外腹斜筋，多裂筋，広背筋，下後鋸筋などである．脊柱屈曲や伸展を伴う動作はスイング後の逆回旋に対して不利に働く．脊柱の回旋以外の運動を最小限に抑えるため，内・外腹斜筋に加えて，その拮抗筋である多裂筋や下後鋸筋の役割が重要となる．このように腹筋群と背筋群の協調した活動により，合理的な胸椎の軸回旋運動を強化していくことが望まれる．

(3) 体幹剛体化

体幹剛体化とは，腹腔内圧を上昇させて体幹全体を剛体のように強固に固定する方法である．具体例として，重量挙げや対人コンタクトなど体幹に外力が加わる動作が挙げられる．いずれもコンタクトまたは踏み込み足の床反力にわずかに先行して腹腔内圧上昇が生じる．体幹剛体化には，横隔膜や骨盤底筋群を含めた腹腔壁を構成するすべての筋を同時収縮させる必要がある．また，腹腔内圧を上昇させるため横隔膜は短縮位で強く緊張する必要があり，必然的に呼吸を止めることになる．「腹腔内圧を上昇させて腰痛予防」という表現は，重量物のリフティングなど体幹剛体化の能力を高める必要性がある場合においてのみ意味を持つ．

●コンタクトスポーツにおける腹腔内圧の上昇

ラグビー（図3.7），アメリカンフットボール，相撲などのコンタクトスポーツにおいて，コンタクトの瞬間に体幹に加わる衝撃に対抗するためには腹腔内圧の貢献が必要である．腹腔内圧は体幹に加速度が加わった結果としてフィードバックメカニズムによっても上昇するが，それではコンタクトスポーツにおいては不十分である．対人コンタクトにおいて十分な腹腔内圧レベルを確保するには，コンタクトのタイミングを予測したフィードフォワードメカニズムによって最大レベルの腹圧上昇を得なければならない．

●腹腔内圧の上昇と体幹筋群

腹腔内圧の上昇には，腹横筋，横隔膜，骨盤底筋群を含む体幹の大部分の筋の同時収縮を必要とする（図3.8）．このため，腹腔内圧上昇と呼吸運動とは両立しない．したがって，腹圧上昇は呼吸を止めている5秒間程度に限定されることになるが，コンタクト動作において5秒間は十分な時間である．一方，呼吸運動を止めずに体幹の安定性を高める動作においては，腹腔内圧上昇は期待できないため，腹腔内圧の上昇ではなく体幹筋群の張力の上昇のみによる安定化メカニズムを用いることになる．

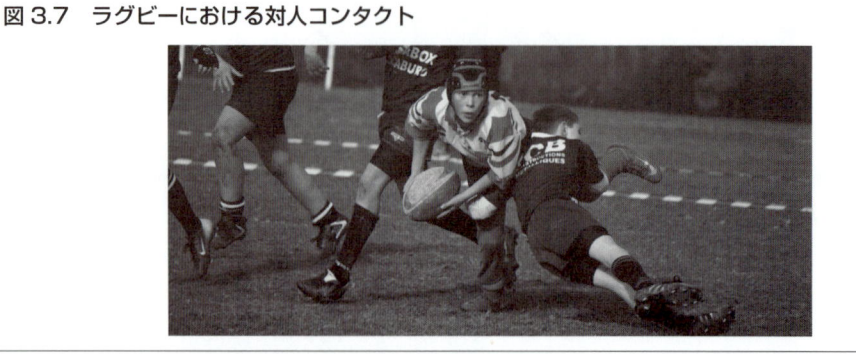

図3.7　ラグビーにおける対人コンタクト

図 3.8 呼吸と腹腔内圧の関係

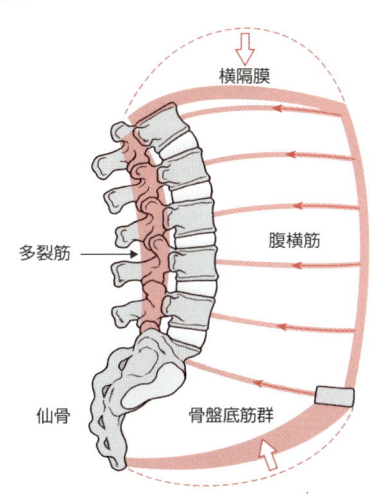

横隔膜
多裂筋
腹横筋
仙骨
骨盤底筋群

腹腔内圧上昇には，腹壁を構成する腹横筋，横隔膜，骨盤底筋群の同時収縮が必須である．このため，通常の呼吸時に腹腔内圧は大きく低下する．

3.4 「コア・体幹」のリアライン・トレーニングの進め方

　リアライン・トレーニングは，第2章の図2.1に記載した流れに沿って**リアライン，スタビライズ，コーディネート**の順に実施される．コアは胸郭や骨盤といった複数の運動ユニットを含むため，リアラインとスタビライズを運動ユニットごとに進めるほうが効率的である（図2.2）．

　まず，前半では，アライメントや運動学的問題を招く原因となっている運動機能異常を解決することを目的に，体幹の個々の関節または運動ユニットごとにリアラインとスタビライズを進める．これを本書では**ローカル・リアライン，ローカル・スタビライズ**と呼ぶ．

　次に，体幹を一つの運動ユニットとみなし，体幹全体をターゲットとした**グローバル・リアライン**へと進む．さらに，スポーツ活動などダイナミックな運動中の体幹の安定性を向上させる**グローバル・スタビライズ**，そして四肢の運動との協調性を高めるための**コーディネート**へとトレーニングを進める（図3.9）．

　以上のうち，4章でローカル・リアラインとローカル・スタビライズについて記載し，残りは5章に記載する．

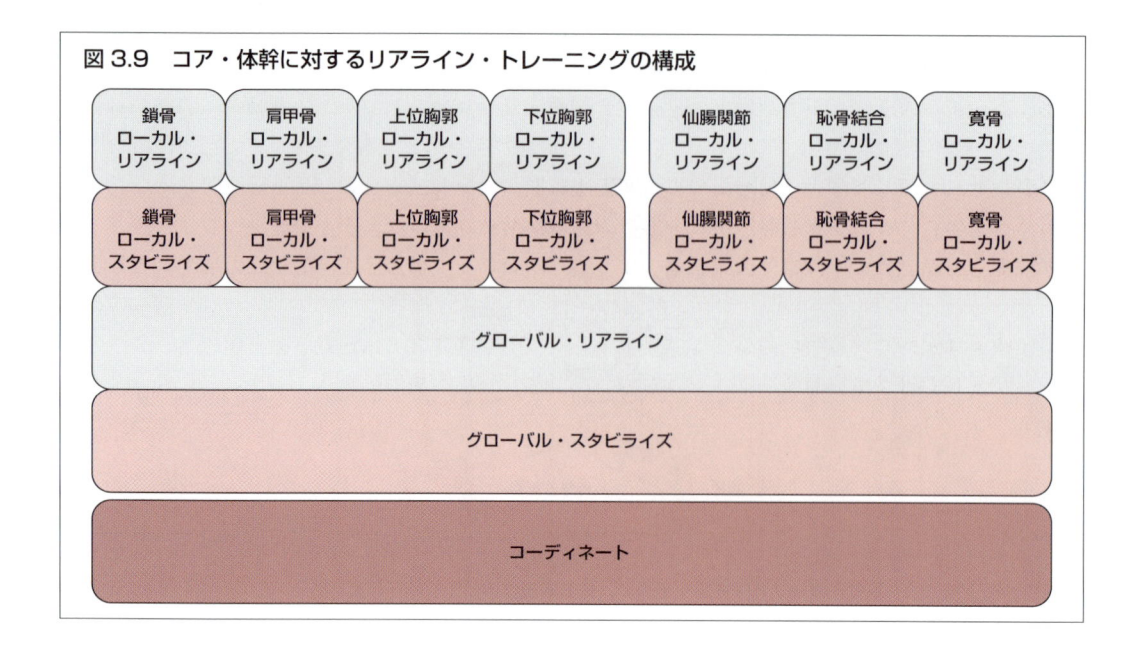

図 3.9　コア・体幹に対するリアライン・トレーニングの構成

```
┌─────────┬─────────┬─────────┬─────────┬─────────┬─────────┬─────────┐
│ 鎖骨    │ 肩甲骨  │ 上位胸郭│ 下位胸郭│ 仙腸関節│ 恥骨結合│ 寛骨    │
│ローカル │ローカル │ローカル │ローカル │ローカル │ローカル │ローカル │
│リアライン│リアライン│リアライン│リアライン│リアライン│リアライン│リアライン│
├─────────┼─────────┼─────────┼─────────┼─────────┼─────────┼─────────┤
│ 鎖骨    │ 肩甲骨  │ 上位胸郭│ 下位胸郭│ 仙腸関節│ 恥骨結合│ 寛骨    │
│ローカル │ローカル │ローカル │ローカル │ローカル │ローカル │ローカル │
│スタビライズ│スタビライズ│スタビライズ│スタビライズ│スタビライズ│スタビライズ│スタビライズ│
└─────────┴─────────┴─────────┴─────────┴─────────┴─────────┴─────────┘
             グローバル・リアライン
             グローバル・スタビライズ
                コーディネート
```

A. リアライン

（1）ローカル・リアライン

「コア・体幹」のリアラインは，個々の関節や運動ユニットごとに実施するローカル・リアラインから開始される．ローカル・リアラインは，胸郭を4つの運動ユニットに，骨盤を3つの運動ユニットに分けたうえで，それぞれの可動性とアライメントの改善を目指すように設計されている．胸郭を鎖骨，肩甲骨，上位胸郭，下位胸郭の4つの運動ユニットに，骨盤を仙骨，寛骨，恥骨結合という3つの運動ユニットに分割し，それぞれのアライメントを改善するためのセルフリリースとリアライン・エクササイズを進める．個々の運動ユニットのリアラインが得られたうえで，それぞれの良好なアライメントを保つために必要な筋機能を向上させるローカル・スタビライズを行う．

（2）グローバル・リアライン　―PTR プログラム―

ローカル・リアラインとローカル・スタビライズが終了したら，体幹全体と一つの運動ユニットとみなすグローバル・リアラインへと進む．グローバル・リアラインは体幹全体のリアラインを進めることを念頭に置いたエクササイズであり，その代表例が PTR（Pelvis Thorax Realignment）プログラム[17]である．

PTR プログラムは**骨盤コンディショニング**（PelCon；ペルコン）と**胸郭コンディショニング**（ThoraCon；ソラコン）から構成される（p.68）．これらはそれぞれ5種類と6種類のエクササイズから構成され，所要時間は各5分程度である．PelCon は5種目のエクササイズで骨盤の対称化と股関節可動域の改善，骨盤の安定化を進めるように設計されている．一方，ThoraCon は6種目のエクササイズで，胸郭の可動性と対称性改善，下位胸郭拡張を進めるようにデザインされている．すなわち，短時間のエクササイズで胸郭と骨盤をリアラインするという点で，これら

のエクササイズはグローバル・リアラインに最適なエクササイズといえる．しかしながら，PTRプログラムで得られる即時効果は一過性で，その持続性を保証するものではない．その効果を持続させるためには，筋活動による動的安定化メカニズム（グローバル・スタビライズ）が必須である．

B. スタビライズ

(1) コアの筋群の分類とPTSプログラム

コアの筋はローカル・スタビライザーとグローバル・スタビライザーに分けられる場合があるが，文献上その分類は明快ではない．本書では，ローカル・スタビライザーを「胸郭と骨盤輪それぞれの安定性を担う筋」，グローバル・スタビライザーを「胸郭と骨盤または骨盤と股関節を連結し，コア全体の安定化と協調性のある運動を担う」と定義する（表3.1）．

胸郭のローカル・スタビライザーとしては，下位胸郭横径拡張の主働筋と考えられる下後鋸筋，胸椎の分節的運動を担う多裂筋が挙げられる．骨盤のローカル・スタビライザーとして，腹横筋下部，多裂筋，大殿筋，梨状筋，骨盤底筋群などが骨盤輪の安定化に関与している．グローバル・スタビライザーとして，腹筋群では深層筋（腹横筋中部）と浅層筋（腹斜筋，腹直筋），背筋群では脊柱起立筋・腰方形筋・広背筋などがある．このような筋群の分類に基づき，骨盤と胸郭のリアライメント後に実施すべき**骨盤・胸郭スタビライゼーション**（Pelvis Thorax Stabilization：PTS）プログラムについて解説する．

(2) PTSプログラムの概要

PTSプログラムは，良好な胸郭・骨盤アライメントが得られたうえで実施することを前提としたエクササイズプログラムである．そのためには，ローカル・リアラインおよびグローバル・リアラインによって上位胸郭の可動性改善，骨盤アライメントの対称化，仙骨前傾による骨盤輪の安定化，胸郭可動性改善，下位胸郭の横径拡張改善，などを得ておくことが望ましい．PTSプログラムは，胸郭と骨盤それぞれの**ローカル・スタビライズ**，胸郭と骨盤を連結する腹筋群・背筋群の協調性と姿勢改善と動作中のコアの安定性を得るための**グローバル・スタビライズ**，の2段階の過程によって進められる（表3.2）．

表3.1 「ローカル・スタビライザー」と「グローバル・スタビライザー」

分類	ローカル・スタビライザー	グルーバル・スタビライザー
説明	胸郭と骨盤輪それぞれの安定性を担う筋	胸郭と骨盤または骨盤と股関節を連結し，コア全体の安定化と協調性のある運動を担う筋
筋	＜骨盤＞ 腹横筋下部，骨盤底筋群，腰部多裂筋，梨状筋，大殿筋 ＜胸郭＞ 胸部多裂筋，下後鋸筋	腹直筋 外腹斜筋 内腹斜筋 脊柱起立筋 腰方形筋 多裂筋

表3.2　PTSプログラムの過程と各目的

```
1. ローカル・スタビライズ
   (1) 骨盤スタビライゼーション
   (2) 胸郭スタビライゼーション
2. グローバル・スタビライズ
   (1) 姿勢安定化
       ・腹筋群
       ・背筋群
   (2) 動的安定化
       ・ケーブルトレーニング
       ・プランクトレーニング
   (3) 体幹剛体化
```

①ローカル・スタビライズ

　ローカル・スタビライズ（local stabilize）は，骨盤輪[9]と胸郭それぞれの安定化を目的としたエクササイズである．骨盤輪安定化は骨盤輪そのものの安定化を目的とする．その手段として，骨盤底筋群，腹横筋下部，大殿筋・胸腰筋膜，梨状筋，多裂筋など，骨盤の固有筋の協調した筋活動および張力伝達の適正化を進める．胸郭安定化は，上部腹筋群の過緊張（chest gripping）を解消させつつ胸郭の良肢位を安定化させることを目的とする．そのため，chest gripping の拮抗筋であり，下位胸郭横径拡張の主働筋と考えられる下後鋸筋と，胸椎伸展の主働筋である多裂筋および胸椎部脊柱起立筋の機能を向上させる．以上により，PTRプログラムで獲得した骨盤と胸郭の良好なアライメントを持続させるための理想的な筋活動パターンを学習させる．

②グローバル・スタビライズ

　グローバル・スタビライズ（global stabilize）は，ローカル・スタビライズによって骨盤と胸郭それぞれの安定性が得られたうえで実施するエクササイズである．その目的は，立位姿勢の改善，そして胸郭と骨盤輪を連結する腹筋群と背筋群の筋活動パターンの適正化である．

　腹筋群については，深層筋（腹横筋）と浅層筋（腹斜筋，腹直筋）との間で，コーディネートされた筋活動パターンの獲得を目指す．背筋群については，脊柱に近い多裂筋から，脊柱から遠い脊柱起立筋や腰方形筋との間で，コーディネートされた筋活動パターンの獲得を目指す．良好な姿勢保持を念頭に置くと，骨盤安定化のため腹横筋下部を持続的に緊張させ，一方では腹横筋上部を呼吸筋として活動させることが求められる．

　グローバル・スタビライズは歩行，ランニングを含むあらゆるスポーツ動作や身体運動において，姿勢およびコアの安定性と可動性が自在にコントロールされることを目的としたエクササイズも含む．その運動パターンは，ランニングや水泳などで必要な**姿勢安定化**（postural control）と，投球動作などしなやかな体幹運動を伴う全身運動の安定性を得る**動的安定化**（dynamic strategy），コンタクトスポーツにおいて体幹を剛体のように固定する**体幹剛体化**（rigidity strategy）とに大別される．グローバル・スタビライズでは，これら3つの筋活動パターンを区別し，それぞれ目的とする動作に対して合理的と思われる筋活動パターンを獲得するためのエクササイズを実施する．

C. コーディネート

　コーディネート（coordinate）はリアラインとスタビライズが終了した後に本格的に開始されるトレーニングである．これは主に，四肢の運動に対して，体幹が適切な安定性と可動性を保ち，全身として最も効率的で，高いパフォーマンスを発揮できるような動作パターンを獲得することを目的とする．

　コーディネートは，改善が必要となる動作を同定し，また具体的に修正後の動作を設定したうえで開始されなければならない．その目的は，パフォーマンス向上を念頭に置きつつ，少なくとも修正される前のマルアライメントの再発を防ぐことを目的とする．対象となる動作は，歩行，走行，泳動作，投球動作，自転車動作，コンタクト動作などあらゆる身体運動が含まれる．

[引用参考文献]

1) Bergmark, A. : Stability of the lumbar spine. A study in mechanical engineering. *Acta Orthop Scand Suppl*, 230 : 1-54, 1989.
2) Cholewicki, J. ; Juluru, K. ; Radebold, A. ; Panjabi, M. M. ; and McGill, S. M. : Lumbar spine stability can be augmented with an abdominal belt and/or increased intra-abdominal pressure. *Eur Spine J*, 8(5) : 388-95, 1999.
3) Cholewicki, J., and McGill, S. M. : Mechanical stability of the in vivo lumbar spine : implications for injury and chronic low back pain. *Clin Biomech (Bristol, Avon)*, 11(1) : 1-15, 1996.
4) Dalstra, M., and Huiskes, R. : Load transfer across the pelvic bone. *J Biomech*, 28(6) : 715-24, 1995.
5) Floratos, D. L. ; Sonke, G. S. ; Rapidou, C. A. ; Alivizatos, G. J. ; Deliveliotis, C. ; Constantinides, C. A. ; and Theodorou, C. : Biofeedback vs verbal feedback as learning tools for pelvic muscle exercises in the early management of urinary incontinence after radical prostatectomy. *BJU Int*, 89(7) : 714-9, 2002.
6) Hodges, P. W. ; Sapsford, R. ; and Pengel, L. H. : Postural and respiratory functions of the pelvic floor muscles. *Neurourol Urodyn*, 26(3) : 362-71, 2007.
7) Hungerford, B. ; Gilleard, W. ; and Hodges, P. : Evidence of altered lumbopelvic muscle recruitment in the presence of sacroiliac joint pain. *Spine*, 28(14) : 1593-600, 2003.
8) Kim, J. : The development and evaluation of an incontinence intervention program for the elderly women at elderly welfare center. *Taehan Kanho Hakhoe Chi*, 34(8) : 1427-33, 2004.
9) Pel, J. J. ; Spoor, C. W. ; Pool-Goudzwaard, A. L. ; Hoek van Dijke, G. A. ; and Snijders, C. J. : Biomechanical analysis of reducing sacroiliac joint shear load by optimization of pelvic muscle and ligament forces. *Ann Biomed Eng*, 36(3) : 415-24, 2008.
10) Saunders, S. W. ; Rath, D. ; and Hodges, P. W. : Postural and respiratory activation of the trunk muscles changes with mode and speed of locomotion. *Gait Posture*, 20(3) : 280-90, 2004.
11) Snijders, C. J. ; A. Vleeming ; and Stoeckart., R. : Transfer of lumbosacral load to iliac bones and legs : Part 2 : Loading of the sacroiliac joints when lifting in a stooped posture. *Clinical Biomechanics.*, 8(6) : 295-301, 1993.
12) Snijders, C. J. ; Vleeming, A. ; and Stoeckart, R. : Transfer of lumbosacral load to iliac bones and legs : Part 1 : Biomechanics of self-bracing of the sacroiliac joints and its significance for treatment and exercise. *Clinical Biomechanics*, Volume 8(Issue 6) : 285-294, 1993.
13) Wilke, H. J. ; Wolf, S. ; Claes, L. E. ; Arand, M. ; and Wiesend, A. : Stability increase of the lumbar spine with different muscle groups. A biomechanical in vitro study. *Spine*, 20(2) : 192-8, 1995.
14) 岩堀裕介：投球障害に対する投球フォームへの介入．In 肩と肘のスポーツ障害―診断と治療のテクニック，pp.120-143．東京，中外医学社，2012．
15) 蒲田和芳：コアセラピー．In 新人・若手理学療法士のための最近治験の臨床応用ガイダンス～筋・骨格系理学療法～．pp.64-80．東京，文光堂，2013．
16) 蒲田和芳：コアセラピー．In 腰痛のリハビリテーションとリコンディショニング―Skill-Up リハビリテーション＆リコンディショニング，pp.124-142．東京，文光堂，2011．
17) 蒲田和芳；杉野伸治；山内弘喜：骨盤・胸郭リアライメント法(PTRプログラム)．理療，38(4)：62-76, 2008.
18) 蒲田和芳：腰痛・骨盤痛に対するコアセラピー，In コアセラピーの理論と実践．pp.73-110．東京，講談社，2011．
19) 平沼憲治；岩崎由純；蒲田和芳；渡辺なおみ；吉武永賀：コアコンディショニングとコアセラピー．東京，講談社，2008．

第4章

コア・体幹①
ローカル・リアラインと
ローカル・スタビライズ

体幹のローカル・リアラインとローカル・スタビライズを，下記の関節または運動ユニット別に進める．各運動ユニットについて，ローカル・リアラインの後にそのローカル・スタビライズを行うことにより，すべての体幹機能不全の一通りの原因を確実に解決することを目指す（表4.1）．

表4.1 ローカル・リアラインとローカル・スタビライズの対象となる体幹の運動ユニット

1. 胸　郭	2. 骨　盤
（1）頚椎	（1）仙腸関節
（2）鎖骨	（2）寛骨
（3）肩甲骨	（3）恥骨結合
（4）上位胸郭	
（5）下位胸郭	

4.1 胸郭のローカル・リアラインとローカル・スタビライズ

A. 胸郭のマルアライメント

　胸郭は体幹の上半分を占め，頚椎，上肢，腰椎の運動と密接に関連した運動を担う．胸椎運動の異常は，これら胸郭に隣接する関節の運動に対して重大な影響を及ぼす．胸椎は12対の肋骨と胸椎から形成されているが，その運動は胸郭そのものの運動学的特性に加えて，それに隣接する頚椎，鎖骨や肩甲骨，そして腹筋群や背筋群に代表される多数の筋によって影響される．胸郭運動の異常の多くは可動性の低下に関連するため，胸郭のリアライン・トレーニングは，その正常な可動性の再獲得を意識しつつ行われなければならない．

(1) 上位胸郭

　上位胸郭は運動学的に頚椎，肩関節，そして下位胸椎や腰椎と密接に関連する．このため，上位胸郭のマルアライメントや可動域制限は，これら隣接する関節機構の運動に重大な影響を及ぼす．上位胸郭のアライメントと可動性を改善するには，上位胸郭，下位胸郭，鎖骨，肩甲骨の正常アライメントと可動性回復を同時に進めることが求められる．しかしながら上位胸郭をコア・体幹のトレーニングの対象と位置付けられることはまれであり，これに対する既存のトレーニング理論や方法も十分とは言えない．代表的な上位胸郭のマルアライメントの例として，上位胸椎後弯増強（円背姿勢）（図4.1）と一側上位胸郭下制が挙げられる．

●上位胸椎後弯増強

　上位交叉症候群（いわゆる円背）（図4.1）は，上位胸椎後弯増強と上位胸郭の下制を伴う代表

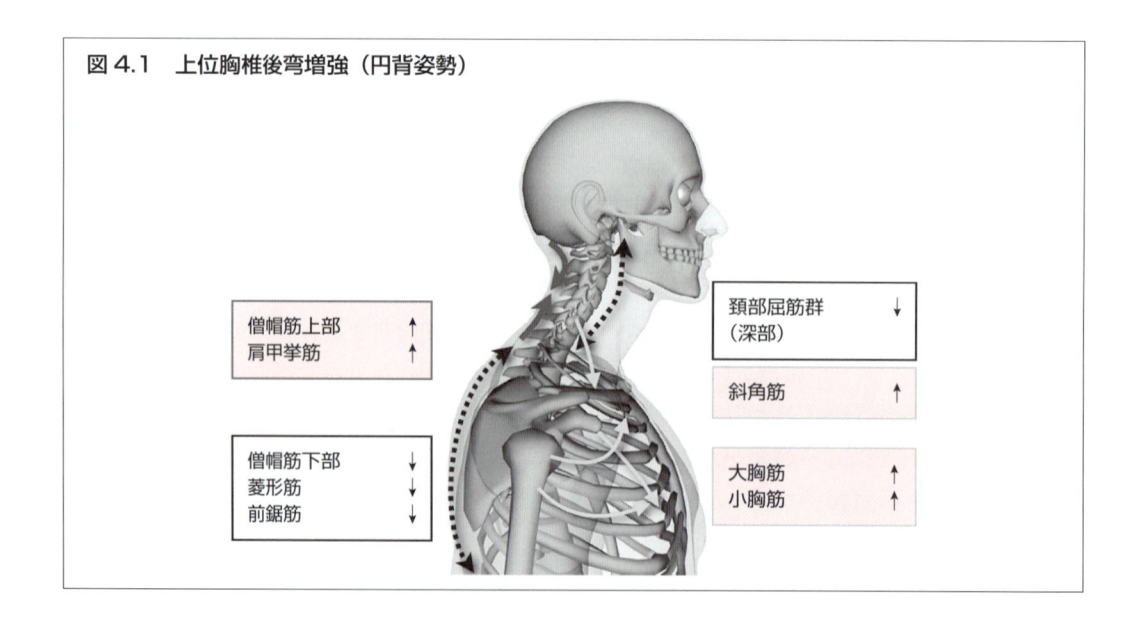

図4.1　上位胸椎後弯増強（円背姿勢）

的な不良姿勢である．上位胸郭挙上は下位胸郭の拡張制限によって制限され，上位胸郭の可動性制限は胸椎全体の運動を制限する．したがって，胸郭リアラインは上位胸郭と下位胸郭両方の可動性改善とリアラインによって達成される．さらに，上位胸郭の運動は肩甲骨や鎖骨の可動性制限によって著しく阻害される．その改善には，上記の全ての要因に対する治療またはトレーニングを進め，これらを確実に解消することが必須である．一つでも問題点が未解決であると，効果は一時的・限定的となり，良姿勢の維持は困難なままとなる．

● **一側上位胸郭下制**

一側上位胸郭下制は，野球の投手の投球側に見られるマルアライメントである．投球側に多いことから，投球動作のフォロースルーの繰り返しなどによって起こると推測される．通常，投球側の肩甲骨が下制する非対称アライメントを呈するが，その原因は肩甲骨のマルアライメントではなく投球側の上位胸郭下制である場合が多い．この状態はフォロースルーには有利であっても，コッキングにおける肩甲骨運動やその安定性においては不利なアライメントである．また，胸郭の非対称性は胸郭の可動性低下をもたらす可能性が高い．したがって，一側上位胸郭下制はアスリートにとって決して好ましいアライメントとは言えない．一側上位胸郭下制に対するローカル・リアラインは，上述した円背姿勢とほぼ同様のプロセスで進められる．

(2) 下位胸郭

下位胸郭拡張は，主に吸気運動および胸椎伸展運動において必要な胸郭運動である．しかし，習慣的な円背姿勢，腹筋群の過緊張，そして胸椎伸展および下位胸郭拡張の主動作筋の筋力低下などによって下位胸郭拡張運動が失われやすい．その結果，上位胸郭挙上と連動した下位胸郭挙上という誤った運動パターンが習慣化される（図4.2）．下位胸郭拡張制限は，後屈動作において胸椎伸展を制限して腰椎伸展を増大させ，脊柱全体の運動に異常を来す．言い換えると，下位胸郭拡張制限の解決なしに良肢位の持続性向上，脊柱伸展運動の可動域改善は得られない．

以上のように胸郭のマルアライメントには，上位胸郭と下位胸郭の問題が含まれている．加えて，上位胸郭はそれに覆いかぶさる肩甲骨や鎖骨の可動性異常の影響を強く受ける．したがって，胸郭リアラインを効果的に進めるには，①**鎖骨後退制限**，②**肩甲骨マルアライメント**，③**上位胸椎屈曲・上位胸郭下制（円背）**，④**下位胸郭拡張不全**の解決を図ることが必要となる．

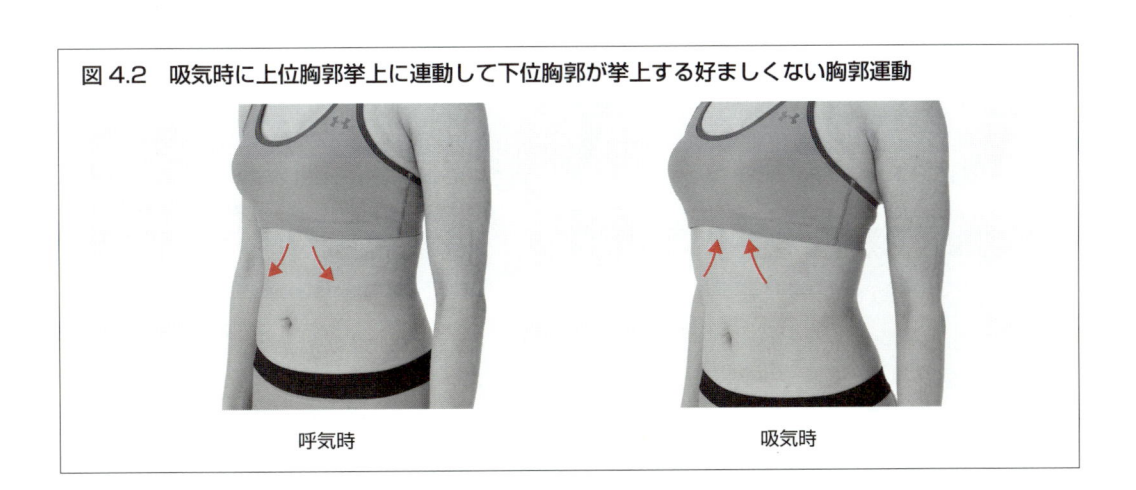

図4.2 吸気時に上位胸郭挙上に連動して下位胸郭が挙上する好ましくない胸郭運動

呼気時　　　　　吸気時

B. 胸郭のローカル・リアライン／ローカル・スタビライズ

(1) 鎖骨後退制限

＜セルフチェック＞

鎖骨後退の制限因子としては，第一に鞄のベルトなどで圧迫にさらされる鎖骨上の皮膚の滑走不全，第二には胸鎖関節や肩鎖関節の可動域制限などが挙げられる．セルフチェックとして，鎖骨上の皮膚をつまみつつ肩を後方に引いた際に，つまんだ皮膚が痛ければ滑走不全が存在すると考えてよい（図4.3a）．なお，鎖骨の後退に関与する筋は肩甲骨内転筋である菱形筋や僧帽筋中部線維であるため，これらの筋機能については次項で述べる．

＜ローカル・リアライン＞

鎖骨に対するマニュアル・リアラインは，**鎖骨上皮膚リリース**（図4.3b）による皮膚の滑走不全の解消に集約される．具体的には，鎖骨上の皮膚をつまみつつ，肩峰を後方に引く動作を繰り返す．滑走不全のある場所は皮下に痛みを感じるが，滑走性が改善するにつれてその痛みは軽減される．

＜ローカル・スタビライズ＞

肩甲骨の項に記載する（p.50）．

(2) 肩甲骨マルアライメント

＜セルフチェック＞

肩甲骨のアライメントは肩甲骨に付着する筋の緊張のバランスによって決定されると考えられている．しかし実際には，胸郭アライメント，鎖骨の可動性，そして肩甲胸郭関節に存在する滑液包の滑走不全（または癒着）が肩甲骨の肢位や可動性を決定づけている例が圧倒的に多い．滑液包の滑走不全は普段自覚されることは少ないが，肩甲挙筋停止部腹側の内上角滑液包（図4.4a）および前鋸筋と肩甲下筋と間の前鋸筋上滑液包（図4.4b）の2か所のリリースによって，肩甲骨アライメントは大幅に改善する．

図4.3 鎖骨後退制限に対する セルフチェックとマニュアル・リアライン

a　セルフチェック
b　鎖骨上皮膚リリース

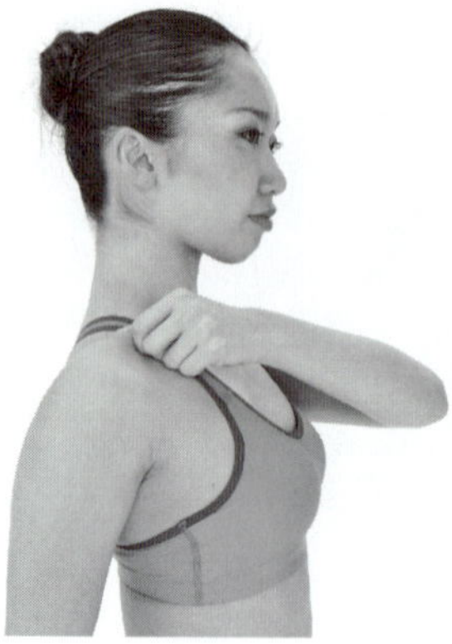

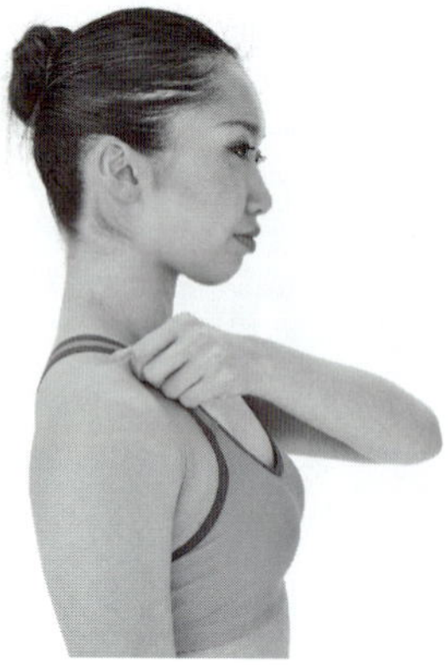

セルフチェック（a）では，鎖骨上の皮膚をつまみつつ肩峰を後方に引く．このとき皮膚が痛ければ滑走不全の存在を示す．マニュアル・リアラインでは鎖骨上の皮膚をつまみつつ，肩峰を後方に引く動作を繰り返す（b）．滑走性が改善するにつれ皮膚の痛みは軽減される．

図 4.4　肩甲骨周囲の滑液包

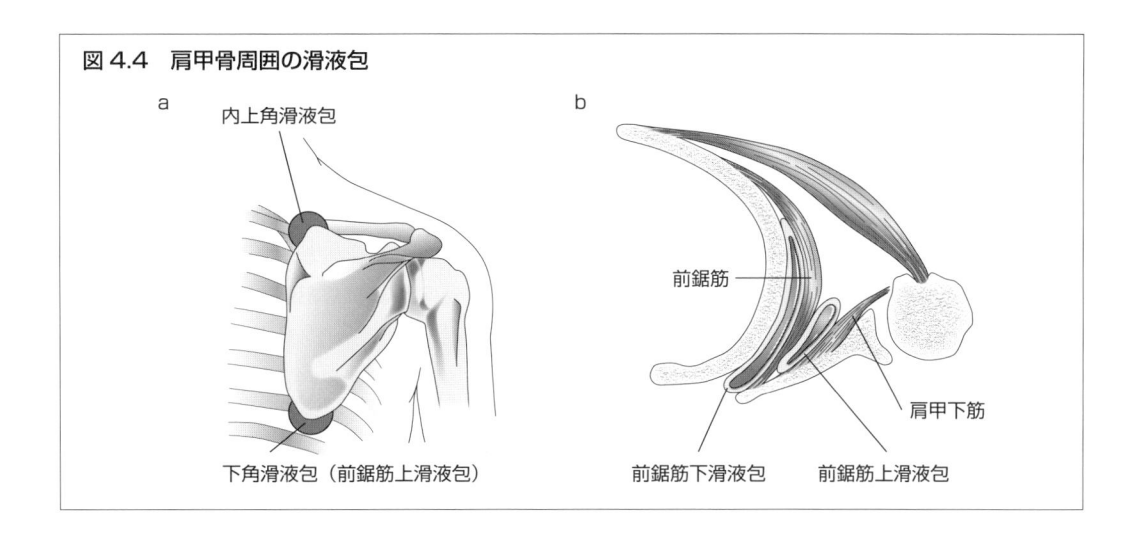

a
- 内上角滑液包
- 下角滑液包（前鋸筋上滑液包）

b
- 前鋸筋
- 肩甲下筋
- 前鋸筋下滑液包
- 前鋸筋上滑液包

①**内上角滑液包**：内上角滑液包の癒着は，肩甲挙筋の過緊張と上位胸郭可動性低下，そして肩甲骨内転時の肩甲骨挙上を招く．鏡の前で立位または椅座位となり，両側の肩峰を後方に引きつつ肩甲骨を内転する．その際，脱力時と比較して肩甲骨内転時に肩峰の挙上が起これば陽性（癒着あり）と判断する（図 4.5a）．内上角滑液包の癒着が改善されると，肩峰はほぼ水平に移動する．また，後屈動作において，他動内転時に比較して肩甲挙筋の収縮を伴う肩甲骨自動内転時に後屈可動域が制限される．

②**前鋸筋上滑液包**：前鋸筋上滑液包の癒着は，肩甲骨下方回旋の制限（下角の内側への移動制限）をもたらす．主観的なチェックとして，立位または椅座位で両上肢を下垂位から伸展させた際に，菱形筋の収縮を明確に意識できれば陰性（癒着なし），広背筋や僧帽筋の緊張が感じられるが菱形筋の収縮が感じられなければ陽性（癒着あり）と判断する（図 4.5b）．客観的には両肩伸展時に下角が脊柱から 5 cm 以上の場合に陽性（癒着あり）と判断する．

図 4.5　内上角滑液包および前鋸筋上滑液包癒着のセルフチェック

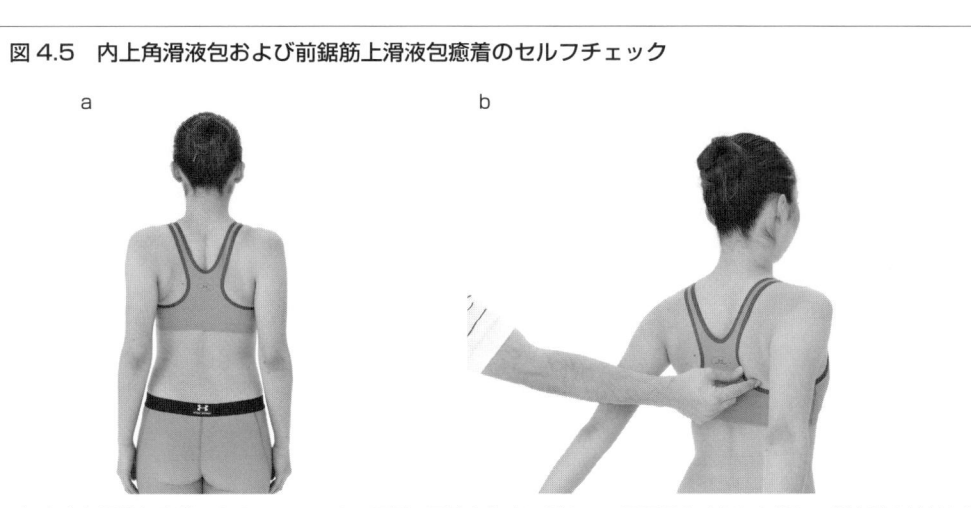

a) **内上角滑液包癒着のセルフチェック**：両側の肩峰を後方に引きつつ肩甲骨を内転した際に，脱力時と比較し肩峰の挙上が起これば，内上角滑液包癒着ありと判断する．
b) **前鋸筋上滑液包癒着のセルフチェック**：両側の肩関節を伸展させた際に肩甲骨下方回旋が起こり，菱形筋の収縮が明確に自覚された場合は正常と判断する．

＜ローカル・リアライン＞

①**僧帽筋上部線維上皮膚リリース**：滑液包の癒着に対する直接的なマニュアル・リアラインとしては，内上角滑液包のリリースがあるが，その前に肩甲骨と胸郭との間に多少のスペースを確保するため，前項で説明した**鎖骨上皮膚リリース**（図4.3b）に加え，**僧帽筋上部線維上皮膚リリース**（図4.6a）を行う．僧帽筋上部線維上皮膚リリースは僧帽筋上部線維上の皮膚を指でつまみつつ，肩甲骨を内転・外転，または挙上・下制を繰り返して，僧帽筋筋膜と皮下脂肪とを互いに滑走させる．このリリースを肩峰から頸部まで実施する．鎖骨上および僧帽筋上皮膚リリースを実施することにより，肩甲骨内転可動域がさらに増大する．

②**内上角滑液包リリース**：内上角滑液包リリース（図4.6b）は，反対側の手で僧帽筋上部線維の前壁を押し込むようにしつつ，肩甲胸郭間に指先を滑り込ませて行う．肩甲挙筋停止部よりも外側で滑液包の癒着がない部分であれば，第1肋骨の後面に指先が到達できる．そこから指先を内側に向けると肩甲挙筋の停止部の前にある内上角滑液包を指先で触れるので，肩甲挙筋を胸郭から剥がすように意識しつつ，指先を徐々に内下方に滑り込ませるようにする．やや難易度は高い．

③**前鋸筋上滑液包リリース**：前鋸筋上滑液包リリース（図4.6c）は，反対側の手で肩甲骨下角の前面（肩甲下筋と前鋸筋との間）に指先を滑り込ませることによって行う．肩甲胸郭間にスペースを確保するため，リリースする肩甲骨の肩峰をやや後方に引くようにする．指先が肩甲骨外側縁に到達したら，その前方に滑り込ませていく．その後指先をゆっくりと上下に移動させ，肩甲下筋を前鋸筋から全体的に剥がしていくようにする．やや難易度は高い．

＜ローカル・スタビライズ＞

　上位胸郭のローカル・スタビライズのゴールは，肩甲骨の内転・下制・下方回旋位，鎖骨の後退，上位胸郭挙上，そして上位胸椎伸展を同時に得ることである．これらは菱形筋の単独収縮に

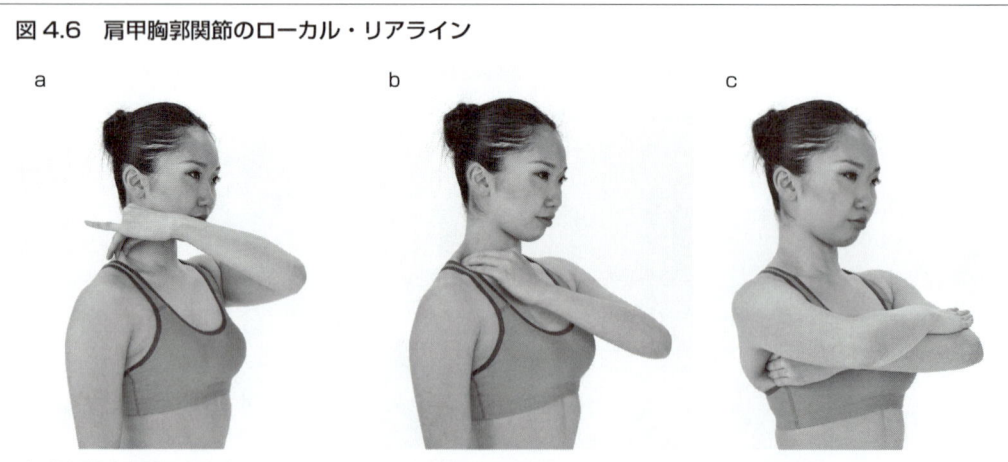

図4.6　肩甲胸郭関節のローカル・リアライン

a）僧帽筋上部線維上皮膚リリース：僧帽筋上部線維上の皮膚をつまみ，肩甲骨を内転・外転または挙上・下制を繰り返す．
b）内上角滑液包のリリース：肩甲骨前面に指先を滑り込ませ，胸郭から肩甲挙筋を剥がすようにリリースする．
c）前鋸筋上滑液包のリリース：肩甲挙筋と前鋸筋との間に指先を滑りこませ，前鋸筋から肩甲骨をめくるようにリリースする．

図4.7 ハイプーリー

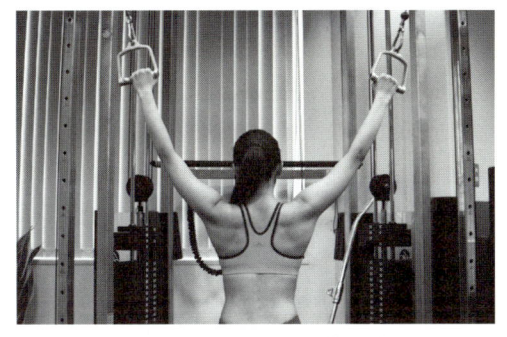

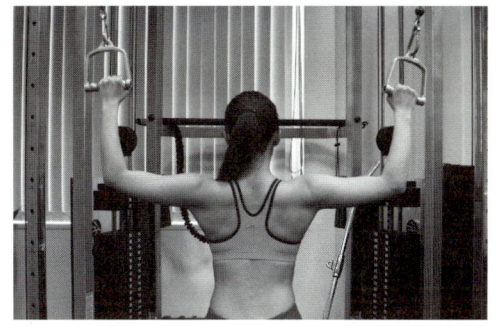

肩甲骨下方回旋筋である菱形筋の活動を誘発することを目的とし，正確な筋活動を優先するため，抵抗を最大筋力の50％以下とする．

よって達成される．そのためのエクササイズとしては，肩甲骨下方回旋を誘導する**ハイプーリー**（図4.7）が最適である．このとき，菱形筋の収縮が明確に意識できない場合はスタビライズの効果が得られないため，リアラインを確実に完了することに徹するべきである．なお，この段階では，理想の筋活動パターンの学習を最優先とするため，抵抗は最大筋力の50％以下とする．

（3）上位胸椎屈曲・上位胸郭下制（円背）

<セルフチェック>

上位胸椎伸展によって頭部は胸郭の真上に移動し，上位胸郭は挙上する．したがって，上位胸椎伸展のセルフチェックとして，頭部の後方への可動性が用いられる．枕を用いない背臥位で全身をリラックスさせた状態から，顔面を水平に保ちつつ，後頭部で床を押すように力を入れる（図4.8）．胸椎を床から浮かすことができれば正常，できなければ上位胸椎伸展制限と判定する．

<ローカル・リアライン>

上位胸椎伸展可動域制限は主に胸郭前面の軟部組織の滑走不全によって引き起こされる．下位胸郭前面の滑走不全は正常な下位胸郭拡張を制限し，吸気時や胸椎伸展時に下位胸郭の挙上を促す．その結果，胸椎伸展可動域の制限とともに，腰椎伸展の増強をもたらす．このような不良な胸郭運動パターンを解消することが上位胸郭のローカル・リアラインにおいて必須となる．なお，

図4.8 上位胸椎アライメントのセルフチェック

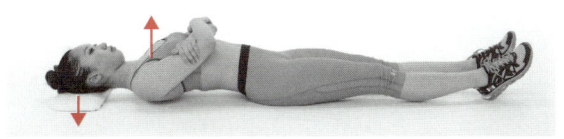

背臥位にて顔を水平に保ち後頭部で床を押す．床からの反作用で胸椎を床から浮かすことができなければ，上位胸椎伸展制限とする．（写真は枕（タオル）を用いているが，原則として枕は用いない）．

図4.9　チンインエクササイズ

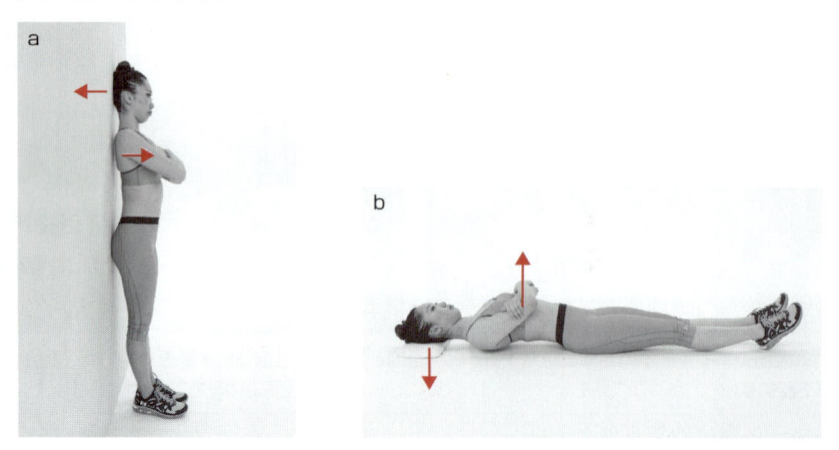

a) 立位：頭部を後方に保つために必要な筋活動パターンの学習のために実施する．立位で後頭部で壁を強く押す．
b) 背臥位：頭部を後方に保つために必要な筋の強化を目的とする．背臥位で後頭部で床を強く押し，胸椎を床から浮かせる．

下位胸郭周辺の滑走不全への対策については，次項にて述べる．

上位胸椎伸展可動域改善のためのリアライン・エクササイズとしては，前段で評価法として紹介した**チンイン**が挙げられる．このエクササイズは胸郭挙上位と頭部後方位を習慣化することを目的とする．その作用としては，主に頚椎後面（項部）筋を伸張し，胸椎部背筋群と頚椎前面の椎前筋の収縮を促す．このため負荷を軽くし，胸郭に対して頭部を後方に引き込む動作を高回数反復する．初心者は，運動に慣れるため，壁に背部を密着させた**立位でのチンイン**（図4.9a）を行う．この場合は頭部を後方に移動させる最低限の筋力とその動作の学習を主目的とする．運動に慣れてきたら**背臥位でのチンイン**（図4.9b）に移行する．

<ローカル・スタビライズ>

上位胸椎のローカル・スタビライズのためのトレーニングとして，**チンインを高負荷で行う**（図4.10）．胸郭上に砂嚢またはダンベルを乗せることにより負荷を増すことができる．コンタクトスポーツの選手であれば，体重の50％以上の負荷に耐えられなければならない．

胸椎部多裂筋の強化法として**四つ這い位アームレイズ**（図4.11）を行う．これは，肩関節の水

図4.10　高負荷でのチンイン

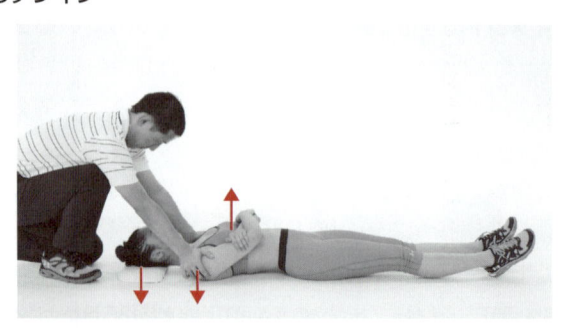

高負荷でのチンインでは，胸郭前面に体重の50％程度の負荷を加えた状態でチンインを実施する．

図4.11　四つ這い位アームレイズ

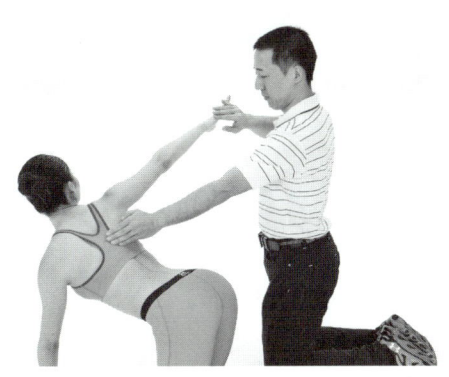

脊柱全体を十分に伸展させた四つ這い位となり，一側の肩関節の水平伸展とともに胸椎回旋を促すことにより，対側の多裂筋の活動を促す．

平伸展とともに胸椎回旋を促すことにより，対側の多裂筋の活動を促す．これを左右実施して両側の多裂筋を強化することにより，胸椎伸展位を保持する姿勢筋の機能を向上させる．

(4) 下位胸郭拡張不全

＜セルフチェック＞

下位胸郭拡張不全のセルフチェックとしては，鏡に向かって立ち，最大吸気，胸を張った良肢位，後屈位において下位胸郭の内側縁がどの程度外側に開くかを確認する．吸気時の拡張が得られたとしても，良肢位および後屈位においては拡張しない場合もある．

＜リアライン＞

①**下位胸郭皮下脂肪リリース**：下位胸郭拡張不全に対するリアラインとして，最初に下位胸郭拡張の可動性を獲得するため下位胸郭皮下脂肪リリース（図4.12）を行う．その目的は，腹直筋膜または胸郭上での皮下脂肪の滑走性改善である．具体的には，同部位の皮下脂肪を指でつまみ，上下・左右に皮下脂肪を動かすようにする．滑走性低下があると痛みが生じるが，滑走性が向上するにつれて痛みは減弱する．

図4.12　下位胸郭皮下脂肪リリース

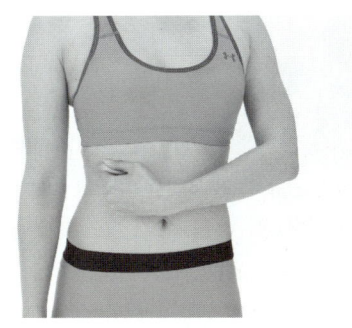

下位胸郭拡張の可動性を獲得を目的とし，同部位の皮下脂肪を胸郭や腹壁から剥がすようにリリースする．

図4.13 下後鋸筋エクササイズ

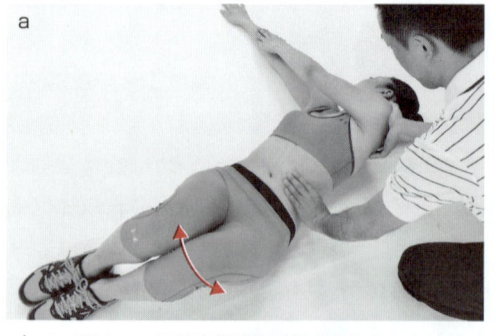

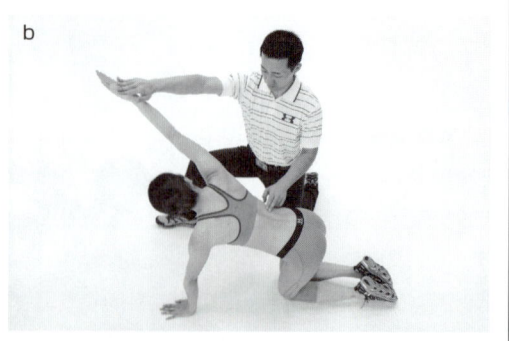

a) **ツイスター**：下位胸郭拡張を促すためのエクササイズである．ゆっくり行う場合，下位胸郭は他動的に拡張される．早いリズムで行う場合，下後鋸筋の活動が促される．
b) **四つ這い位フロントレイズ**：下後鋸筋のエクササイズ．四つ這い位で十分に脊柱を伸展させた状態から，胸椎の伸展と回旋を伴って一側上肢を挙上する．

②エクササイズ：下位胸郭拡張を促すエクササイズとして**ツイスター**（図4.13a）が有効である．左下位胸郭の拡張を促す場合，右手で左手首を掴んだ状態で右肘を体幹の右側で床につけることで上位胸郭を固定し，その状態で90°に屈曲させた両膝を左方向に軽く倒して骨盤を左にローリングさせる．この骨盤の左へのローリングは腰椎を介して下位胸椎に伝達され，左下位胸郭の拡張が促される．このエクササイズをゆっくり行う場合，左下位胸郭は他動的に拡張される．しかし，このローリングを早いリズムで行うと，左下後鋸筋の活動が徐々に促されるようになる．

<ローカル・スタビライズ>

①**下後鋸筋のエクササイズ**：吸気時および良肢位での下位胸郭拡張がある程度改善したら，下後鋸筋機能の向上を目的としたスタビライズ・エクササイズを行う．その主体は，下位胸郭を後方に引く作用を持つ唯一の筋である下後鋸筋の機能改善である．著者が行ったワイヤー電極を用いた実験において，**四つ這い位フロントレイズ**（図4.13b）が下後鋸筋のエクササイズとして有効であった．このエクササイズは，四つ這い位で十分に脊柱を伸展させた状態から，胸椎の伸展と

図4.14 パピーエクステンション

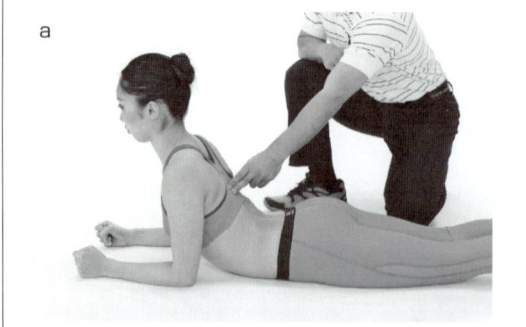

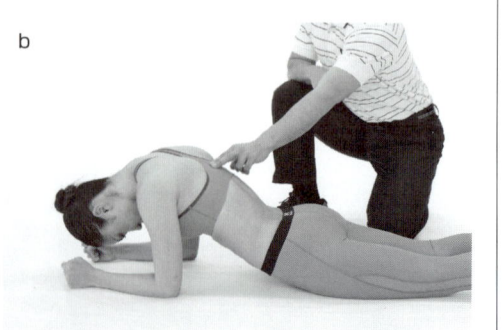

下位胸郭拡張と胸椎伸展を連動させるエクササイズ．両肘を床に着けたパピーポジション（a）から頭部を下げて胸椎を屈曲させ（b），次に息を吸いながら胸椎を伸展させつつ頭部を挙上する．

回旋を伴って一側上肢の屈曲運動を繰り返す．十分に胸郭の伸展・回旋を含んだ上肢挙上を行う際に，同側の下後鋸筋の活動が得られる．腰椎前弯が保持できない場合は，腹斜筋等による代償が混入していることを意味する．これを防ぐため，腰椎前弯を完全に保ちつつこのエクササイズを行うことが重要である．

②**下位胸郭拡張と胸椎伸展を連動させるエクササイズ：パピーエクステンション**（図 4.14）を推奨する．腹臥位で両肘を床に着けたパピーポジションから，頭部を下げて胸椎を屈曲させ，次に息を吸いながら胸椎を伸展させつつ頭部を挙上する．この胸椎伸展時に，下後鋸筋と多裂筋の共同作用による下位胸郭拡張，上位胸郭挙上を同時に促す．この時，胸椎伸展を十分に促すため，腹直筋をリラックスさせ，できる限り腹部の広範囲を床に着けた状態を保つようにする．

4.2 骨盤のローカル・リアラインとローカル・スタビライズ

A. 骨盤輪のマルアライメント

　骨盤は下肢と脊柱を連結する位置にあり，荷重伝達機能（load transfer）を担う．骨盤の可動性に関与するのは左右の寛骨と仙骨の3つであり，これらを連結するため左右の仙腸関節と恥骨結合が存在する．正常な仙腸関節の可動性は並進で 0.5～1.6 mm，回転で 1～4°（平均 2°）程度であり[3,4]，6°以上の回転および 2 mm 以上の並進可動性は異常とされる[1]．

　それぞれの関節は理論的には 6 自由度を有するが，各関節は互いに独立して動くことはなく，骨盤輪内で 3 つの関節が連動する．すなわち，一つの骨がアライメント変化を起こすと，他の2つの骨も位置関係を変え，骨盤輪全体のアライメントに変化が生じる．男女ともに，運動習慣，下肢や体幹のアライメント，柔軟性低下，筋活動などの影響を受けて変化する．さらに，女性の骨盤の可動性はホルモン周期や妊娠・出産の影響によって増減する．その結果，通常の生活や運動によって左右対称な骨盤輪に戻ることができなくなった状態を**骨盤輪マルアライメント**（または非対称骨盤）と定義する．

（1）仙骨前傾と仙骨後傾

　左右対称を前提とした場合，骨盤アライメントの変化は比較的単純に捉えられる．寛骨の対称性を保ちつつ起こりうる仙骨の運動方向は，左右対称という定義により，前傾（nutation）と後傾（counter nutation）（図 4.15）[5]，上下・前後の並進（translation）といった矢状面上の運動に限定される．仙骨の前傾と後傾には寛骨の水平面の回旋が伴う．すなわち，仙骨前傾が起こると，寛骨は外旋（outflare）し，骨盤前部の上前腸骨棘（ASIS）間が開大する（図 4.15）．反対に仙骨後傾が起こると，寛骨は内旋（inflare）し，骨盤前部の ASIS 間は接近する．仙骨前傾位では仙結節靱帯，仙棘靱帯，骨間靱帯などが緊張し，それらが両仙腸関節の圧迫をもたらすことによって骨盤輪全体が安定した"締まりの位置"（close-packed position）となる．逆に仙骨後傾位では

図 4.15　仙骨の運動方向

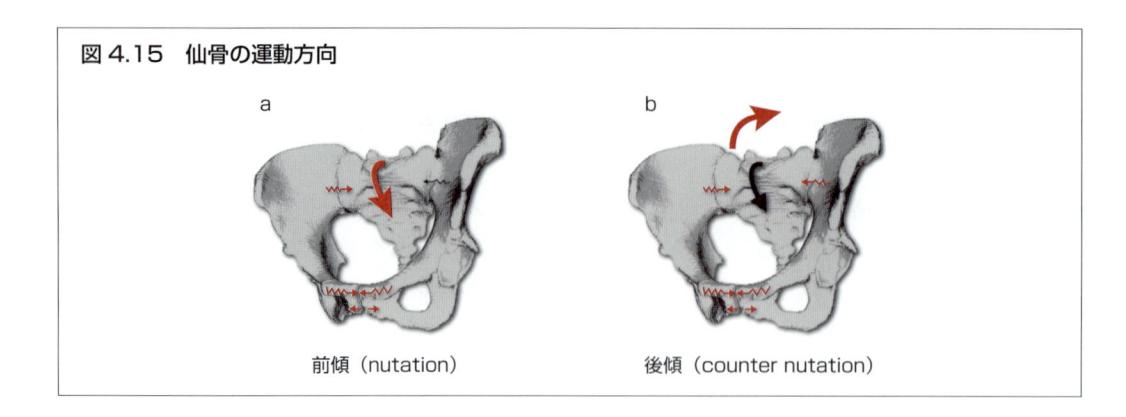

前傾（nutation）　　　　　後傾（counter nutation）

これらの靱帯が弛緩し，骨盤輪は"緩みの位置"（loose-packed position）となる．本書では，寛骨の外・内旋を含む骨盤輪全体の運動パターンを，便宜的に**"仙骨前傾（nutation）"**または**"仙骨後傾（counter nutation）"**と表現する．

（2）右寛骨前傾と左寛骨後傾

　骨盤輪が非対称アライメントを呈する場合，リングを構成する2つの寛骨と仙骨は相互の位置変化を起こし，リング全体に歪みが生じる．このような左右の寛骨の位置関係を矢状面において把握する．矢状面において右寛骨が前傾すると，相対的に左寛骨は後傾位となる（図4.16a)[2]．このとき左の上後腸骨棘（PSIS）は後下方に，右PSISは前上方に移動する．この時の骨盤を上方から見ると，水平面では右腸骨稜が前方に，左腸骨稜が後方に位置する（図4.16b）．さらに，

図 4.16　骨盤輪の非対称アライメント

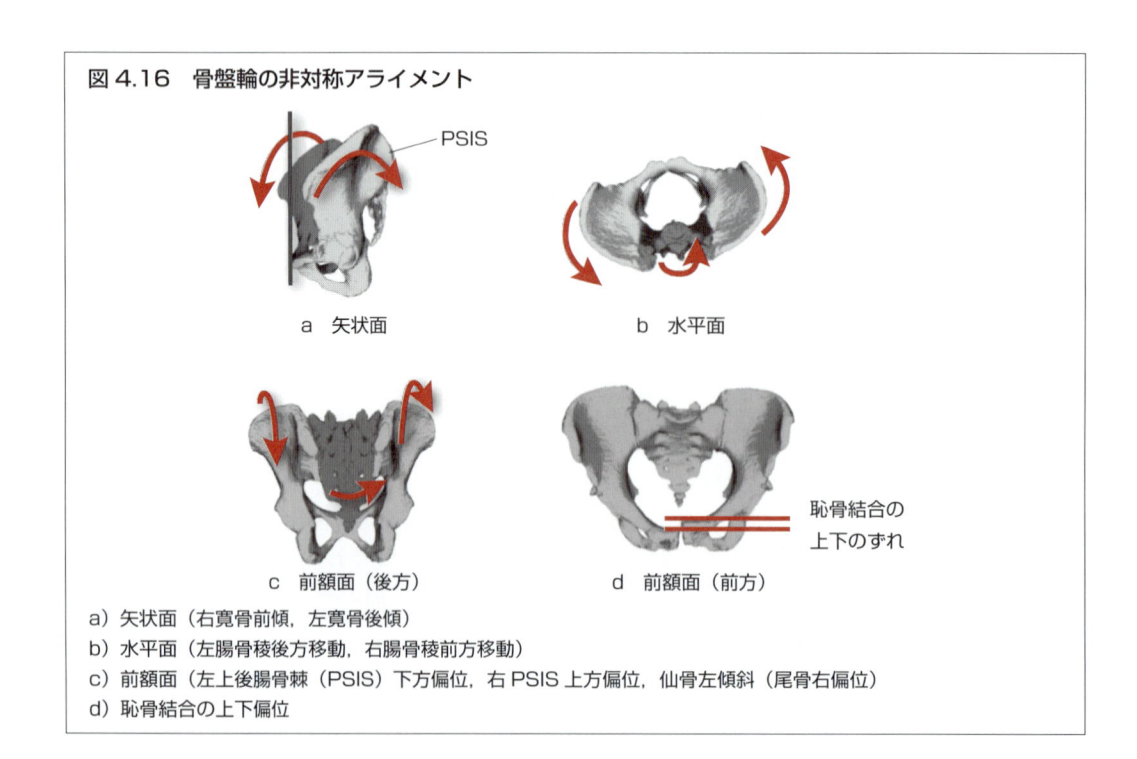

PSIS

a　矢状面　　　　　b　水平面

c　前額面（後方）　　　d　前額面（前方）　恥骨結合の上下のずれ

a）矢状面（右寛骨前傾，左寛骨後傾）
b）水平面（左腸骨稜後方移動，右腸骨稜前方移動）
c）前額面（左上後腸骨棘（PSIS）下方偏位，右PSIS上方偏位，仙骨左傾斜（尾骨右偏位））
d）恥骨結合の上下偏位

これを後方から見ると，前額面において左上後腸骨棘（PSIS）は下方に，右上後腸骨棘は上方に偏位する（図4.16c）．このような3次元的な位置変化を述べる際，常に同じ視点で運動を観察する必要がある．本書では，矢状面の寛骨肢位を基本とし，上記の場合は**右寛骨前傾**，**左寛骨後傾**と呼ぶ．

（3）仙骨の傾斜と回旋～フェイスサイドとバックサイド

上記のような非対称アライメントを呈する骨盤において，仙骨の位置は左右の仙腸関節の可動性の範囲内で，左右の寛骨の仙腸関節面の位置関係によって決定される．すなわち，左寛骨後傾位では，左仙腸関節および左PSISは後下方に偏位しているため，仙骨は上方からみて左回旋（仙骨前面が左向き）（図4.16b），後方から見て左に傾斜（尾骨が右に偏位）する（図4.16c）[2]．つまり，左寛骨後傾とは，右寛骨前傾，仙骨左回旋・左傾斜を伴う骨盤輪全体のアライメント変化を意味する．

このアライメントパターンについて，便宜的に本書では仙骨前面が向く方向を**フェイスサイド**（face side：顔が向く方向），反対側を**バックサイド**（back side）と呼ぶ．このような骨盤アライメントは，骨盤内の安定性は保たれているが，腰椎の土台となるべき仙骨の傾斜と回旋によって，腰椎アライメントおよび運動に悪影響を及ぼす．

（4）恥骨結合と両側の仙腸関節の不安定性

上記の非対称的アライメントパターンには，恥骨結合と両側の仙腸関節の不安定性（過可動性）がもたらすバリエーションが存在する．例えば，恥骨結合に過大な可動性が存在する場合，非対称アライメントにおいて恥骨結合の上下の偏位（displacement）が生じる可能性がある（図4.16d）．一方，左右の仙腸関節の可動性に左右差が存在する場合は，どのような骨盤アライメントを呈する場合であっても可動性の大きい側の仙腸関節が相対的に不安定となりやすい．その状況下で仙骨に伝達される大殿筋の収縮力や伸張性に左右差が存在すると，仙骨の前額面上の傾斜が起こる．このため，同じ寛骨の非対称アライメントパターンであっても，3関節の可動性の大小により多様なアライメント異常が生じる．そして，このような骨盤マルアライメントが，仙腸関節痛，鼠径部痛，腰痛，大腿部の鈍痛などといった多様な症状や症候を招く場合がある．

B. 骨盤輪のローカル・リアライン／ローカル・スタビライズ

（1）仙骨アライメント

<セルフチェック>

仙骨アライメントの客観的な判断を自分自身で行うのは難しい．治療現場においては，骨盤を後方から見て両PSISを結ぶ線分の直角二等分線を定義し，それと仙骨長軸の傾斜が一致している場合を正常とみなす（図4.17a）．これに対して，仙骨左傾斜（尾骨右偏位）（図4.17b）や仙骨右傾斜（尾骨左偏位）（図4.17c）は左右のいずれかの仙腸関節の不安定を伴うマルアライメントとみなす．

【RSLRテスト】

仙骨のマルアライメントは大殿筋の収縮不全や歩行中の骨盤回旋異常などによって判定される．尾骨右偏位が存在する場合，右大殿筋の伸張性低下（滑走性低下）と左大殿筋の収縮不全（短

図 4.17　仙骨のアライメント

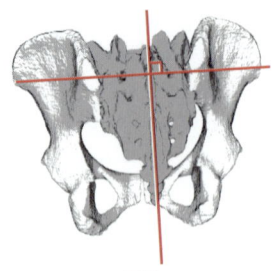

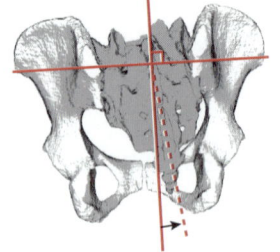

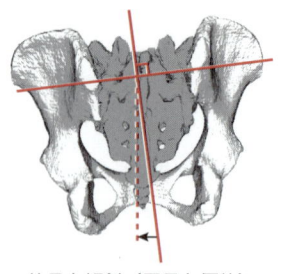

正常　　　　仙骨左傾斜（尾骨右偏位）　　　仙骨右傾斜（尾骨左偏位）

仙腸関節不安定性が存在している場合，尾骨が偏位している側の大殿筋等の滑走不全（拘縮）と対側の大殿筋収縮不全によって仙骨傾斜が生じる．

図 4.18　リバース SLR テスト（RSLR テスト）

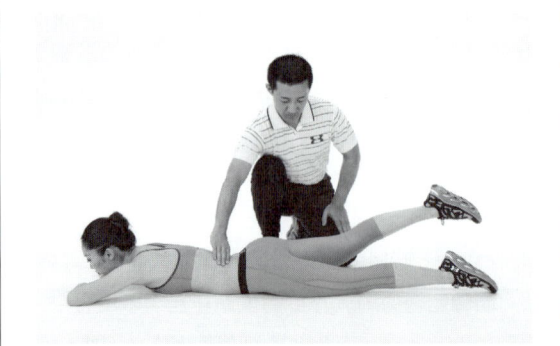

腹臥位，膝伸展を保ちつつ，ゆっくりと下肢を挙上する際，下肢が床から離れる瞬間において評価を行う．主観的には，①一側の下肢が床から離れるときの下肢が重い（挙上しにくい），②大殿筋の収縮が得られにくい，③大殿筋の反対側の胸腰筋膜（広背筋）への伝達が不十分である，などにより大殿筋の収縮不全が強い側を総合的に判断する．

図 4.19　スカートの回旋

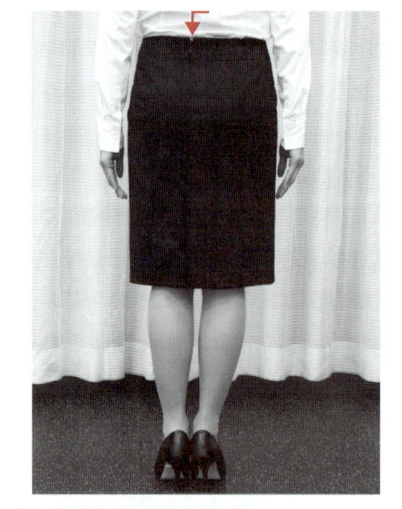

右に回旋しているスカート

縮量の不足）が強く疑われる．これを検証する方法として，**リバース SLR テスト（reverse straight leg raising（RSLR）test）**（図 4.18）がある．腹臥位，膝伸展を保ちつつ，ゆっくりと下肢を挙上する際，下肢が床から離れる瞬間において評価を行う．まず，主観的には，①一側の下肢が床から離れるときの下肢が重い（挙上しにくい），②大殿筋の収縮が得られにくい，③大殿筋の反対側の胸腰筋膜（広背筋）への伝達が不十分である，などにより大殿筋の収縮不全が強い側を総合的に判断し，そちら側をリアライン・トレーニングの対象とする．この腹臥位股関節伸展テストでの左右差がなければ仙腸関節の左右の安定性が得られたと解釈される．一側大殿筋の収縮不全は，歩行立脚後期において，同側股関節の伸展制限と同側への骨盤回旋の増大を招く．このとき，女性においてスカートは骨盤回旋が増大するのと同じ方向に回旋する（図 4.19）．

　股関節伸展制限は RSLR テストの判定を混乱させる場合がある．大殿筋の収縮不全がなくても，股関節伸展制限によって大殿筋の十分な短縮が妨げられる．この場合は，股関節伸展制限による代償的な骨盤輪の前傾によって，RSLR テストにおいて両側の脊柱起立筋が緊張を強める．この場合は，寛骨前後傾のローカル・リアラインで用いる鼠径部の滑走不全のリリースを行い，股関

節伸展可動域を改善した上で再度 RSLR テスト（図 4.18）を行う．

＜ローカル・リアライン＞

一側の大殿筋収縮不全または滑走不全（拘縮）が存在し，仙腸関節に不安定性（動揺性）があると，仙骨の前額面傾斜が起こる可能性が高くなる（図 4.17）．その際の大殿筋トレーニングは，尾骨偏位の反対側（尾骨が右偏位の場合は左大殿筋）に対して実施する．マルアライメントの増悪を防ぐため，必ず仙骨アライメントの正常化を促すように一側の大殿筋を重点的にトレーニングしなければならない．仙骨の異常な傾斜が存在しない場合は，大殿筋の収縮不全を解消するように左右対称にトレーニングを行う．

仙骨左傾斜（尾骨右偏位）（図 4.17b）に対するローカル・リアラインについて述べる．仙骨左傾斜を改善するためには，右大殿筋の拘縮の改善と左大殿筋の収縮不全を改善する必要がある．トレーニングの前に収縮不全の原因となる左大殿筋周囲の軟部組織の滑走不全の改善を図る．まず，左大殿筋の収縮に伴う筋腹の上方への移動を制限する可能性のある大殿筋下縁付近の皮下脂肪を，大殿筋に対して遠位に滑走させる（図 4.20a）．特に大殿筋停止部付近では，大殿筋は外側広筋と大腿二頭筋に挟まれ，一塊となって滑走不全が生じやすい．これに対して，大殿筋停止部付近の皮下脂肪を筋膜上で十分に滑走させることが必要となる（図 4.20b）．場合によっては大殿筋下縁を上方に，大殿筋停止部付近を外側にめくり上げるようにする（図 4.20c）．さらに，皮膚が大腿部外側を前後に移動できるよう，大転子から腸脛靱帯上の皮下脂肪を前後に移動できるよう，リリースを行う．

仙骨左傾斜のもう一つの原因として，右殿部の過緊張が挙げられる．これは股関節屈曲時や立位からの前屈動作によって仙腸関節の疼痛や不快感を増強する原因となる．これに対して，右大殿筋周辺の軟部組織の滑走不全改善が求められる．その基本的な流れは，上述した左大殿筋の収縮不全に対するリリースと同様である．なお，大殿筋深層で中殿筋・梨状筋の滑走不全が関与する場合もあるが，これについては本書では取り扱わない．ある程度表層のリリースが進むと大殿筋のストレッチを行いやすい感覚が得られる．このタイミングで，**股関節屈曲ストレッチ**（図 4.21a）や**股関節外転・外旋位での屈曲ストレッチ**（図 4.21b）を行うとより効果的である．

仙骨左傾斜に対するローカル・リアラインとしては，左大殿筋の機能改善を意図したリアライ

図 4.20 仙骨左傾斜（尾骨右偏位）に対するローカル・リアライン

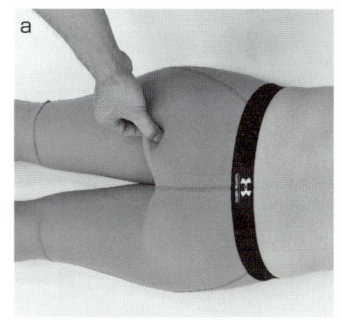

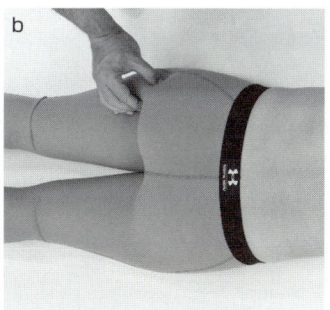

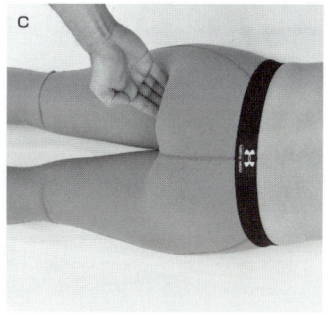

a) 大殿筋下縁付近の皮下脂肪を，大殿筋に対して遠位に滑走させる．
b) 大殿筋停止部付近の皮下脂肪を筋膜上で滑走させる．
c) 大殿筋下縁を上方に，大殿筋停止部付近を外側にめくり上げる．

ン・エクササイズを行う．左股関節の伸展制限が疑われる場合は，股関節屈曲位での**プランタープレス**（図 4.22a）を行う．股関節伸展制限が問題とならない場合は，股関節伸展位での**ヒールプレス**（図 4.22b）が望ましい．この段階において，発揮する筋力は，疼痛や不快感を出現させない程度とし，低負荷・高回数（最大努力の 30％以下で，20 回×5 セットなど）とする．いずれも骨盤が床からわずかに離れる程度の筋出力で十分である．不快感が消失し，大殿筋の収縮が意識しやすくなったら徐々に発揮筋力を高め，骨盤を床から 1〜2 cm 離れた位置にまで挙上する．ここまでの過程で，下記の場合を除き，前額面上の仙骨アライメントが適正化され，閉鎖位（form closure）と閉鎖力（force closure）を伴う仙腸関節の安定性が得られてくる．

　骨盤底筋群の過緊張は尾骨の後方への移動制限を招き，仙骨前傾位（骨盤輪の閉鎖位）の獲得を妨げる．これにより，矢状面上での仙骨アライメントが最適化されず，仙腸関節の安定性は不十分なままとなる．このような場合は，骨盤底筋群のリラクゼーションが不可欠である．具体的には，直径 5 cm 程度の円筒状または半円筒状のクッションに会陰部を当てるように椅座位となり，体幹を前後左右に揺らし，口すぼめ呼吸を繰り返すことにより骨盤底筋群の圧迫および収縮と弛緩を繰り返す**骨盤底筋エクササイズ**（図 4.23）を行う．その後，再度プランタープレスやヒールプレスを行い，大殿筋の収縮を促す．

図 4.21　リリース終了後の大殿筋ストレッチ

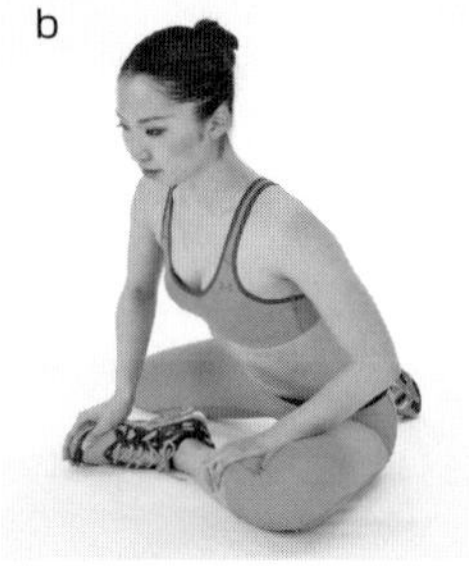

a) 股関節屈曲ストレッチ
b) 股関節外転・外旋位での屈曲ストレッチ

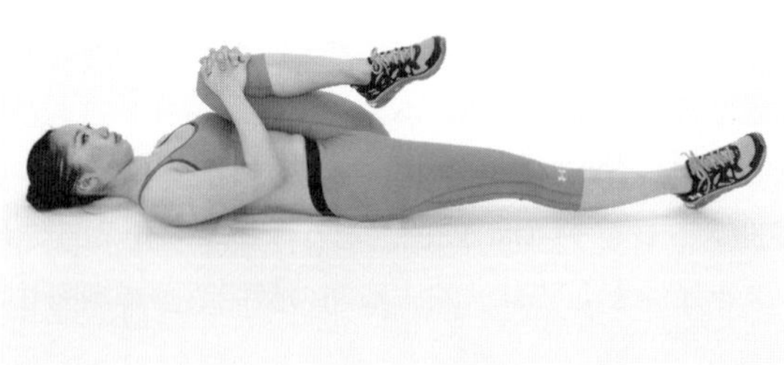

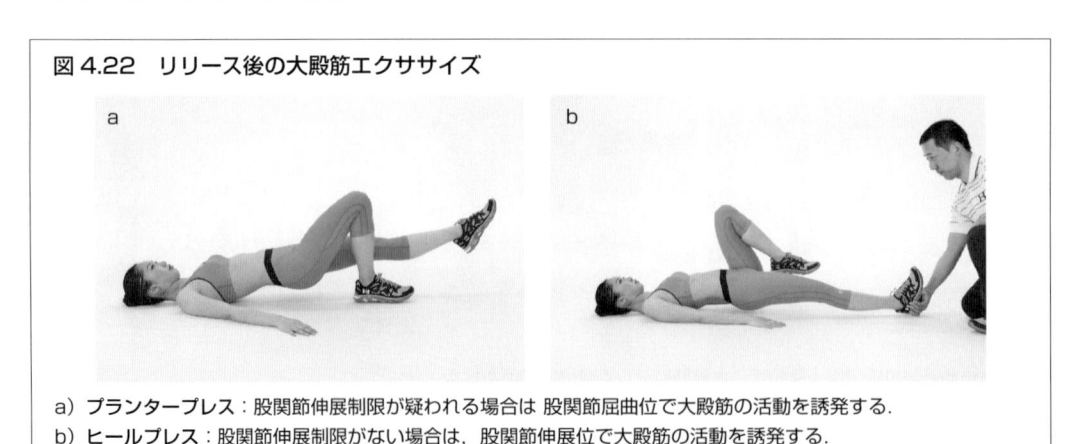

図 4.22　リリース後の大殿筋エクササイズ

a) プランタープレス：股関節伸展制限が疑われる場合は，股関節屈曲位で大殿筋の活動を誘発する．
b) ヒールプレス：股関節伸展制限がない場合は，股関節伸展位で大殿筋の活動を誘発する．

<ローカル・スタビライズ>

　仙骨マルアライメントに対するローカル・スタビライズは，原則として仙骨の前額面および矢状面のマルアライメントが改善した後に開始される．すなわち，大殿筋の収縮は左右でほぼ同等となっていることが前提となる．そのスタビライズ・エクササイズとしては，腹臥位での **RSLRエクササイズ**（図 4.24a），**両脚ブリッジ**（図 4.24b），**片脚ブリッジ**（図 4.24c）の順にトレーニングを進める．いずれも左右同時または左右同回数実施し，左右対称な筋活動の獲得，仙腸関節安定化を進めることが大切である．

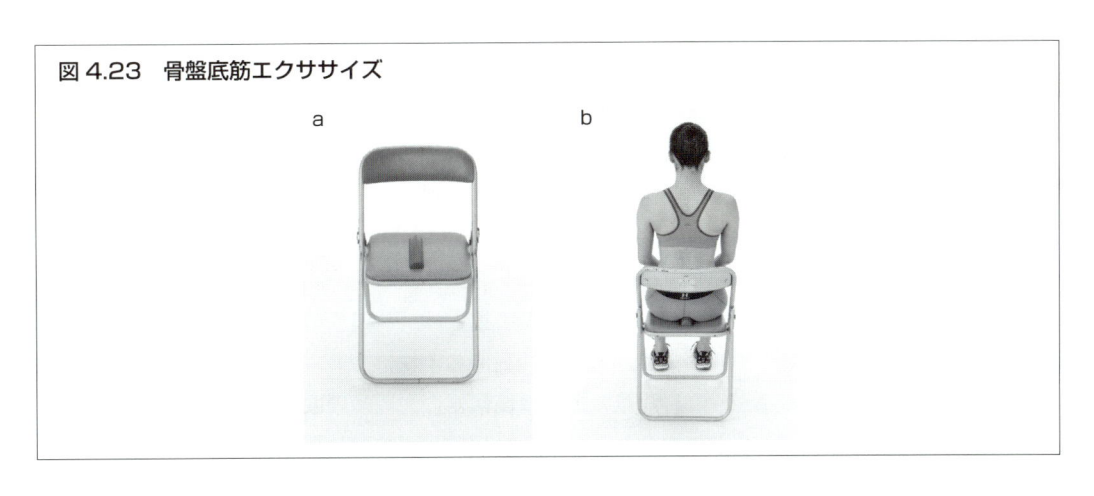

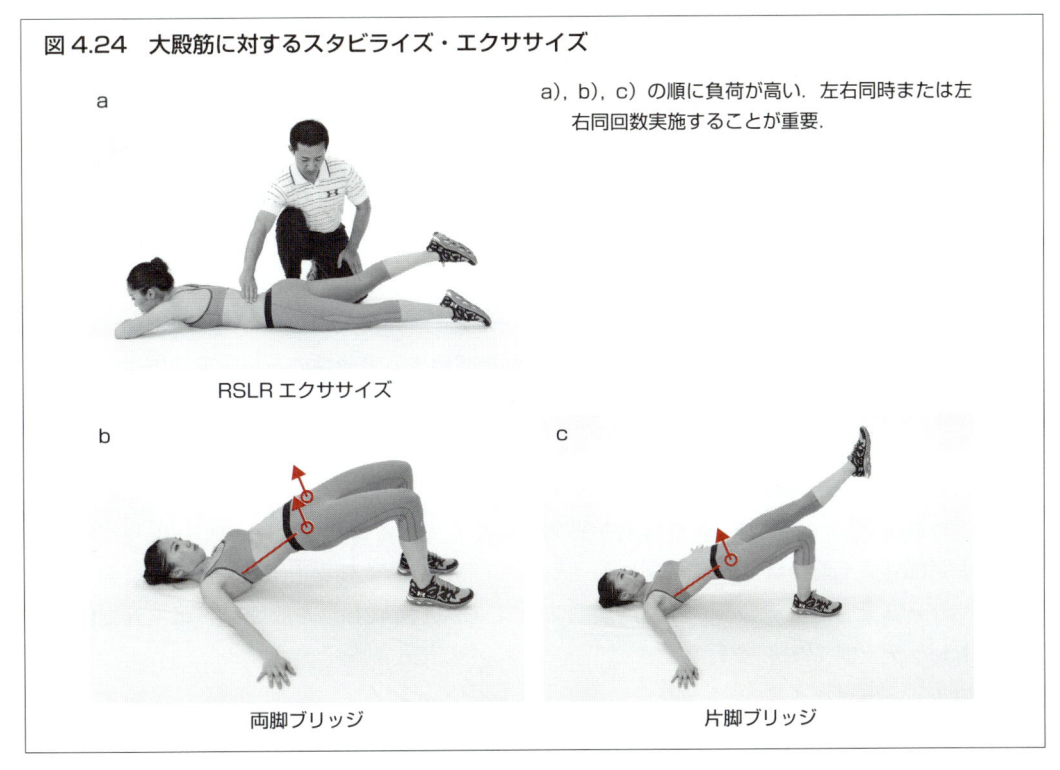

図 4.23　骨盤底筋エクササイズ

図 4.24　大殿筋に対するスタビライズ・エクササイズ

a），b），c）の順に負荷が高い．左右同時または左右同回数実施することが重要．

RSLR エクササイズ

両脚ブリッジ

片脚ブリッジ

図 4.25　寛骨アライメントのセルフチェック

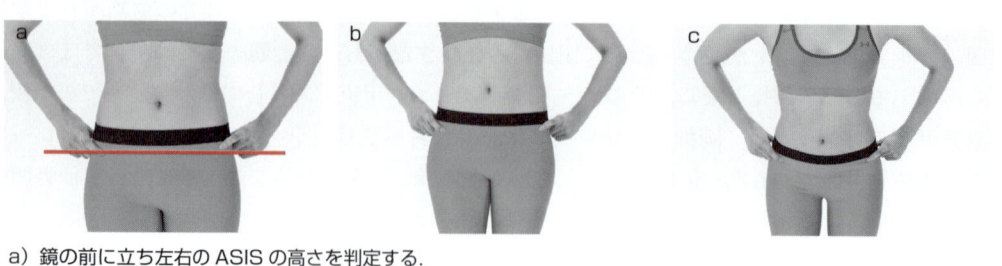

a) 鏡の前に立ち左右の ASIS の高さを判定する．
全身の対称性を保ちながら b) 後屈，c) 前屈を行う．

（2）寛骨アライメント

<セルフチェック>

　寛骨マルアライメントは一側の寛骨の前傾，対側の寛骨の後傾によって理解される．その客観的なセルフチェックとして，鏡の前に立って上前腸骨棘（ASIS）を触診し，その高さを判定する（図 4.25a）．ASIS が高位である側は寛骨後傾位，低位である側は寛骨前傾位である．さらに，全身の対称性を保ちながら後屈（図 4.25b）または前屈（図 4.25c）を行い，左右の ASIS の高低差の増減を確認する．後屈における ASIS の高低差の拡大は，前傾側の鼠径部の拘縮が原因である．このような寛骨マルアライメントの増悪は，後屈時の不快感や痛みの増悪と一致する場合が多い．一方，前屈における ASIS の高低差の拡大は後傾側の大殿筋周囲の拘縮が原因である．この異常を自分自身で判定することはやや難しいが，前屈時の不快感増悪と一致する場合が多い．

<ローカル・リアライン>

　寛骨の前後傾マルアライメントに対するローカル・リアラインは，前傾側の鼠径部および後傾側の殿部の滑走不全の改善から開始される．鼠径部の滑走不全は主に大腿筋膜張筋と外側広筋，外側広筋と大腿直筋，鼠径靱帯と皮膚との間などに生じる．これに対し，大腿筋膜張筋，外側広筋，大腿直筋付近の皮下脂肪を内側に滑走させて，相対的に大腿筋膜張筋の外側への移動を促す（図 4.26a）．大腿筋膜張筋と外側広筋，外側広筋と大腿直筋の筋間をリリースしてそれぞれの筋の独立した収縮・伸張を促す（図 4.26b）．これらのリリースを行った後，大腿筋膜張筋のストレッチを行うと，より効果的である（図 4.26c）．

　後傾側の大殿筋周辺の拘縮への対策は，仙骨マルアライメントへの対策と同様である（p.59）．すなわち，大殿筋の収縮に伴う筋腹の上方への移動を制限する可能性のある大殿筋下縁付近の皮下脂肪を，大殿筋に対して遠位に滑走させる（図 4.20a）．特に大殿筋停止部付近では，大殿筋は外側広筋と大腿二頭筋に挟まれ，一塊となって滑走不全が生じやすい．これに対して，大殿筋停止部付近の皮下脂肪を筋膜上で十分に滑走させることが必要となる（図 4.20b）．場合によっては大殿筋下縁を上方に，大殿筋停止部付近を外側にめくり上げるようにする（図 4.20c）．さらに，皮膚が大腿部外側を前後に移動できるよう，大転子・腸脛靱帯上の皮下脂肪を前後に移動できるよう，リリースを行う．その後，**股関節屈曲ストレッチ**（図 4.21a）や**股関節外転・外旋位での屈曲ストレッチ**（図 4.21b）を行う．

<ローカル・スタビライズ>

　寛骨マルアライメントに対するローカル・スタビライズは，寛骨の対称性をより確実なものに

図4.26 寛骨のローカル・リアライン

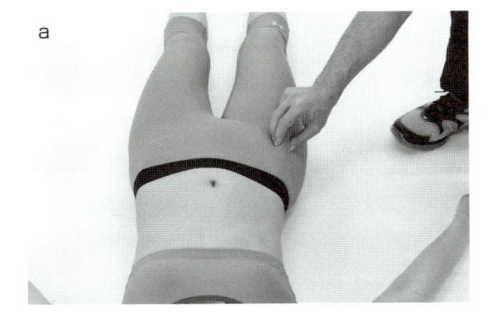

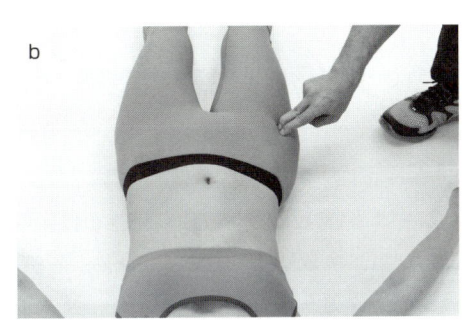

a) 大腿筋膜張筋,外側広筋,大腿直筋付近の皮下脂肪を内側に滑走させて,相対的に大腿筋膜張筋の外側への移動を促す.
b) 大腿筋膜張筋と外側広筋,外側広筋と大腿直筋の筋間をリリースしてそれぞれの筋の独立した収縮・伸張を促す.
c) 大腿筋膜張筋のストレッチを行う.

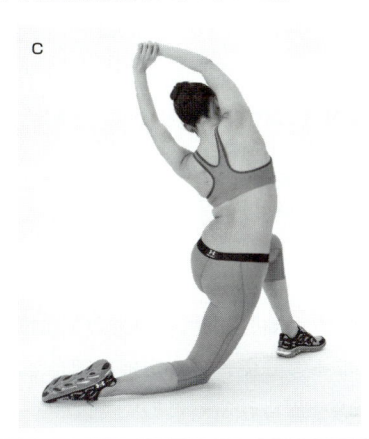

するためのトレーニングと,得られた対称性を維持するためのトレーニングとに大別される.ローカル・リアラインによってある程度は寛骨の対称性が得られたとしても,日常生活やスポーツ活動によって元のマルアライメントに戻る可能性が高いことを念頭において,毎回のトレーニングセッションにおいて,ローカル・リアラインを行った後にローカル・スタビライズを行うのが望ましい.

　寛骨の対称性を得るためのローカル・スタビライズは,寛骨前傾側の大殿筋トレーニング,寛骨後傾側の腸腰筋トレーニングの組み合わせとして実施される.大殿筋トレーニングとしては,**RSLRエクササイズ**（図4.24a）や**片脚ブリッジ**（図4.24c）が簡便かつ効果的である.腸腰筋のトレーニングとしては,端座位で抵抗に対して股関節を屈曲する**ニーリフト**（図4.27）を行う.

図4.27 ニーリフト

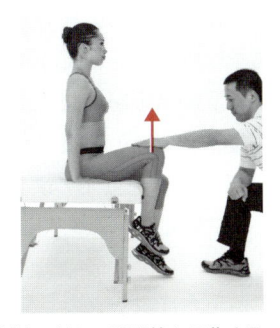

腸腰筋のトレーニングとして,端座位で抵抗に対して股関節を屈曲する.

図4.28 呼吸エクササイズ

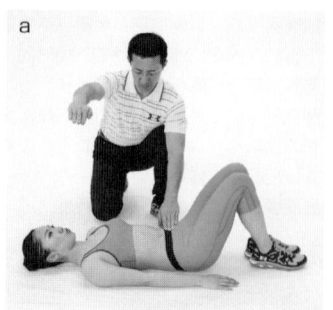

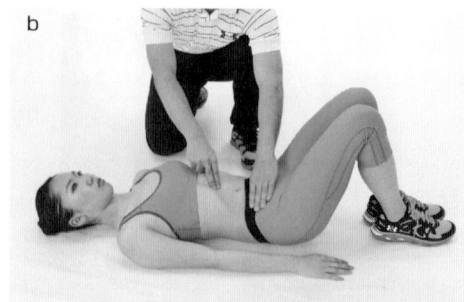

a) **口すぼめ呼気**：頬を膨らませながら，強く細い強制呼気を行う．これにより特異的に腹横筋下部の持続的緊張を促す．
b) **横隔膜呼吸**：腹横筋下部を持続的に緊張させつつ呼吸を行う．腹横筋下部の持続的緊張と腹横筋上部による呼吸運動を習得する．

　次に，得られた寛骨対称性の持続性を高めるトレーニングとして，腹横筋下部の持続収縮の獲得が必須となる．骨盤輪の安定性に関与する筋としては，多裂筋，大殿筋，梨状筋，骨盤底筋群，腹横筋下部が挙げられる．この中で，歩行など股関節の非対称的な運動において，持続的に骨盤輪の安定化に特化して活動できるのは腹横筋下部のみである．言い換えると，股関節運動に連動する筋は，歩行周期の中で持続的に骨盤輪を安定させる能力を持ち合わせていない．腹横筋下部の持続的な収縮を得るには，呼吸筋としての腹横筋上部と姿勢筋としての腹横筋下部との役割分担を獲得することが必要である．これを修得することにより，スポーツ動作において安定した下部体幹としなやかな上部体幹（胸郭）を獲得することができる．

　腹横筋下部の収縮を得る方法として，ドローイン（draw-in）やブレーシング（bracing）がしばしば用いられる．これらは，腹横筋の緊張を得る方法を直感的に理解するためのエクササイズであるが，これらが確実に腹横筋下部の持続的収縮を促すわけではない．そこで，より特異的に腹横筋下部の持続的緊張を促すエクササイズを確立する必要があり，本書では背臥位での**口すぼめ呼気**（図4.28a）を推奨する．まず，風船を膨らませるように頬を膨らませながら強く，細い呼気を行う．1m離れた位置にあるロウソクの火を吹き消すのではなく，持続的に揺らし続けるような呼気である．この呼気の終了間近に腹横筋下部の単独収縮が強く意識される．次のステップとして，呼気によって収縮した腹横筋下部を緩めずに吸気を行う**横隔膜呼吸**（図4.28b）に進む．このためには，腹横筋下部の持続的緊張と腹横筋上部による呼吸運動とを同時に行う必要がある．少し練習を必要とする選手もいるが，粘り強く習得に努める必要がある．

　いわゆる「腹式呼吸」は腹横筋下部を呼吸筋として使う呼吸法である．これは，背臥位などで深くリラックスした呼吸を促し，自律神経の緊張を抑制する効果があると考えられている．しかしながら，腹式呼吸の吸気時に生じる腹横筋下部の弛緩は，この筋が骨盤の安定性に関与できないことを意味する．すなわち，腹式呼吸は身体運動中の骨盤安定化には適さない呼吸法である．リラクゼーションのための腹式呼吸とコア安定化のための横隔膜呼吸を明確に区別しなければならない．

図 4.29　恥骨結合偏位のセルフチェックとローカル・リアライン

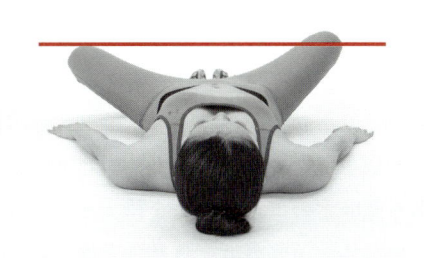

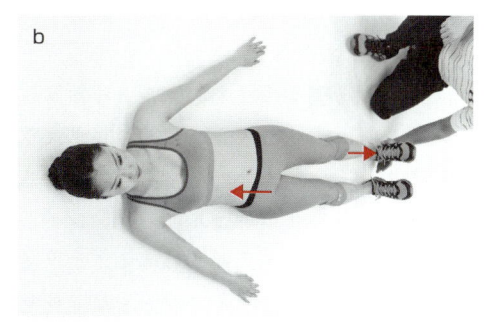

a)　恥骨結合の偏位による背臥位での股関節開排の左右差（一側の開排制限）．長内転筋の起始部の腱の一部と恥骨弓靱帯が合流しているためと推測される．
b)　ヒールプッシュ：恥骨挙上側の足底に抵抗を加え，それに対して膝伸展位で押し返す．これにより，対側の腹直筋の活動を促す．

（3）恥骨結合の偏位

<セルフチェック>

　恥骨結合の偏位は，原則として一側恥骨の下制と対側恥骨の挙上によって生じる．これは寛骨前後傾と連動して起こり，恥骨下制側は寛骨前傾側，恥骨挙上側は寛骨後傾側と一致する．恥骨結合の偏位は，上恥骨靱帯や恥骨弓靱帯の弛緩や伸張によって生じる．その原因として，ホルモン周期，妊娠・出産，重度の寛骨マルアライメント（前・後傾），外傷などが挙げられる．恥骨結合の離解は妊娠後期に特有の所見であり，それ以外は恥骨結合の上下方向への偏位によって上恥骨靱帯や恥骨弓靱帯は緊張し，恥骨結合はずれたまま安定する．

　恥骨結合の偏位の影響は，背臥位での股関節開排の左右差（一側の開排制限）（図 4.29a）として表出される．これは，長内転筋の起始部の腱の一部が恥骨弓靱帯に合流しているためと推測される．これに対して，恥骨結合の偏位が矯正されると，開排制限は即座に解消される．

<ローカル・リアライン>

　恥骨結合の偏位を修正し，正常な適合性を得るには，寛骨の前・後傾の修正と下制位にある恥骨の挙上を同時進行で取り組む必要がある．前者には，②寛骨アライメントに述べた方法を用いる．あらかじめ寛骨前傾側の鼠径部拘縮を解消しておくことにより，次の恥骨結合偏位の矯正が容易となり，またその持続性が向上する．さらに，骨盤底筋群の左右非対称的な過緊張は恥骨結合の偏位を固定化する原因となる．したがって，骨盤底筋群の非対称的な過緊張への対策として，あらかじめ仙骨マルアライメントを改善したうえで骨盤底筋群のリラクゼーションを図っておく．右恥骨が下制位である場合，下制している右恥骨の挙上を目的として，右腹直筋の収縮を促すために左下肢による**ヒールプッシュ**（図 4.29b）を行う．すなわち，恥骨挙上側（左）の足底に抵抗を加え，それに対して膝伸展位で押し返すことにより，右の腹直筋の活動を促す．

<ローカル・スタビライズ>

　恥骨結合の偏位に対するローカル・スタビライズは主に腹横筋下部と骨盤底筋群のトレーニングによって進められる．骨盤底筋群のトレーニングとしては，上述した直径 5 cm 程度の円筒（または半円筒）上の椅座位で骨盤底筋群の圧迫および収縮と弛緩を繰り返す**骨盤底筋エクササイズ**（図 4.23）を行う．一方，腹横筋下部の持続的収縮を得るためのエクササイズとして，上述した

横隔膜呼吸（図4.28b）を用いる．

【まとめ】

　本章では胸郭から骨盤までのマルアライメントや可動性低下に対して，各ユニットまたは関節ごとのローカル・リアラインとローカル・スタビライズについて述べた．これらの方法は，多くの評価，リリース，エクササイズを必要とするため，面倒で時間がかかる方法であるが，個々のアスリートが有する体幹のマルアライメントと可動性低下を確実に改善に向かわせることができる方法である．これらを理解・修得することは，ある意味どのような問題を抱えるアスリートであっても胸郭と骨盤のアライメントを最適化し，最適な体幹運動機能を再獲得させていくことに役立つはずである．また，腹横筋下部の持続的収縮を促す腹横筋上部呼吸の習得は，全てのスポーツ動作における呼吸と体幹安定性という，一見すると二律背反しているように見える課題を解決することにつながる．

　本章の流れで得られた最適な胸郭・骨盤アライメントは，日常生活程度の身体負荷に対して維持されるかもしれない．しかしながら，スポーツなど高いレベルの身体活動においてこの良好なアライメントを維持できるようになるには，さらに強力な筋活動によってマルアライメントへの抵抗力をさらに高めておくことが必須である．次章では，ローカル・リアラインとローカル・スタビライズが得られたうえで行うべきトレーニングとして，体幹全体を一つのユニットとみなしてアライメントとスタビリティ向上を目指すグローバル・リアライン，グローバル・スタビライズ，コーディネートについて述べる．

[引用参考文献]

1) Jacob, H. A., and Kissling, R. O.: The mobility of the sacroiliac joints in healthy volunteers between 20 and 50 years of age. *Clin Biomech (Bristol, Avon)*, **10**(7): 352-361, 1995.
2) Schamberger, W.: The malalignment syndrome: Implications for medicine and sport. Edited, Churchill Livingstone, 2002.
3) Sturesson, B.; Selvik, G.; and Uden, A.: Movements of the sacroiliac joints. A roentgen stereophotogrammetric analysis. *Spine*, **14**(2): 162-5, 1989.
4) Sturesson, B.; Uden, A.; and Vleeming, A.: A radiostereometric analysis of movements of the sacroiliac joints during the standing hip flexion test. *Spine*, **25**(3): 364, 2000.
5) Vleeming, A.; Pool-Goudzwaard, A. L.; Hammudoghlu, D.; Stoeckart, R.; Snijders, C. J.; and Mens, J. M.: The function of the long dorsal sacroiliac ligament: its implication for understanding low back pain. *Spine*, **21**(5): 556-62, 1996.

第5章

コア・体幹②
グローバル・リアライン，グローバル・スタビライズ，コーディネート

　前章で述べたローカル・リアラインとローカル・スタビライズは，コアに起こり得るマルアライメントと可動性低下に対して，関節または運動ユニットごとに個別に解決を図る方法である．これは手間のかかる方法であるが，確実に問題を可決するためには避けては通れない要素を数多く含んでいる．これらは，セラピストやパーソナルトレーナーが個々のアスリートの問題点を確実に解決したい場合などに最適な方法といえる．

　一方，スポーツチームなどにおいて多くのアスリートのトレーニングやコンディショニングを同時に行う場合や，ローカル・リアラインで得られた効果を持続させたい場合，個々の関節やユニットの問題点を把握することなく集団に対して同時に実施する場合などでは，最少の種目数で最大の効果が得られるような効率的にパッケージ化されたエクササイズが望ましい．本章では，体幹全体を一つの機能単位とみなした**グローバル・リアライン**，そしてさまざまな動作中のコアスタビリティを獲得するための**グローバル・スタビライズ**，コアと四肢とを協調させるための**コーディネート**について述べる．

＜はじめに　各リアライン・トレーニングの位置づけ＞

グローバル・リアラインおよびグローバル・スタビライズは，体幹を一つの運動ユニットとみなし，体幹全体をターゲットとしたものである．運動ユニットごとのローカル・リアラインとローカル・スタビライズを終了したのちに，体幹全体のリアラインを進めることを念頭にグローバル・リアラインを行う．リアラインの結果，理想の筋活動パターンと違和感のない関節運動が得られたら，次のスタビライズの段階に移行する．リアラインとスタビライズが終了したのちに，コーディネートの段階に移る（図5.1）．

図5.1　コア・体幹に対するリアライン・トレーニングの構成

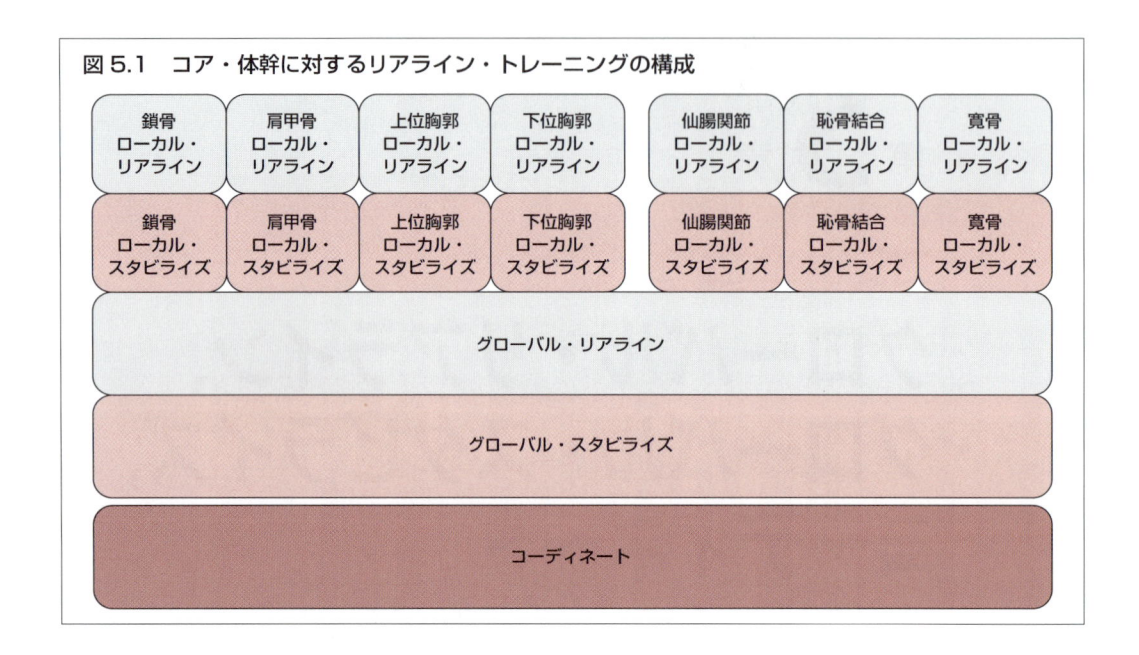

鎖骨ローカル・リアライン	肩甲骨ローカル・リアライン	上位胸郭ローカル・リアライン	下位胸郭ローカル・リアライン	仙腸関節ローカル・リアライン	恥骨結合ローカル・リアライン	寛骨ローカル・リアライン
鎖骨ローカル・スタビライズ	肩甲骨ローカル・スタビライズ	上位胸郭ローカル・スタビライズ	下位胸郭ローカル・スタビライズ	仙腸関節ローカル・スタビライズ	恥骨結合ローカル・スタビライズ	寛骨ローカル・スタビライズ

グローバル・リアライン

グローバル・スタビライズ

コーディネート

5.1　グローバル・リアライン

　グローバル・リアラインは，体幹全体のリアラインを進めることを念頭においたエクササイズであり，その代表例が **PTR（Pelvis Thorax Realignment）** プログラムである．

　PTR（Pelvis Thorax Realignment）プログラムは，骨盤と胸郭のリアライメントを目的とするエクササイズである[10]．PTRプログラムは**骨盤コンディショニング（PelCon；ペルコン）** と **胸郭コンディショニング（ThoraCon；ソラコン）** から構成される（表5.1）．これらはそれぞれ5種類と6種類のエクササイズから構成され，所要時間は各5分程度である．PelConは5種目のエクササイズで骨盤の対称化と股関節可動域の改善，骨盤の安定化を進めるようにデザインされている．一方，ThoraConは6種目のエクササイズで，胸郭の可動性と対称性改善，下位胸郭拡張を進めるようにデザインされている．すなわち，短時間のエクササイズで胸郭と骨盤をリアラインするという点で，これらはグローバル・リアラインという概念に最適なエクササイズといえる．

表 5.1 コア・体幹に対するリアライン・トレーニングの構成

骨盤コンディショニング（PelCon）	胸郭コンディショニング（ThoraCon）
（1）骨盤ローリング （2）ワイパー （3）フロッグキック （4）バタ足 （5）バイク	（1）胸郭ローリング （2）コーン（上肢円錐運動） （3）クレッセント（三日月ストレッチ） （4）ツイスター（胸郭回旋ストレッチ） （5）肩 Z 回旋 （6）頚椎回旋

　本書では，スポーツ現場等でも簡便に実施できるよう，ツールを用いない PTR プログラムを紹介する．また，PTR プログラムのほとんどの種目は膝立て背臥位から開始するため，この肢位を基本肢位と呼ぶ．なお，「コアセラピーの理論と実践[10]」（講談社，2011）において紹介した円柱状ツールを用いた PTR プログラムを巻末の付録（p.141）に記す．

A. ソラコン®（ThoraCon）

　胸郭コンディショニング（ThoraCon；ソラコン）は胸郭の可動性拡大，非対称アライメントの改善，胸椎の伸展可動域拡大を直接的な目的としたエクササイズパッケージである．膝立て背臥位において胸椎伸展と胸郭挙上が促される特性を活かしつつ，矢状面，前額面，水平面での胸郭アライメントおよび可動性の改善を得るためのエクササイズから構成される．なお，エクササイズ中に上部腹筋が緊張すると下位胸郭の可動性が著しく制限されるため，上部腹筋の弛緩を確認しながら行うことが重要である．次ページ以降で紹介する①〜⑥の各エクササイズはそれぞれ1分間行う．

　ソラコンを実施することにより，胸郭全体の可動性改善，下位胸郭拡張，上位胸郭の挙上，肩甲骨の内転・下制など，背臥位での胸郭のリアライメントが得られる．しかしながら，胸郭マルアライメントや可動性制限は小児期を含めて長期間に渡って潜在的に存在している場合が多く，ソラコンのみで根深い問題の改善を得ることが難しい場合もある．その場合は，胸郭の変形パターンや可動性，スティッフネスを触知しつつ，前章に紹介したローカル・リアラインに取り組む必要がある．

　ソラコンで得られる胸郭リアライメントは，あくまでも背臥位での姿勢改善に限定される．抗重力位での姿勢改善を得るには，前章で述べた腹横筋上部呼吸を基本とする呼吸パターンの習得とともに，グローバル・スタビライズによる体幹筋の活性化が必要である．

<エクササイズ> ソラコン （各エクササイズはそれぞれ1分間）

① 胸郭ローリング（図5.2）

【目的】 中位胸郭（肋椎関節，肋横突関節）のモビライゼーション

【方法】 基本肢位で，軽く腕組みし，両肩峰を床から5 cm程度浮かす（a）．深く，ゆっくりとした呼吸を繰り返し，胸郭周囲筋をできる限りリラックスさせる．この状態から，上部腹筋を緊張させないようにしつつ，胸郭を床上でローリングさせる（b）．肩甲骨の下方で，左右の肋骨が床に交互に押し付けられるのを感じながらエクササイズを行う．

【解説】 基本肢位において胸椎は伸展し，胸郭は全体として挙上する．この状態で，胸郭を左右にローリングさせると，左右の中位胸郭が交互に床から押され，肋横突関節がモビライズされる．この運動を繰り返すことにより中位胸郭の可動性が改善することが期待される．これに呼吸運動を組み合わせることにより胸郭全体の可動性改善が期待される．

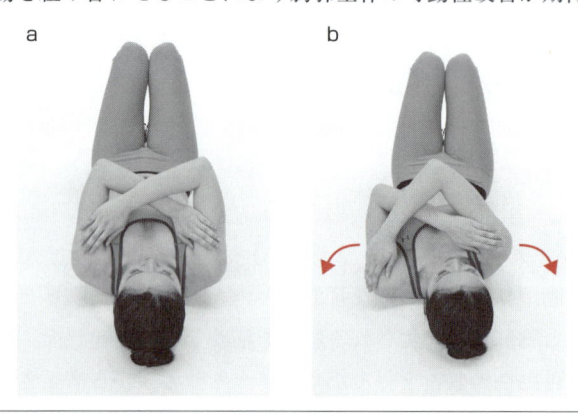

② コーン（上肢円錐運動）（図5.3）

【目的】 上位胸郭のモビライゼーション

【方法】 基本肢位から，片手で反対側の手首をつかみ，胸の前で（天井に向けて）両肘を伸ばす．この状態から，上部腹筋の弛緩させた状態で，天井に円を描くように（腕全体では円錐を描くように）肩を回転させる．

【解説】 片手で反対側の手首を掴み，両肘を伸展位とすることによって肩甲骨は最大限に外転する．この状態で円錐を描くように腕を回すことにより，肩甲骨を介して上位胸郭へのモビライゼーション作用が得られ，上位胸郭の可動性改善が期待される．

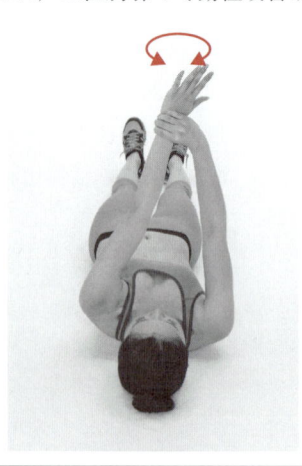

③ **クレッセント（三日月ストレッチ）（図 5.4）**

【目的】 胸郭の側屈可動域拡大

【方法】 基本肢位で両肩を外転 90°とする．この状態から吸気を行い，上部腹筋の弛緩させた状態で一側上肢を外転，反対側上肢を内転する．同時に内転側に体幹を側屈させ，内転側の手をできる限り同側の踵に接近させるようにする．

【解説】 一側肩関節の外転と反対側の内転と連動させつつ，胸椎を三日月（クレッセント）のように側屈させ，胸郭の前額面上の可動域を拡大する．また呼吸と連動させることにより，肋間筋などの胸郭周囲筋のリラクゼーションを図る．

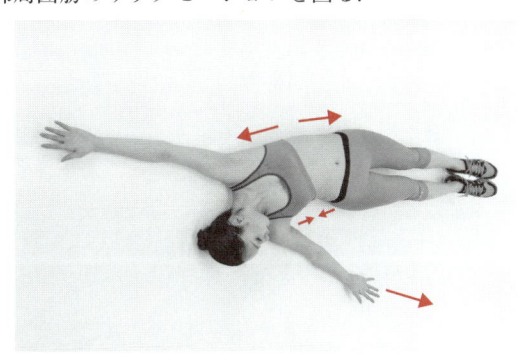

④ **ツイスター（胸郭回旋ストレッチ）（図 5.5）**

【目的】 下位胸郭拡張

【方法】 基本肢位で胸の前で両手を組んだ状態から，体幹を床に対して約 45°傾斜させ，一方の肘が床につくまで両腕を側方に倒す（a）．この姿勢の保持が困難な場合は，床から離れている肩甲骨の下に枕などをおいて半側臥位でリラックスできるようにする．次に，上部腹筋の弛緩させた状態で，骨盤および下肢を上肢とは反対方向に繰り返しローリングさせる（b）．このとき，ローリング側の下位胸郭への緊張を感じつつ，胸椎を回旋させ，下位胸郭付近の緊張が消失するまで行う．

【解説】 上記のポジションで骨盤のローリングの反復により，上にある側（図では左側）の中位胸郭に対して下位胸郭は外側に開大する（一側の下位胸郭拡張）．これを両側について実施することにより，下位胸郭の横径拡張を改善する．

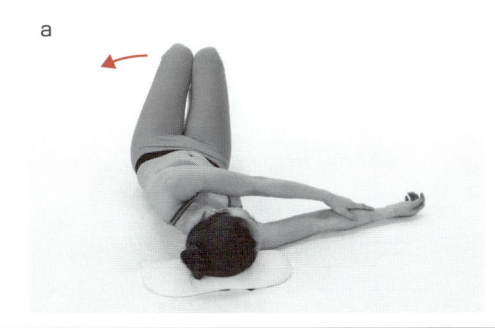

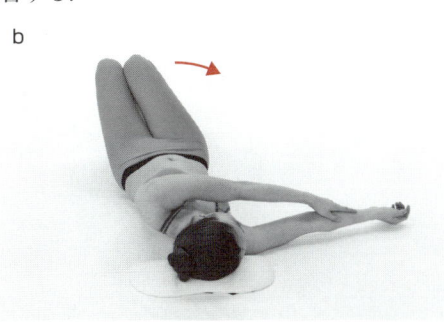

⑤ **肩Z回旋**（図5.6）

【目的】 肩甲骨の後傾・内転の促進

【方法】 基本肢位から，両肘を床につけたまま両肩外転90°とする．この状態から，一側の肩を外旋，反対側を内旋させて，両腕でZ（ゼット）を形作る．このとき，胸郭を挙上しつつ，外旋側の肩甲骨を十分に後傾することを意識する．両肩の内外旋を交互に繰り返し，上腕骨，肩甲骨，胸郭が連動させるようにする．

【解説】 90°外転位での外旋において，肩甲骨は内転・後傾する．上・中位胸郭の挙上と連動した肩甲骨の内転・後傾可動域の拡大を図るとともに，胸郭および肩甲帯の安定化を図る．

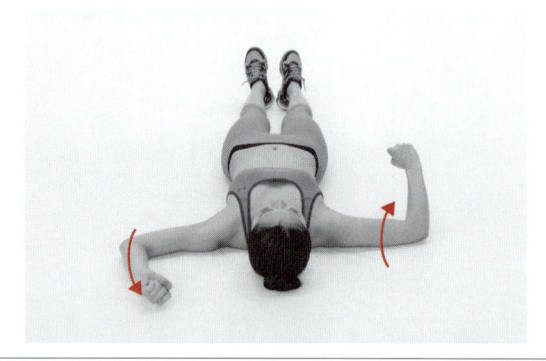

⑥ **頚椎回旋**（図5.7）

【目的】 頚椎回旋可動性の分散

【方法】 基本肢位から，頚椎を60〜80°程度回旋させる．その状態で，両膝を左右に軽く揺らす骨盤ローリングを行う．骨盤の振動が胸郭を軽く揺らすよう，体幹の筋を脱力させておく．骨盤から胸郭へと振動が伝わる中で，頚椎回旋を胸椎も含めた広範囲の脊椎に分散させる．

【解説】 頚椎回旋における上位胸椎の運動連鎖を獲得させることを目的としている．頚椎回旋位での骨盤の振動は，徐々に胸郭・胸椎に伝達され，上位胸椎にも伝達される．その振動を持続することにより，頚椎の一部分に集中していた回旋角を上位胸椎も含めた幅広い領域に分散させる効果が期待される．

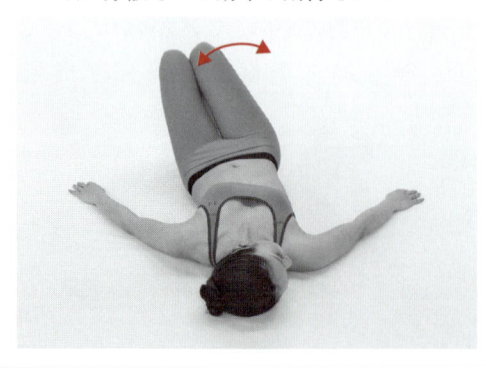

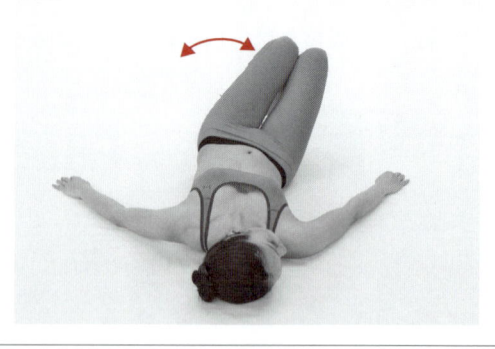

B. ペルコン® (PelCon)

骨盤コンディショニング（PelCon；ペルコン）は，骨盤が床から物理的な作用を利用したエクササイズプログラムである．その目的は，5種目のエクササイズで骨盤アライメントの対称化，大腿骨頭の前方偏位の改善，骨盤荷重伝達障害の改善である．前半3種目では，寛骨に対して仙骨後傾位（loose-packed position）でエクササイズを行うことで骨盤対称化および大腿骨頭後方移動を促進する．これに対して後半2種目では，仙骨前傾位（close-packed position）に戻しつつ腹横筋下部の機能改善を図る．なお，ペルコンで得られる効果は即時的かつ一過性である．その持続性を向上させるには，後述する骨盤スタビライゼーションが不可欠である．特に回数の記載がない場合は，以下の各エクササイズをそれぞれ1分間行う．

ペルコンは仙腸関節痛がある場合は実施すべきではない．仙腸関節のマルアライメントが存在する状態で，ペルコンによって寛骨のリアライメントを進めると仙腸関節の偏位が増大する危険性がある．したがって，骨盤後面に疼痛がある場合は，前章の手順に従ってまず仙骨のリアライメントを行い，仙腸関節の疼痛を解消したうえでペルコンを実施すべきである．

＜エクササイズ＞　　ペルコン　　　　　　　　　　　（各エクササイズはそれぞれ1分間）

① **骨盤ローリング**（図5.8）

【目的】　仙骨後傾，寛骨アライメントの対称化

【方法】　基本肢位から，体幹・骨盤周囲の筋をできる限りリラックスさせた状態で，骨盤と下肢を一体化して左右にローリングさせる．このとき，寛骨後傾側（フェイスサイド）の寛骨の後上腸骨棘（PSIS）が床から押されるのを感じながら骨盤ローリングを行う．

【解説】　基本肢位において仙骨遠位部が床から前方に押されるため，仙骨後傾が促され，骨盤輪は loose-packed position に誘導される．これにより，骨盤輪の可動性が上昇し，リアライメントしやすい状態が得られる．この状態で，骨盤をバックサイド方向にローリングさせると，床からバックサイドのPSISが床から押され，その寛骨を前傾させる方向に作用する．この骨盤スライドを反復することにより，モビライゼーション効果によって寛骨の対称化が促される．

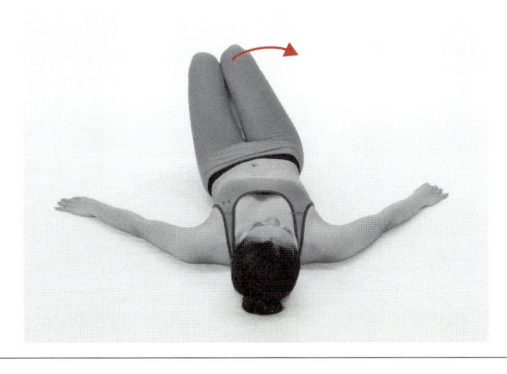

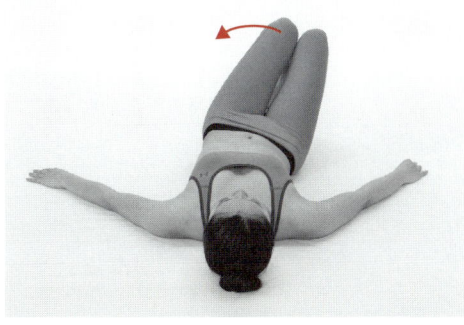

② **ワイパー**（図5.9）

【目的】 股関節外旋筋のリラクゼーション，大腿骨頭の後方移動

【方法】 背臥位で，両足を肩幅程度に開き，両膝を伸展位，両足背屈位とする．この状態から，股関節の内旋・外旋を20回程度反復する．最初の10回では可動域の80％以内の軽い内外旋とし，後半の10回では徐々に内旋方向の可動域を拡大する．

【解説】 股関節外旋筋は股関節内旋に対する拮抗筋であるだけではなく，内旋時の大腿骨頭後方移動を物理的にブロックする位置にある．このため，正常な内旋を誘導するには，外旋筋の弛緩が必須である．骨盤ローリングにより寛骨の対称化と，仙骨後傾が得られることにより，股関節外旋筋群は弛緩しやすい環境に置かれる．大腿骨頭がやや前方位にあるとき，上記の環境において股関節の内外旋を反復することにより，大腿骨頭後方移動を拡大することができる．関節の器質的な損傷がなければ，この運動により屈曲可動域の拡大と前方の詰まり感の改善が得られる．

　なお，仙骨のマルアライメントが存在する場合は，仙骨のリアライメント後に実施しなければ期待される効果は得られない．また，大転子や腸脛靱帯付近の皮下脂肪滑走不全や筋間滑走不全がある場合は，これらのリリースによって，このエクササイズの有効性と持続性を向上させる．

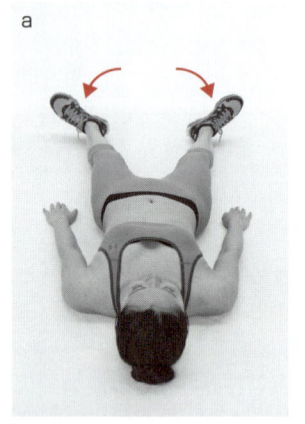

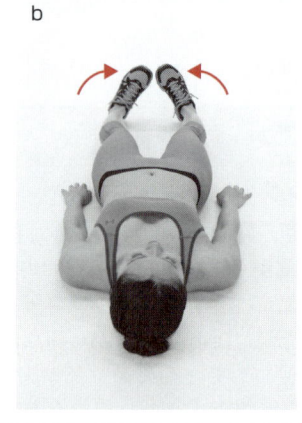

③ フロッグキック（図5.10）

【目的】 大腿骨頭の関節包内運動の拡大，恥骨結合のアライメント正常化

【方法】 基本肢位から，片側下肢を伸展位とする．この状態から次の4つの運動を1サイクルとする運動を5回程度反復する．まず，膝伸展位を保ちつつ股関節を内旋する．第2に股関節内旋位を保ちつつ，踵を床から浮かさず滑らせて，膝90°まで下肢を屈曲する．第3に股関節を開排する．第4に股関節外旋位を保持しつつ下肢を伸展する．

【解説】 この運動では，1サイクルの運動中に大腿骨頭が臼蓋内のすべての方向に移動する．これにより，関節包内における大腿骨頭の運動範囲を拡大し，股関節の運動域の拡大を図る．また第3の股関節開排では同側の恥骨結合を開大しつつ恥骨を下制させることにより，恥骨結合のアライメントを対称化する効果が得られると考えられる．

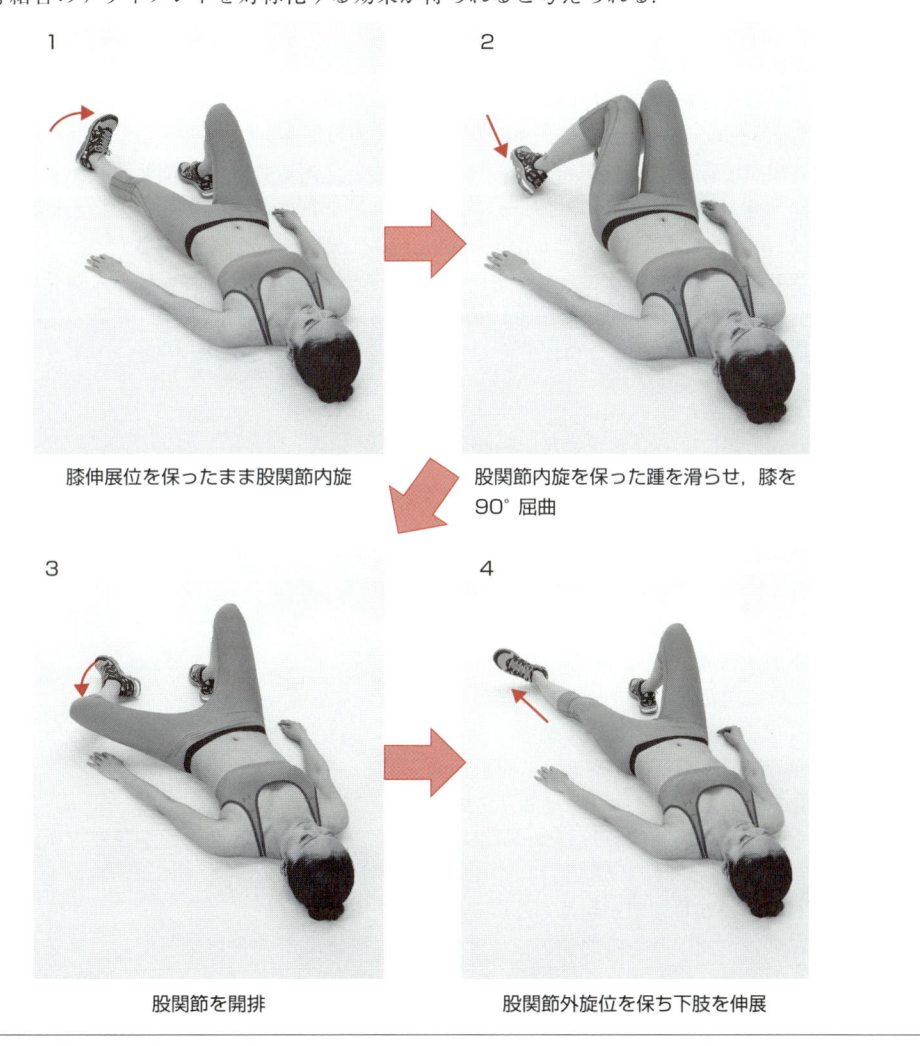

1　膝伸展位を保ったまま股関節内旋

2　股関節内旋を保った踵を滑らせ，膝を90°屈曲

3　股関節を開排

4　股関節外旋位を保ち下肢を伸展

④　バタ足（図5.11）

【目的】　仙骨前傾による骨盤安定化，大腿骨頭の後方移動，大腿直筋のリラクゼーション，腹横筋下部の機能改善

【方法】　基本肢位から，タオルを厚さ3 cm程度に折りたたんで仙骨近位部に当て，膝関節を屈曲しつつ両股関節を挙上する．このとき下肢を股関節上でバランスが取れる位置に置くことにより，股関節周囲筋をできる限りリラックスさせる．また，その状態で軽く深呼吸を行い，バランスを取りつつ全身を十分にリラックスさせる．その状態から，口すぼめ呼気を行いつつ，水泳のバタ足のように膝関節の屈曲・伸展（運動範囲は膝屈曲120°から最大屈曲位）を交互に行う．この運動を20秒程度継続する．

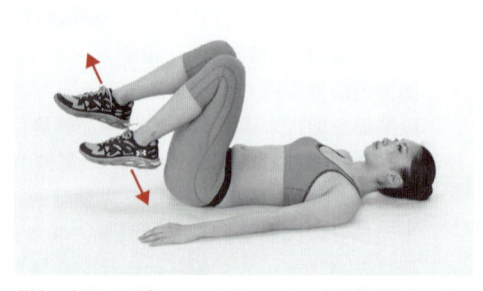

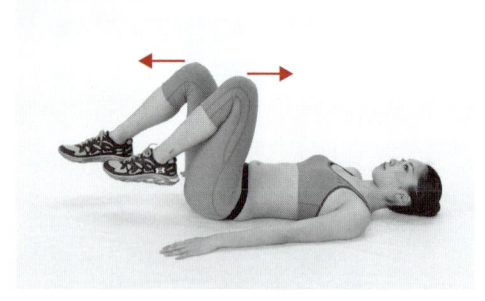

（注）　実際には厚さ3 cmほどのタオルを仙骨近位部に当てて行う

【解説】　背臥位で両下肢を股関節の真上に挙上すると，両寛骨が後傾位となり，タオルが仙骨を前傾させる方向に作用する．その状態でバタ足を行うことにより，振動が仙腸関節に加わり，仙骨前傾が促され，骨盤は閉鎖位（close-packed position）に誘導される．下肢をリラックスさせてバタ足を行うことにより，大腿直筋の緊張の軽減とともに，大腿骨頭の後方移動の促進が期待される．また口すぼめ呼吸と同期させることにより，骨盤の振動に対して腹横筋下部の活動を高めつつ体幹を安定化する効果が期待される．

⑤　バイク（図5.12）

【目的】　仙骨前傾による骨盤安定化，腸腰筋の機能改善，腹横筋下部の機能改善，荷重伝達機能障害の改善

【方法】　基本肢位から，タオルを厚さ3 cm程度に折りたたんで仙骨近位部に当て，膝関節を屈曲しつつ両股関節を挙上する．このとき下肢を股関節上でバランスが取れる位置に置くことにより，股関節周囲筋をできる限りリラックスさせる．また，その状態で軽く深呼吸を行い，バランスを取りつつ全身を十分にリラックスさせる．その状態から，口すぼめ呼気を行いつつ，左右交互に股関節の伸展・屈曲を繰り返す．股関節屈曲を20回程度繰り返すが，最初の10回は股関節90〜110°程度の小さい振動とし，後半の10回は下肢を腰椎前弯が起こらない範囲で運動範囲を拡大する．

（注）　実際には厚さ3 cmほどのタオルを仙骨近位部に当てて行う

【解説】　背臥位で両下肢を股関節の真上に挙上すると両寛骨が後傾位となり，タオルが仙骨を前傾させる方向に作用する．その状態でバイクを行うことにより，振動が仙腸関節に加わり，仙骨前傾が促され，骨盤は閉鎖位（close-packed position）に誘導される．下肢をリラックスさせて交互に股関節屈曲・伸展を繰り返すことにより，大腿骨頭の後方移動および腸腰筋の機能改善を図る．また口すぼめ呼気と同期させることにより，骨盤の振動に対して腹横筋下部の活動を高めつつ体幹を安定化する効果が期待される．下肢の伸展可動域を増加させることにより，仙骨前傾位で骨盤輪の安定性が高めつつ，腹筋群と腸腰筋の協調した筋活動パターンを学習させる．これにより骨盤輪を安定化させる腹横筋下部の機能改善と荷重伝達機能障害の改善を図る．

5.2 グローバル・スタビライズ

　グローバル・スタビライズは，ここまでのローカル・スタビライズによって一定の安定性を獲得した骨盤と胸郭を土台とし，これらを連結する**腹筋群と背筋群機能の向上**，すなわちコア全体の安定化を目的とする．ここでいうコアの安定化とは，あくまでも静的な条件下でのコアの安定性であり，良姿勢を持続できる**姿勢安定化（A）**を到達目標とする．姿勢安定化には，重力に抗して良姿勢を保持するための最小限の筋活動を保ちつつ，呼吸運動を繰り返さなければならない．さらに，良姿勢を持続させるため，消費エネルギーと筋活動量が最小化となるようコーディネートされる必要がある．さらに，しなやかで広い可動域を得るための**動的安定化（B）**，体幹全体を強固に固定する**体幹剛体化（C）**を競技特性に応じて獲得する．したがって，**グローバル・スタビライズ**は，以上のような条件を満たすための筋活動パターンを学習・習慣化するためのエクササイズから構成される．エクササイズをシステマティックに進めるため，一部ローカル・スタビライズで紹介したエクササイズも含めて紹介する．

A. 姿勢安定化

(1) 腹筋群のトレーニング

　グローバル・スタビライズにおける腹筋群のトレーニングは，立位姿勢や座位姿勢など直立位の改善とその持続性向上を目的とする．そのためには，あらかじめ直立位を保持するために求められる各筋の役割を具体的に定義しておく必要がある．

① 直立位での各筋の役割

[腹横筋]：腹横筋をその起始部によって上部，中部，下部に分割する（図5.13）．腹横筋上部は

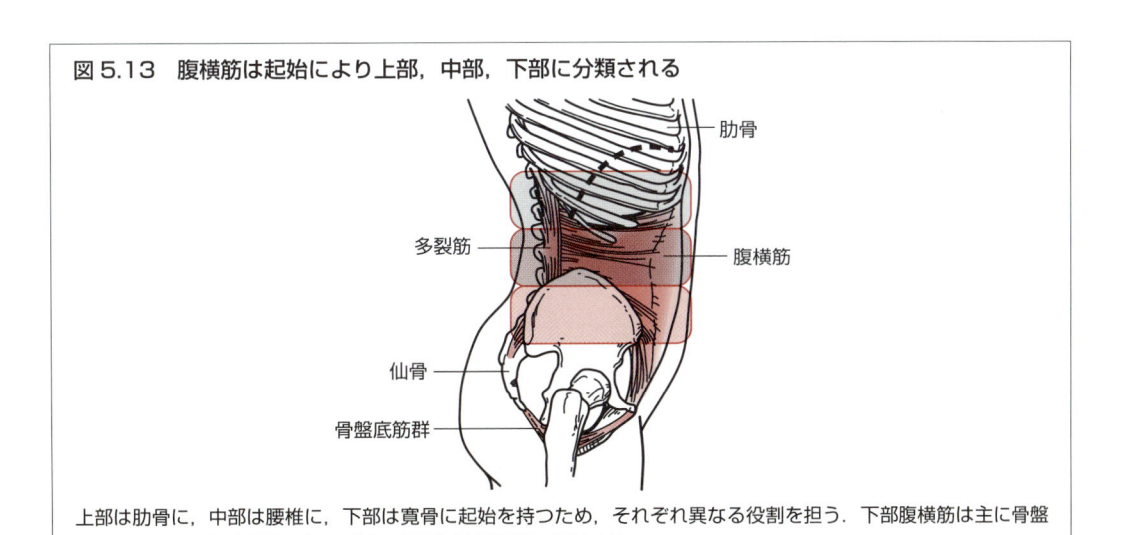

図5.13　腹横筋は起始により上部，中部，下部に分類される

上部は肋骨に，中部は腰椎に，下部は寛骨に起始を持つため，それぞれ異なる役割を担う．下部腹横筋は主に骨盤の安定化に，上部腹横筋は主に呼吸に必要な胸郭運動に貢献する．

肋骨に起始を持ち，直立位においては呼吸筋として収縮・弛緩を繰り返し，呼吸に伴う下位胸郭の運動の主働筋となる．腹横筋中部は腰椎に起始を持ち，主に腹腔内圧上昇のために腹腔容積を減少させる役割を担う．腹腔内圧上昇が必要とされない直立位において，腹横筋中部は腹横筋上部と下部の役割の相違を緩衝する役割を果たす．腹横筋下部は寛骨に起始を持ち，骨盤輪の安定化に欠かすことのできない筋である．歩行や走行において，姿勢筋として持続的収縮が求められ，直立位においても姿勢筋として緊張を維持することが求められる．

[浅層筋，腹斜筋，腹直筋]：腹壁の浅層筋は直立位において強く収縮する必要がない．内腹斜筋と外腹斜筋は，体幹の回旋筋であるとともに，腹腔内圧上昇時に腹横筋中部を補助し，体幹屈曲時に腹直筋を補助する．直立位においては，腹腔壁の最低限の緊張を保つためにわずかに活動する程度である．腹直筋は体幹屈曲の主動作筋であるが，直立位保持に対してはほとんど活動しない．

② 腹筋群のグローバル・スタビライズの目標

　以上のような役割を踏まえ，直立位保持に必要な最低限の筋活動として，腹横筋下部の持続的収縮と腹横筋上部の呼吸筋としての活動を維持できるようになることを目標とする．また，深層筋から浅層筋へと順に収縮する活動パターンを学習するため，腹横筋下部の収縮を得たうえで，腹斜筋や腹直筋の収縮を加えていく．

<エクササイズ>　　グローバル・スタビライズ（姿勢安定化．腹筋群）

① 腹横筋上部呼吸の習得（腹横筋下部の持続収縮と呼吸運動の協調性）（図5.14）

【目的】 腹横筋下部の持続的収縮を保つ呼吸パターンを習得する．

【肢位】 基本肢位（膝立て背臥位）

【方法】 口笛を吹くように口をすぼめ，風船を膨らませるように頬を膨らませながら，強く細い強制呼気を行う．1m離れた位置にあるロウソクの火を吹き消すのではなく，持続的に揺らし続けるような呼気である．この呼気の終了間近に腹横筋下部の単独収縮が強く意識される（a）．次のステップとして，呼気によって収縮した腹横筋下部を緩めずに吸気を行う（b）．吸気中も腹横筋下部の緊張を保つことができれば，腹横筋下部が姿勢筋として働きつつ，呼吸運動を繰り返す協調性が習得されたことを意味する．

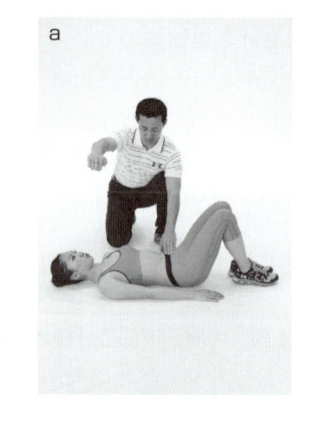

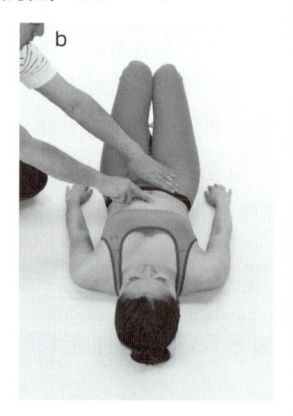

【回数】 3分間

【解説】 立位での活動において骨盤輪の安定性を保つためには，腹横筋下部の持続的な活動と，腹横筋上部・横隔膜・肋間筋などの呼吸筋の収縮・弛緩の反復が必要である．呼吸運動に必要な胸郭の運動を十分に得るためには，上部腹筋群が弛緩している必要がある．この逆に，上部腹筋群が緊張して下位胸郭の運動と横隔膜の活動が制限されると，腹横筋下部が呼吸筋として使われることとなり，この筋による骨盤の安定化メカニズムが犠牲となる．したがって，すべての運動における基礎的な骨盤輪安定化メカニズムを獲得するうえで，腹横筋下部の持続的緊張を保ちつつ呼吸を反復する能力が求められる．

② 骨盤ローリングエクササイズ（腹横筋下部・呼吸運動と内・外腹斜筋の協調性-1）
（図5.15）

【目的】 腹横筋下部の持続的緊張を保ちつつ腹横筋上部による呼吸運動を継続し，さらに左右の内腹斜筋と外腹斜筋の相反性の活動パターンを習得する．

【肢位】 基本肢位（膝立て背臥位）

【方法】 膝立て背臥位で両腕は体の横で床上に置く．腹横筋下部の緊張を持続しつつ呼吸運動を繰り返す．その状態が安定したら，両下肢をそろえて側方に傾斜させ，下肢とともに骨盤を左右にローリングさせる．骨盤の回旋角度は一側に20～30°程度とする．この骨盤の左右への回旋運動を反復することにより，呼吸運動の反復，腹横筋下部の持続的緊張，さらには内腹斜筋と外腹斜筋の相反性の活動を同時に行う筋活動パターンを促す．最初は歩行程度のゆっくりしたリズムから開始し，徐々に短距離走のリズムになるようにスピードを上げつつ骨盤の回旋範囲を拡大する．

【回数】 30秒間×5回

【背景】 歩行をはじめとするロコモーションにおいて，呼吸の継続，骨盤安定化のための腹横筋下部の持続的緊張と，体幹の回旋に必要な内・外腹斜筋の相反的な活動が求められる[8]．なお，腹横筋上部での呼吸運動を維持するため，腹直筋上部を弛緩させておくことが重要である．

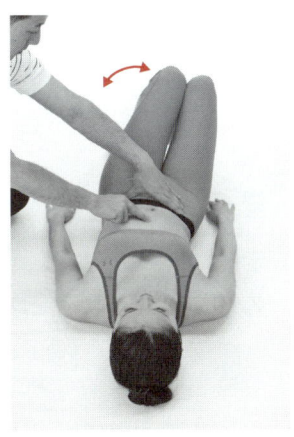

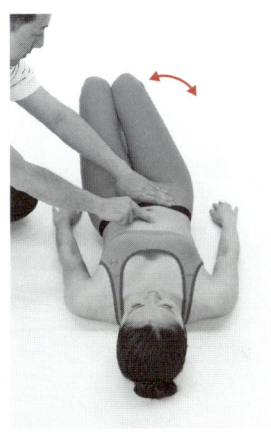

③ 胸郭ローリングエクササイズ（腹横筋下部・呼吸運動と内・外腹斜筋の協調性-2）
　　（図5.16）
【目的】　腹横筋下部の持続的緊張を保ちつつ呼吸運動を継続し，さらに左右の内腹斜筋と外腹斜筋の相反性の活動パターンを習得する．
【肢位】　基本肢位（膝立て背臥位）
【方法】　膝立て背臥位で両腕は胸の前で組んだ姿勢となり，腹横筋下部の緊張を持続しつつ呼吸運動を繰り返す．その状態が安定したら，腹直筋上部が緊張しない範囲で，頭部を床から3cm程度床から浮かせた状態となる．そのまま，床上で胸郭を転がし，胸郭を左右に回旋させる．この胸郭の左右への回旋運動を反復することにより，呼吸運動を反復し，腹横筋下部の持続的緊張を保ち，さらには内腹斜筋と外腹斜筋の相反性の活動が習得される．最初は歩行程度のゆっくりしたリズムから開始し，徐々に短距離走のリズムになるようにスピードを上げつつ骨盤の回旋範囲を拡大する．
【回数】　30秒間×5回
【背景】　歩行をはじめとするロコモーションにおいて，呼吸の継続，骨盤安定化のための腹横筋下部の持続的緊張と，体幹の回旋に必要な内・外腹斜筋の相反的な活動が求められる．頭部を浮かせつつ上部腹直筋群の弛緩を維持しなければならず，この点で骨盤ローリング（図5.15）よりも難易度が高い．

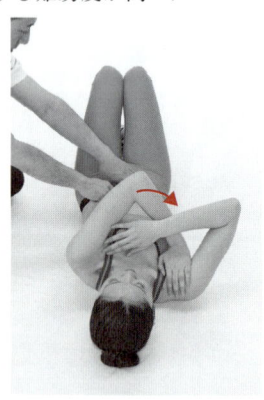

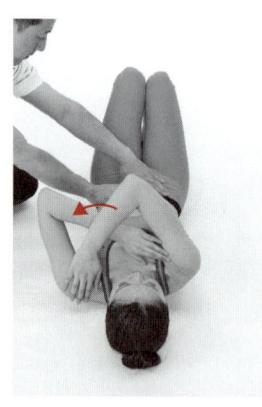

④　クランチ（腹筋群全体の協調性）（図5.17）

【目的】　腹筋群の深層から浅層へと協調した筋活動パターンを学習する．

【肢位】　基本肢位（膝立て背臥位）

【方法】　膝立て背臥位で，両手を下位胸郭に置く．その状態で，まず腹横筋下部を緊張させ，次に頭部を挙上せずに，両手で圧迫している下位胸郭前面を上前腸骨棘（ASIS）に接近させる．この時，体側において外腹斜筋と内腹斜筋が収縮している状態が触知される．次に，頭部を徐々に挙上し，腹直筋を恥骨から胸骨に向けて収縮させる．

【回数】　10回×5セット

【背景】　体幹を前屈・屈曲させる運動は，腹横筋下部の緊張による骨盤安定化に加え，外腹斜筋による下位胸郭の下制，そして腹直筋による胸骨下制と脊椎の屈曲から構成される．

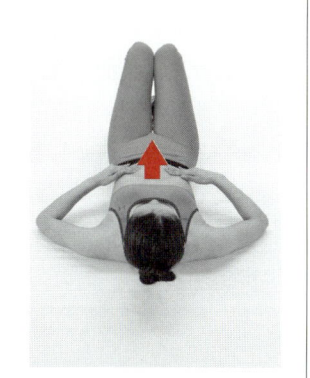

⑤　エアーレッグプレス（腹筋群全体の協調性）（図5.18）

【目的】　腹横筋下部を主体とする骨盤・腰椎の安定化に必要な筋活動パターンを学習する．

【肢位】　基本姿勢（膝立て背臥位）

【方法】　膝立て背臥位で，両手を腰椎の下に入れ，両股関節を110°程度まで屈曲する（a）．股関節屈曲に伴う腰椎前弯の解消により両手が圧迫されるのを感じる．次に，両手への圧を減少させないように腹横筋下部を最大限収縮させつつ，両下肢を水平方向に伸展する（b）．骨盤が前傾し，両手への圧がわずかでも減弱したら，下肢伸展を止めて元のポジションに戻る．なおこの際，呼吸を絶対に止めないこと，腹直筋の輪郭が浮き上がらないように下腹部を平坦に保つこと，そして腹筋群上部を完全に緊張させないこと（指で押して凹む状態を保つこと）を必須とする．

【回数】　10回×3セット

【背景】　良姿勢の維持，下部体幹および骨盤輪の安定化において，腹筋群は腹直筋よりも腹横筋下部の収縮が重要となる．一方，腹横筋上部は呼吸筋として収縮と弛緩を繰り返す．上記の運動において，呼吸を継続することで腹横筋上部を呼吸筋として使いつつ，腹横筋下部による安定化作用を最大限強化する．

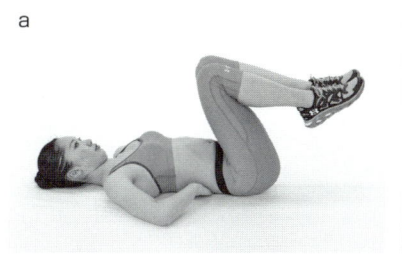

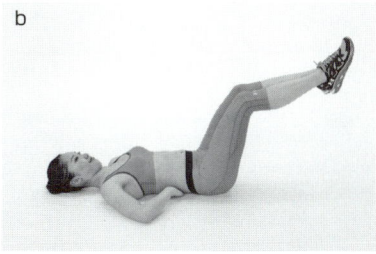

(2) 背筋群のトレーニング

　良好な直立位を得るためには，胸椎部の多裂筋の機能改善とともに，下位胸郭拡張の主働筋である下後鋸筋との協調した収縮が求められる．腰椎部背筋の負担を軽減するうえで望ましい背筋群の活動は，内外側では内側にある姿勢筋として多裂筋の活性化とともに，上下では相対的に胸椎部の背筋群の緊張により胸椎後弯増強を防ぐことである．また，後屈や股関節伸展を伴う動作時の体幹のグローバル・スタビライズを念頭に置くと，股関節伸展の主働筋である大殿筋の活動は不可欠である．これらの筋活動の上昇を意図したエクササイズを進めていく．

<エクササイズ>　　グローバル・スタビライズ（姿勢安定化，背筋群）

①　パピーエクステンション（図5.19）

【目的】　多裂筋・下後鋸筋と協調した脊柱起立筋の活動により，十分な胸椎伸展を得る．
【肢位】　パピーポジション
【方法】　パピーポジションから，吸気とともに胸椎伸展（顎を引いて頭部を挙上）（a），呼気とともに胸椎屈曲（頚椎屈曲）（b）を行う．
【回数】　10回×3〜5セット
【解説】　下位胸郭拡張可動性が得られ，下後鋸筋による随意的な下位胸郭拡張が得られ，また脊柱のローカル筋である多裂筋の活動が得られたうえでこのエクササイズを行う．この手順を踏むことにより，上位胸郭挙上と下位胸郭拡張を連動させた十分な胸椎伸展が得られる．円背の矯正や後屈可動域拡大を図るうえでこのエクササイズは必須である．

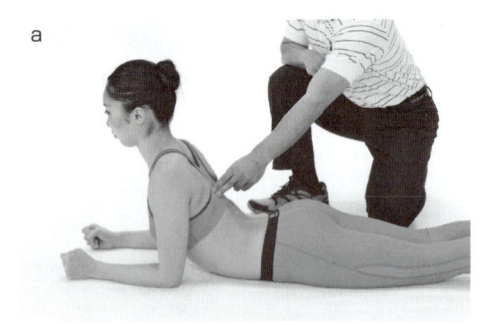

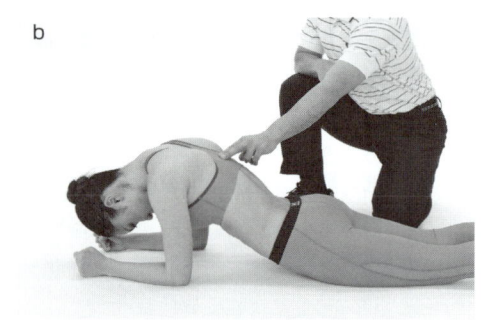

② **ダイアグナル・リフト（大殿筋，胸腰筋膜，多裂筋）**（図5.20）

【目的】 大殿筋，胸腰筋膜，多裂筋，下後鋸筋と協調した脊柱起立筋の活動により，理想的なロコモーションに直結する背筋群の筋活動パターンを得る．

【肢位】 四つ這い位・脊椎過伸展位

【方法】 脊柱を伸展位とした四つ這い位となる．あらかじめ一側上肢を挙上したうえで反対側の股関節を，屈曲位（a）から膝関節を伸展させつつ，伸展（b）させる[3,7]．この対角上下肢の挙上を同時に行うことにより，脊柱の安定化に重要な役割を果たす多裂筋，胸腰筋膜，大殿筋の協調した筋活動パターンが得られる．徐々に上肢と下肢の運動に体幹を連動させて運動範囲を広げる．

【回数】 5秒間×10回×3～5セット

【解説】 殿部において大殿筋に接する胸腰筋膜は，一側の大殿筋の収縮を反対側の胸腰筋膜・広背筋・脊柱起立筋に伝達する役割を担う[6,9]．股関節伸展は，反対側の胸腰筋膜への緊張伝達とともに，同側の腰椎部多裂筋の収縮を促す．加えて，反対側の上肢を十分に挙上することにより，胸椎部の多裂筋の収縮を得ることができる．

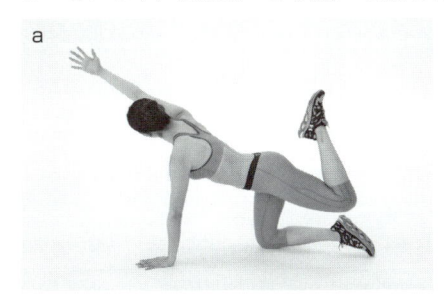

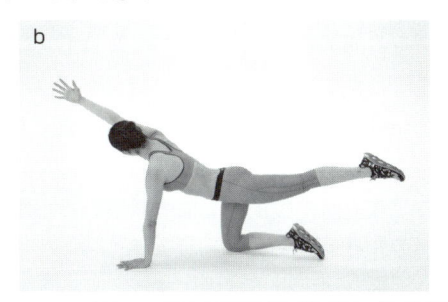

③ **バックアーチ**（図5.21）

【目的】 多裂筋，下後鋸筋，菱形筋と協調した脊柱起立筋の活動により，胸椎伸展と股関節伸展を主体とする背筋群の筋活動パターンを得る．

【肢位】 腹臥位

【方法】 両腕を左右に用いた腹臥位を開始肢位とする（a）．股関節と胸椎伸展を意識しつつ，頭と両下肢を，床から離れるように挙上させ，3秒間静止する（b）．この時，下後鋸筋，菱形筋，大殿筋の収縮を十分に意識する．なお，このとき顎を引いて頭部全体が胸郭に対して後方に移動するように意識する．

【回数】 10回×3～5セット

【解説】 下後鋸筋の機能による下位胸郭横径拡張が得られ，また脊柱のローカル筋である多裂筋が十分に機能している状態が得られたうえで，胸椎伸展エクササイズを行う．この手順を踏むことにより，十分な胸椎伸展を含む脊柱起立筋のトレーニングが実施できる．また，上位胸郭挙上と下位胸郭横径拡張という理想的な胸郭運動パターンが形成される．これにより，立位姿勢の改善，後屈動作および可動域の改善などに効果を得ることができる．

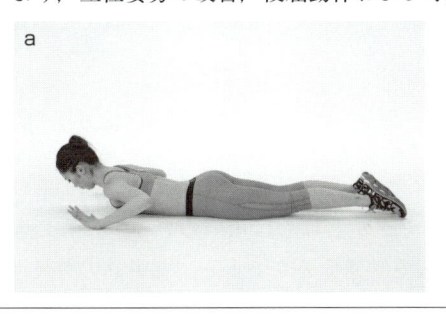

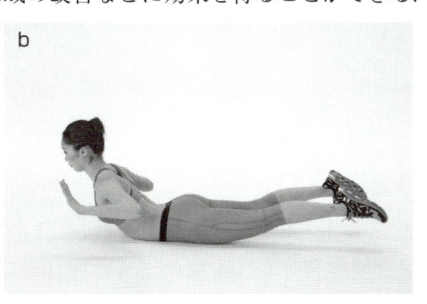

B. 動的安定化

　動的安定化は，呼吸運動を継続して直立位を保持しつつコアの安定性を得ることであり，歩行，ランニング，投球，ジャンプなどあらゆるスポーツ動作，日常生活動作に必要とされる．このために必要な筋活動パターンとしては，横隔膜や腹横筋上部は主に呼吸筋として活動し，腹横筋下部を姿勢筋として持続的に収縮し，これらに加えて他の腹筋群や背筋群が必要に応じて動員される状態である．したがって，動的安定化のためのトレーニングは上記の原則を満たすものでなければならない．

(1) ケーブルトレーニング

　代表的な動的安定化のトレーニング法として，片膝立ち位または立位でケーブルマシンを用いた体幹トレーニング法が挙げられる（図5.22）．目的とするスポーツ動作に応じて，抵抗のついたケーブルの先端のグリップやバーを持ち，さまざまな方向にケーブルを引くトレーニング法を選択することができる．いずれの場合もグローバル・スタビライズで獲得した筋活動パターンを崩してはいけない．すなわち，体幹の直立位を保持すること，呼吸（吸気または呼気）と連動させること，腹横筋下部の持続的緊張を保持することが重要である．円背の増強や呼吸運動の制限をもたらす腹直筋や腹横筋上部の収縮を最小限とする．

　コアの安定化のためのケーブルトレーニングとして，片膝立ち位で行う種目が代表的である．抵抗に背を向けて立位または片膝立ちとなり，ケーブルを体の前面方向に引きつつ体幹回旋を行う場合は，主に内・外腹斜筋と多裂筋・下後鋸筋が主働筋となり，強力な腹筋群に拮抗する背筋群の活動により直立位を保つ（図5.22a）．一方，ケーブルを体の後方に向かって引きつつ体幹回旋を行う場合は，内・外腹斜筋とともに同側の広背筋や下後鋸筋を動員し，体幹前後の筋をバランスよく使うトレーニングとなる（図5.22b）．ほとんどのケーブルトレーニングは，上記2パターンのいずれかの応用動作であり，目的に応じて片手または両手の使用，あるいはケーブルを引く際の上肢運動のパターンなどを選択する．

　ケーブルトレーニングは，地面に対して骨盤を固定する必要があるため，股関節周囲筋の同時収縮による股関節の固定筋力が求められる．実際のスポーツ活動において，股関節固定と体幹の動的安定性が必要とされる動作は多いとは言えない．例えば，片脚着地において，体幹と股関節両方の動的安定性が必要であり，股関節の内・外転方向の安定性が膝の動的外反を抑制する役割を果たす．着地時の股関節屈曲角度は30〜60°程度であり，この肢位における股関節の動的安定性を向上させるトレーニングが必要である（図5.22c）．したがって，ケーブルトレーニング種目を選択する際には，目的とする動作において最も動的安定性が重要な股関節肢位を考慮すべきである．

(2) プランクトレーニング

　コアの強化法として，バランスボールトレーニング，上肢と下肢で支持して骨盤部を浮かせた状態を保つプランク（plank）（図5.23a）トレーニングがしばしば用いられる．これらのトレーニング法は文字通り身体を板のように固定することを要求することから，体幹筋の等尺性筋力の増強に効果的であると考えられる．しかしながら，①呼吸筋と姿勢筋の役割分担が不明確，②腹

図 5.22　ケーブルマシンを用いた体幹トレーニング法

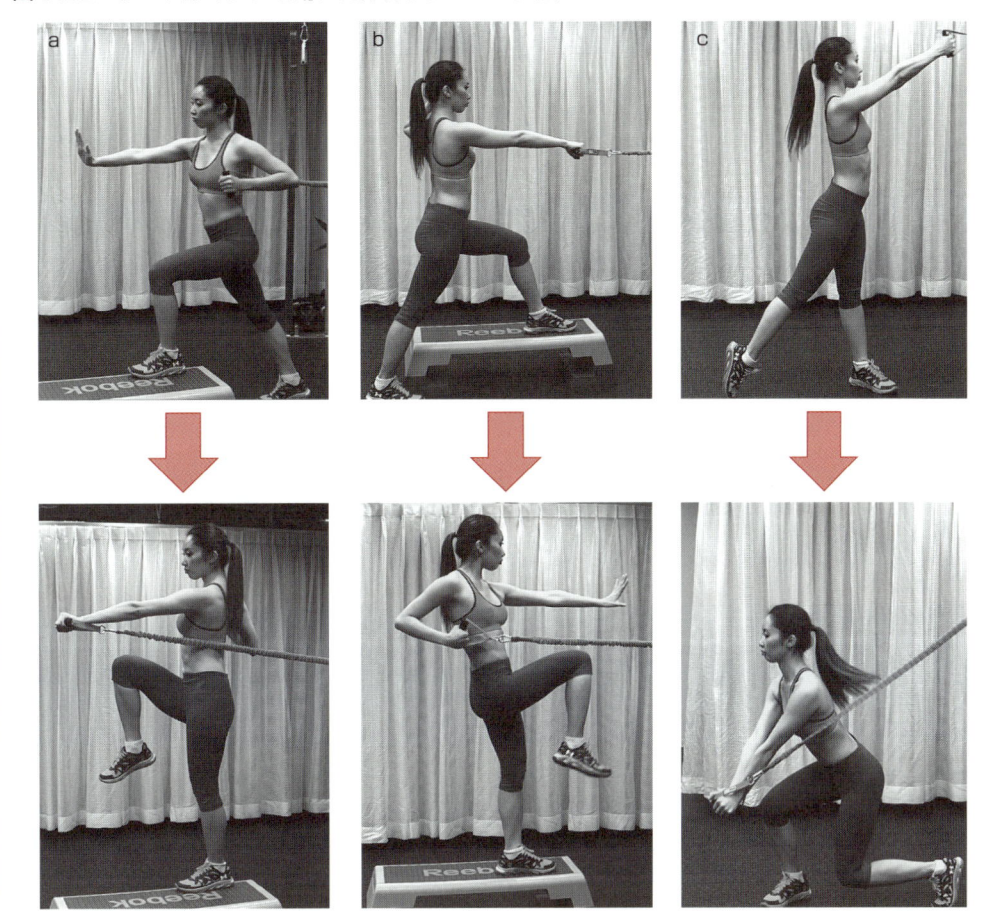

代表的な動的安定化のトレーニング法．
a) ケーブルを体の前面方向に引きつつ体幹回旋を行う．内・外腹斜筋の活動が得られる．
b) ケーブルを体の後方に向かって引きつつ体幹回旋を行う．背部の回旋筋のトレーニング．
c) ケーブルマシンを用いた股関節動的安定性を向上させるトレーニング．

図 5.23　プランクトレーニング

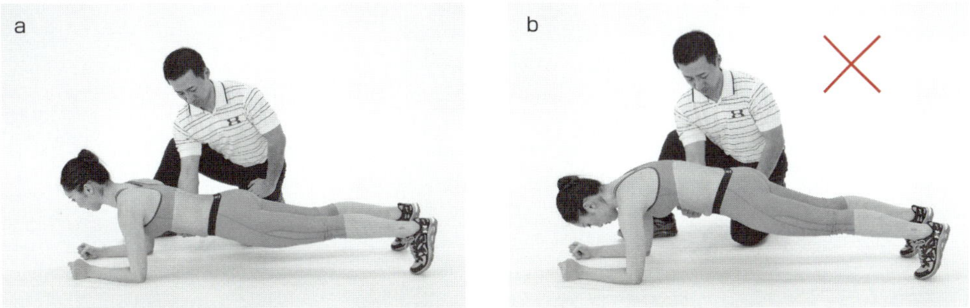

a) 下位胸郭拡張位でのプランク
b) プランク中の腹筋上部の強い収縮による円背増強は，下位胸郭の拡張を抑制する腹筋群の活動パターンを習慣化する可能性があり，絶対に回避すべき姿勢である．

5.2　グローバル・スタビライズ

表5.2　プランクトレーニングの問題点

プランクトレーニング	①呼吸筋と姿勢筋の役割分担が不明瞭 ②腹筋上部の強い収縮による円背増強 ③多くのスポーツ活動における体幹筋活動パターンと異なる体幹筋の同時収縮

筋上部の強い収縮による円背増強（図5.23b），③多くのスポーツ活動における体幹筋活動パターンと異なる体幹筋の同時収縮，などのように，必ずしもスタビライゼーショントレーニングの目的を満たしてはいない（表5.2）．リアライン・トレーニングの概念に基づくと，代償運動を誘発しやすいプランクトレーニングは誰にでも推奨されるトレーニング法ではない．

　プランクトレーニングは，上記のような問題点がないことを確認したうえで実施されなければならない．プランクトレーニングが推奨される条件として，円背増強の心配がない良好な体幹アライメントであること，姿勢筋としての腹横筋下部と呼吸筋としての腹横筋上部の役割分担が習得されていること，プランクトレーニング中にも腹横筋上部による呼吸運動が持続できること，などを満たしている必要がある．そのためには，ローカル・リアラインからグローバル・スタビライズに至るトレーニングのプロセスを確実に進め，理想的なアライメントと筋活動パターンが得られていることが前提となる．マルアライメントを防ぎ，スポーツパフォーマンス向上に望ましい結果をプランクトレーニングから得るためには，リアライン・トレーニングを理解したうえで実施すべきである．

C. 体幹剛体化

　体幹剛体化は，呼吸を止め，横隔膜を含めた体幹の筋群を同時収縮させ，腹腔内圧を最大限に高めた状態である．腹腔内圧上昇には，腹腔壁を構成する横隔膜，腹横筋，骨盤底筋群などを同時収縮する必要がある．さらに体幹全体の体幹剛体化を高めるには，大胸筋，広背筋，腹直筋，脊柱起立筋，腰方形筋などの同時収縮が必要となる．体幹剛体化はコンタクトスポーツにおけるコンタクトの瞬間やウエイトリフティングなど，大きな力が体幹に加わる場合に必要とされる能力である．腹腔内圧を上昇させるには横隔膜が最大収縮を保つ必要があることから，呼吸を止めざるを得ない．したがって，体幹剛体化は数秒から十数秒程度の短い時間の運動においてのみ有効である．

<エクササイズ> グローバル・スタビライズ（体幹剛体化）

① ベリープレス（腹腔内圧上昇）（図5.24）

【目的】 腹腔内圧を最大限に上昇させる能力を習得する．

【肢位】 膝立て背臥位

【方法】 膝立て背臥位となった対象者の腹部に，セラピストは膝を乗せてゆっくりと体重をかける．この時，腹部が押し込まれないよう，腹圧を十分に高めるように意識する．呼吸を止める運動であるため，1回の荷重は3秒程度とする．

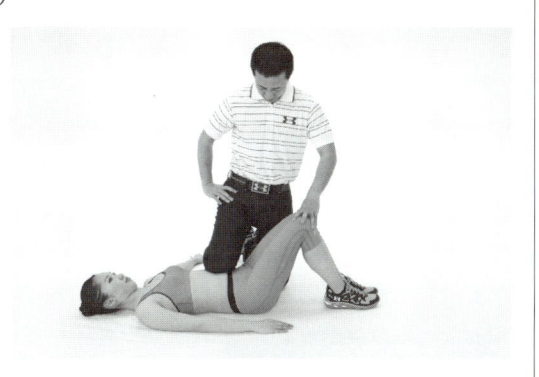

【回数】 3秒×10回×3〜5セット

【解説】 体幹の剛体的安定化メカニズムは，腹腔内圧の上昇によって補強される[4,5]．腹腔内圧を上昇させるには骨盤底筋群，横隔膜，腹横筋の同時収縮が必要である[1]．しばしば腹筋群を緊張させることを腹腔内圧上昇と誤解されるが，腹筋群の緊張と腹腔内圧の上昇とは相関しない．

② 体幹リズミック・スタビライゼーション（図5.25）

【目的】 腹腔内圧を最大限に上昇させ，外力に抗して体幹を剛体的に安定化させる能力を習得する．

【肢位】 椅座位

【方法】 椅座位となった対象者の両肩をセラピストがつかみ，体幹に対してランダムにさまざまな方向に外力を与える．この時，腹腔内圧を中等度に上昇させ，どの方向への外力に対しても同じ筋活動パターンによって耐えるようにする．呼吸を止める運動であるため，1回のエクササイズは3〜5秒程度とする．

【回数】 3秒×10回×3〜5セット

【解説】 体幹の体幹剛体化メカニズムは，腹腔内圧の上昇によって補強される．腹腔内圧を上昇させるには骨盤底筋群，横隔膜，腹横筋の同時収縮が必要である．このリズミック・スタビライゼーションにより，体幹の固定筋の同時収縮を促す[2,4]．

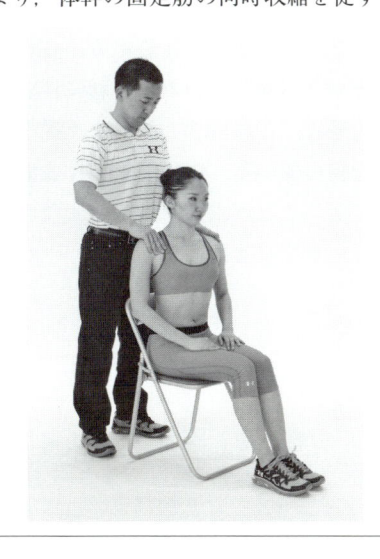

5.3 コーディネート

　コーディネートは歩行や走行などを含め，あらゆる身体活動を円滑で効率的に，そしてマルアライメントを誘発しないように動くための運動学習のプロセスである．リアラインとスタビライズで改善した良好なアライメントを持続できるような動作パターンの習熟を目指す．上肢や下肢の運動と体幹との協調性に問題があると，グローバル・スタビライズまでに得られた良好な体幹アライメントや筋活動パターンが容易に破壊される．コーディネートが必要な運動として，歩行や走行などのロコモーション，ゴルフや野球などに見られるスイング動作，ラグビーやフットボールにおけるコンタクト動作，投動作，ジャンプ動作など多岐に及ぶ．コーディネートはすべてのスポーツ動作に対して特異的であり，そのトレーニングのバリエーションは無限である．本節ではこれらのうちロコモーションとスイング動作について述べる．

A. 動作特異的トレーニング

　動作特異的トレーニング（motion specific training；MST）はコーディネートの段階で実施するトレーニング法である．特定のスポーツ動作を効率的に行うために必要な体幹と上肢・下肢との連動を重視したトレーニングを意味する．動作遂行に必要な関節運動や筋活動を考慮し，さらにリアラインとスタビライズの過程で構築したアライメントや身体機能を十分に反映させた動作と負荷を選択する．重要な点は負荷の強さではなく，すべての要素が効率的に，マルアライメントを再発させることがないように実施できることである．そのためには，必要以上の強い負荷は不要であるばかりか，むしろ弊害になる場合も多い．強い筋力発揮が必要な種目においては，動作に十分習熟したことを確認したうえで，スポーツ活動に必要な負荷を与える．

（1）ロコモーション（歩行・走行に必要な動的安定化）

　歩行や走行はヒトの代表的なロコモーション動作である．これらはいずれも下肢と上肢がバランスをとりつつ，互いにエネルギーを伝達している．それに伴い，胸郭と骨盤は互いに反対方向に回旋する．下部体幹（コア）の筋は，この胸郭と骨盤を連動させるための可動性とともに，直立姿勢を保つための安定性確保を担っている．腹横筋下部は骨盤輪安定化のために姿勢筋として働き，腹横筋上部は呼吸筋として働くことが求められる．すなわち，グローバル・スタビライズで述べた骨盤ローリングや胸郭ローリングと同様の筋活動パターンが求められる．

<エクササイズ> 　コーディネート（ロコモーションのための体幹回旋）

① 椅座位体幹回旋エクササイズ（図 5.26 a）

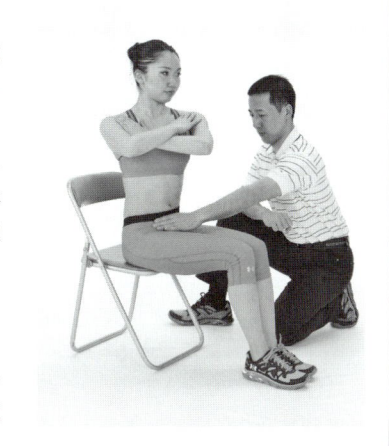

【目的】 ロコモーションに必要な体幹筋活動パターンを学習する．

【肢位】 椅座位（回転椅子が望ましい）

【方法】 椅座位で，両肘が両肩と同じ高さになるように腕を組む．この状態から，体幹を左右に 20° 程度回旋させる．徐々に回旋を速くし，体幹の回旋の反作用により自然に両膝が左右に揺れるようになるのが望ましい．体幹回旋のリズムをいろいろと変動させ，上部体幹の動きに連動して骨盤・下肢が運動することを確認する．

【回数】 20 秒 × 5 回

【解説】 膝立て背臥位で行った骨盤ローリングと同様に，腹横筋・呼吸運動と内・外腹斜筋の協調性獲得のための運動を椅座位（または立位）で行うことにより，抗重力筋と腹筋群・呼吸筋との協調を得る．さらには，ロコモーション中の骨盤回旋運動に必要な相反性の内・外腹斜筋の筋活動パターンを習得する．

② 椅子腕振りエクササイズ（図 5.26 b）

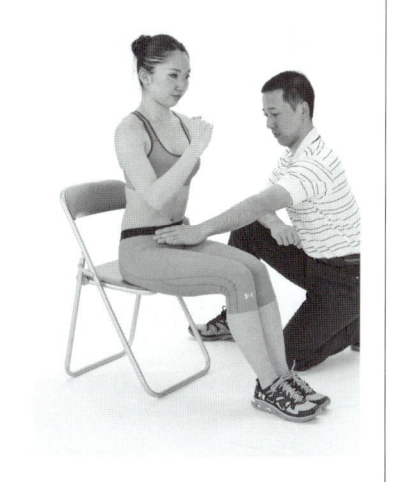

【目的】 ロコモーションに必要な体幹筋活動パターンを学習する．

【肢位】 椅座位（回転椅子が望ましい）または立位

【方法】 椅座位（または立位）で，ランニング中のように左右の腕を前後に振る．腕振りを徐々に速くし，上肢の運動の反作用により自然に両膝が左右に揺れるようになるのが望ましい．腕振りのリズムをいろいろと変動させ，腕の動きに連動して骨盤・下肢が運動することを確認する．

【回数】 20 秒 × 5 回

【解説】 膝立て背臥位で行った骨盤ローリングと同様に，腹横筋・呼吸運動と内・外腹斜筋の協調性獲得のための運動を椅座位（または立位）で行うことにより，抗重力筋と腹筋群・呼吸筋との協調を得る．さらには，ロコモーション中の骨盤回旋運動に必要な相反性の内・外腹斜筋の筋活動パターンを習得する．このような筋活動パターンが，ランニング中の腕振り動作によって無意識下に誘導されることが望ましい．

（2）スイング動作（スイング動作に必要な動的安定化）

　ゴルフや野球のバッティング，投球などにおいて，全身を回旋させることによりボールに初速度を与える．これらの回旋動作は主に足底と地面との間，股関節，胸郭などの可動性によって得られている．その中でも骨盤の回旋トルクを生み出すのは主に股関節であり，脊柱の回旋は骨盤の回旋を胸郭へ伝達することが主体である．したがって，回旋運動の力源としての骨盤回旋と回旋運動の伝達（運動連鎖）を担う脊柱の回旋を区別してトレーニングすることにより，両者の役割分担を明確にしたトレーニングを行うことができる．

＜エクササイズ＞　　回旋動作のコーディネート・エクササイズ

① 体幹固定・骨盤回旋（図5.27 a）

【目的】　骨盤回旋の高速化に必要な股関節周囲の筋力を強化する．
【肢位】　スクワット肢位（ワイドベース）
【方法】　ワイドベースのスクワット肢位となり，両腕を組んで体幹を固定する．次に，骨盤から上を一体化させたまま，骨盤を左右に30°程度回旋させる．徐々に回旋速度を上昇させ，ゴルフやバッティング動作に必要な最大の骨盤回旋速度を得る．
【回数】　20秒×5回
【解説】　スイング動作の回旋運動は，体幹をある程度固定し，股関節運動によって生じる骨盤の回旋運動によって誘導される．股関節の運動が骨盤の回旋運動を誘導することを自覚しながら，骨盤回旋の高速化を図る．

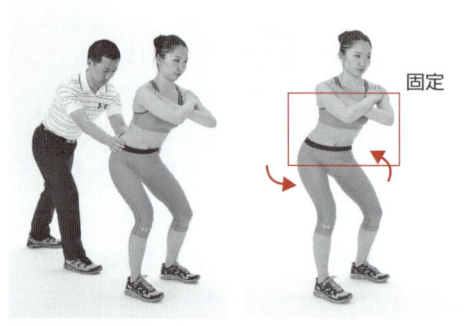

骨盤回旋に抵抗

② 骨盤固定・体幹回旋（図5.27 b）

【目的】　荷重位において骨盤を安定させつつ，体幹回旋速度を上昇させることを目的とする．
【肢位】　スクワット肢位（ワイドベース）
【方法】　ワイドベースのスクワット肢位となり，両腕を組む．骨盤が回旋しないよう股関節を固定し，体幹の回旋を行う．徐々に回旋速度を上昇させ，ゴルフやバッティングのように最大の体幹内回旋速度を得る．
【回数】　20秒×5回
【解説】　スイング動作の回旋開始およびフォロースルーにおいては，骨盤はほぼ固定され，体幹内での回旋運動が必要とされる．

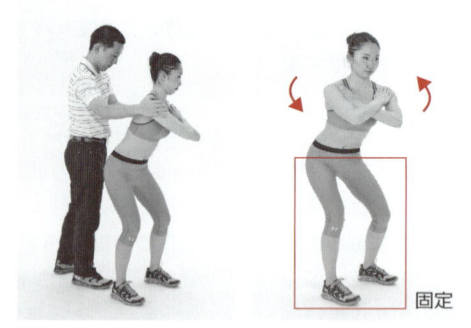

脊柱回旋に抵抗

③ ケーブル体幹回旋（図5.28）

【目的】 荷重位において脊柱を良肢位に保ちつつ，骨盤および脊柱の回旋筋力を強化することを目的とする．

【肢位】 スクワット肢位

【方法】 ケーブルに平行に両足を開いたスクワット肢位となり，両手でケーブル（またはゴムチューブ）を握る（a）．このとき，両脇を絞めて両肘を体幹に密着させるようにケーブルを引きつつ（b），骨盤および脊柱を回旋させる（c）．骨盤がケーブルに直角になるまで回旋したら両肘を伸ばす（d）．

【回数】 10回×3〜5回

【解説】 スイング動作に必要な骨盤回旋の主体となる股関節回旋筋群の強化とともに，脊柱アライメントを保つための協調した腹斜筋と多裂筋・下後鋸筋の強化を行う．

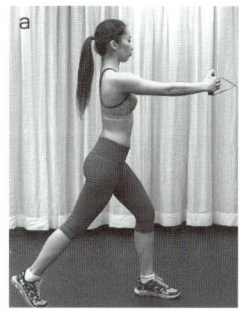

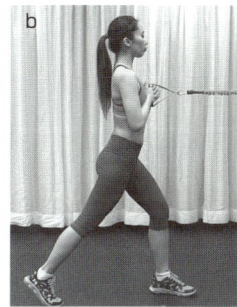

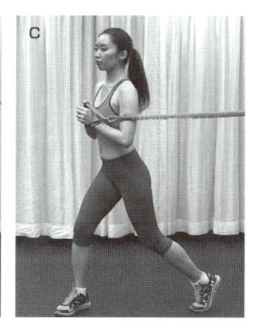

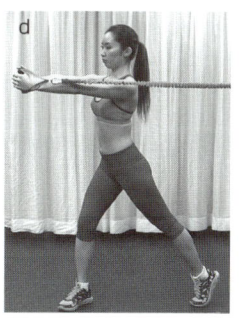

【まとめ】

本章では体幹・コアのリアライン・トレーニングの後半に位置付けられるグローバル・リアライン，グローバル・スタビライズ，コーディネートについて述べた．前章で述べたローカル・リアラインとローカル・スタビライズを基礎としつつ，本章のトレーニングが構成されている．体幹は運動器の中心部分であるだけでなく，呼吸や排泄機能を担う機能を有している．運動機能を最適化するには，これらの生理機能との折り合いを付けなければならず，特に腹筋群の活動パターンは呼吸運動と密接な関係があることを軽視してはいけない．以上の流れは，腰痛を起こしにくい体幹を獲得するためのプロセスであるとともに，体幹のパフォーマンスを向上させる上でも必須の要素を多く含み，さらには腰痛治療にも応用できる．

[引用参考文献]

1) Cholewicki, J. ; Ivancic, P. C. ; and Radebold, A. : Can increased intra-abdominal pressure in humans be decoupled from trunk muscle co-contraction during steady state isometric exertions? *Eur J Appl Physiol*, **87**(2) : 127-33, 2002.
2) Cresswell, A. G. ; Oddsson, L. ; and Thorstensson, A. : The influence of sudden perturbations on trunk muscle activity and intra-abdominal pressure while standing. *Exp Brain Res*, **98**(2) : 336-41, 1994.
3) Ekstrom, R. A. ; Donatelli, R. A. ; and Carp, K. C. : Electromyographic analysis of core trunk, hip, and thigh muscles during 9 rehabilitation exercises. *J Orthop Sports Phys Ther*, **37**(12) : 754-62, 2007.
4) Essendrop, M. ; Trojel Hye-Knudsen, C. ; Skotte, J. ; Faber Hansen, A. ; and Schibye, B. : Fast development of high intra-abdominal pressure when a trained participant is exposed to heavy, sudden trunk loads. *Spine*, **29**(1) : 94-9, 2004.
5) Hodges, P. W. ; Cresswell, A. G. ; and Thorstensson, A. : Intra-abdominal pressure response to multidirectional support-surface translation. *Gait Posture*, **20**(2) : 163-70, 2004.

6) Loukas, M.; Shoja, M. M.; Thurston, T.; Jones, V. L.; Linganna, S.; and Tubbs, R. S.: Anatomy and biomechanics of the vertebral aponeurosis part of the posterior layer of the thoracolumbar fascia. *Surg Radiol Anat*, **30**(2): 125-9, 2008.
7) Stevens, V. K.; Vleeming, A.; Bouche, K. G.; Mahieu, N. N.; Vanderstraeten, G. G.; and Danneels, L. A.: Electromyographic activity of trunk and hip muscles during stabilization exercises in four-point kneeling in healthy volunteers. *Eur Spine J*, **16**(5): 711-8, 2007.
8) Urquhart, D. M., and Hodges, P. W.: Differential activity of regions of transversus abdominis during trunk rotation. *Eur Spine J*, **14**(4): 393-400, 2005.
9) Vleeming, A.; Pool-Goudzwaard, A. L.; Stoeckart, R.; van Wingerden, J. P.; and Snijders, C. J.: The posterior layer of the thoracolumbar fascia. Its function in load transfer from spine to legs. *Spine* (*Phila Pa 1976*), **20**(7): 753-8, 1995.
10) 蒲田和芳：腰痛・骨盤痛に対するコアセラピー．In コアセラピーの理論と実践，pp.73-110．東京，講談社，2011．

第6章

コア・体幹③
「リアライン・コア」を用いたコア・体幹のトレーニング

　第4章から第5章にかけて，体幹のリアライン・トレーニングをリアライン，スタビライズ，コーディネートの流れに沿って紹介した．その手順は，体幹に起こり得るマルアライメントのすべての原因を理解し，それを一つ一つ解決していく確実性の高い方法といえる．しかしながら，ローカル・リアラインやローカル・スタビライズを順次進めていくことは，トレーニング指導者に対して多大な負担となるとともに，長いトレーニング時間を必要とする．このため，より簡便かつ効率的な体幹のリアライン・トレーニング法が必要である．本章では，リアライン・トレーニングにおける「リアライン・コア」の使用法について述べる．

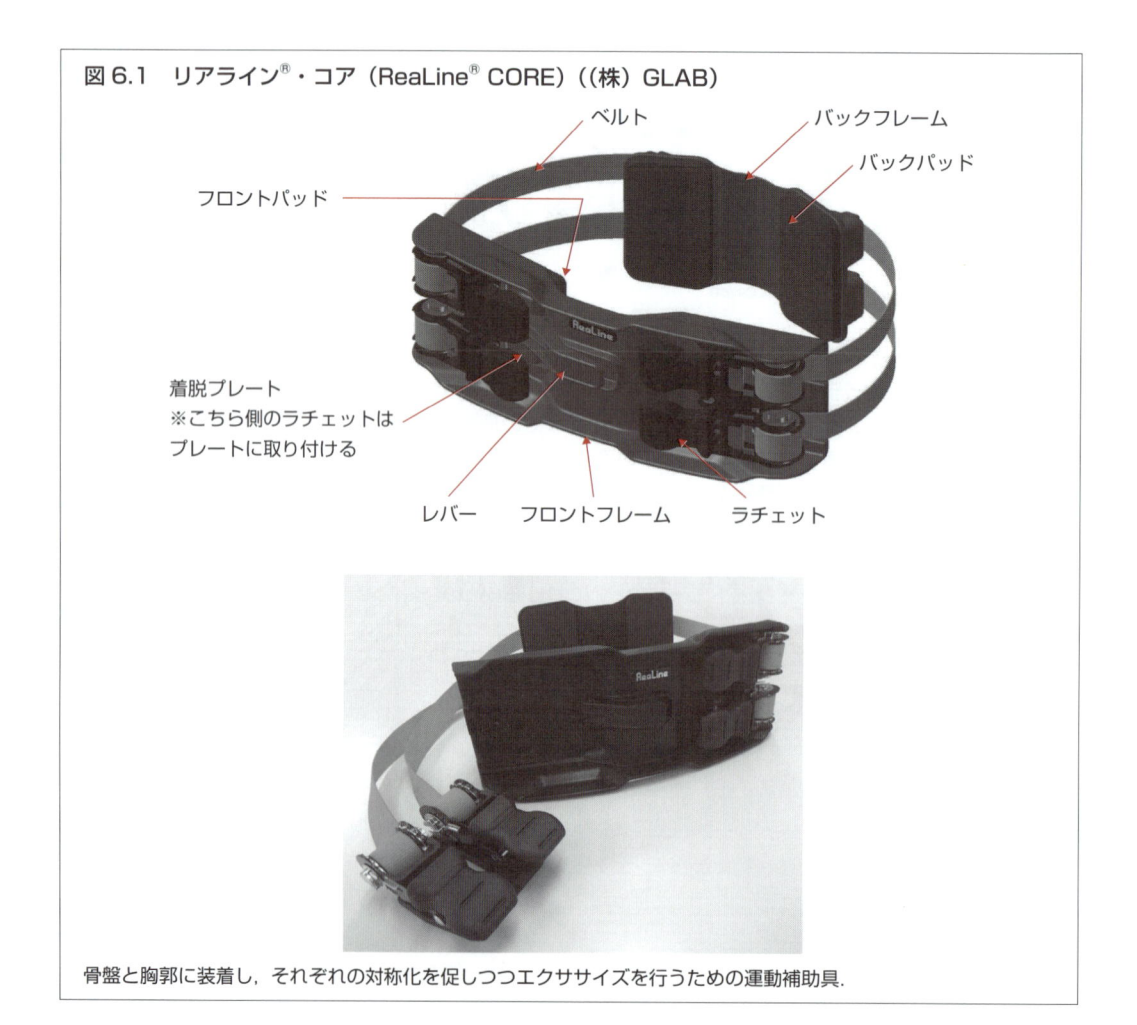

6.1 「リアライン・コア」

A. リアライン・コアとは？

リアライン®・コア（ReaLine® CORE）（（株）GLAB, 図6.1）とは, 骨盤ユニットと胸郭ユニットをそれぞれ骨盤と胸郭に装着することにより, 半ば強制的にそれぞれのリアラインを促し, 骨盤と胸郭の対称性を獲得するための運動補助具である. リアライン・コアの装着によって骨盤と下位胸郭がリアラインされた状態でエクササイズを行うことで, リアライン, スタビライズ, コーディネートを同時に行うことができる（図6.2）. また, リアライン・コア装着下での体幹運動に加えて, 歩行やスクワット, 呼吸法や上肢運動などを組み合わせることが可能であり, さらにはゴルフスイングといったスポーツ動作中の改善にも用いることができる. なお, リアライン・コ

図6.1　リアライン®・コア（ReaLine® CORE）（（株）GLAB）

骨盤と胸郭に装着し, それぞれの対称化を促しつつエクササイズを行うための運動補助具.

図 6.2 リアライン・コアを用いたコア・体幹のリアライン・トレーニング

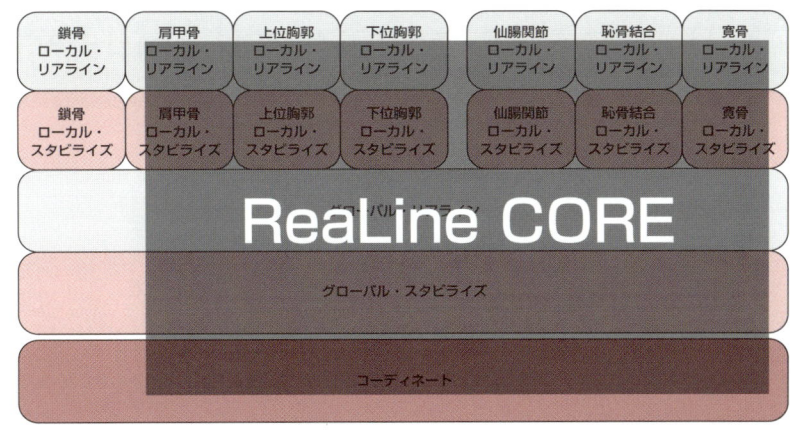

|鎖骨ローカル・リアライン|肩甲骨ローカル・リアライン|上位胸郭ローカル・リアライン|下位胸郭ローカル・リアライン|仙腸関節ローカル・リアライン|恥骨結合ローカル・リアライン|寛骨ローカル・リアライン|
|鎖骨ローカル・スタビライズ|肩甲骨ローカル・スタビライズ|上位胸郭ローカル・スタビライズ|下位胸郭ローカル・スタビライズ|仙腸関節ローカル・スタビライズ|恥骨結合ローカル・スタビライズ|寛骨ローカル・スタビライズ|

ReaLine CORE

グローバル・スタビライズ

コーディネート

リアライン・コアを用いることで，複数の運動ユニットのリアラインとスタビライズを同時に進めることができる．またリアライン・コアを装着したままで実施できるスポーツ動作に関しては，コーディネートまで同時に行うことができる．

アの姉妹品である**リアライン・コア・リハブ**（インターリハ株式会社）は薬事認可を受けた腰痛治療器であり，今後骨盤や胸郭のリアラインに基づく腰痛の診断や治療への応用も期待されている．

B. 構造と名称

リアライン・コアの骨盤ユニットと**胸郭ユニット**の構造は同一であり，その構造や名称は共通である（図6.1）．リアライン・コアは，フロントフレームとバックフレームを有しており，フロントフレームの左右には2対のラチェットが設置されている．右の2個のラチェットを備えた着脱プレートは，フロントフレーム中央のレバーを押すことによりワンタッチで取り外すことができる．フロントフレームの後面にはフロントパッドがついており，骨盤ユニットの場合，寛骨前面の上前腸骨棘への圧を緩衝する．バックフレームは2本のベルトでフロントフレームに連結されている．バックフレームの外側は厚みを増しており，ベルトの張力によって中央部分の薄く扁平な連結部分を容易に曲げることができる．この構造により，骨盤においてベルトを締めた際には，バックフレームの左右のバックパッド外側部が上後腸骨棘を内側に押し込み，仙腸関節を圧迫する．

6.2 リアライン・コアの使用目的・作用

A. 骨盤ユニット

　骨盤ユニット着用の目的は骨盤の対称性を獲得することである（図6.3）．矯正可能な骨盤マルアライメントは，第2章で述べた左右寛骨の前・後傾偏位および仙骨の前額面傾斜異常・矢状面傾斜異常である．ラチェット操作によって増大するベルトの張力は，骨盤をフロントフレームとバックフレームの間で前後に圧迫する．

　フロントフレームは上前腸骨棘を後方に押し込む作用を持ち，上前腸骨棘が前方に位置している前傾位にある寛骨を後傾させる．寛骨の前・後傾偏位が消失し，寛骨アライメントが左右対称になるとフロントパッドの上前腸骨棘への圧が左右均等に加わることとなり，それ以上の矯正力は加わらない．

　バックフレームは，上後腸骨棘を内側に圧迫し，仙腸関節面を圧迫するように設計されている．ラチェット操作によってベルトが緊張すると，バックパッドの外側部分が前方に引かれ，バックパッドの前面が内側に向くように回転する．これにより，後傾側の上後腸骨棘を前方に押し込みつつ，両側の上後腸骨棘を内側に圧迫する．仙腸関節面どうしを接近させることにより，鞍関節の特徴を有する仙腸関節の構造を利用して仙骨を徐々に適合性の高い位置（前額面で正中位，矢状面で前傾位）に誘導する．つまり，骨盤ユニットの着用が骨盤輪を理想的なアライメントに誘導することが期待される．

図6.3　骨盤ユニット

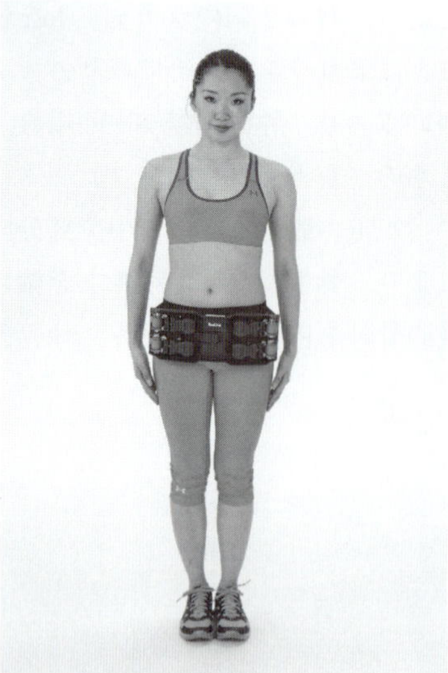

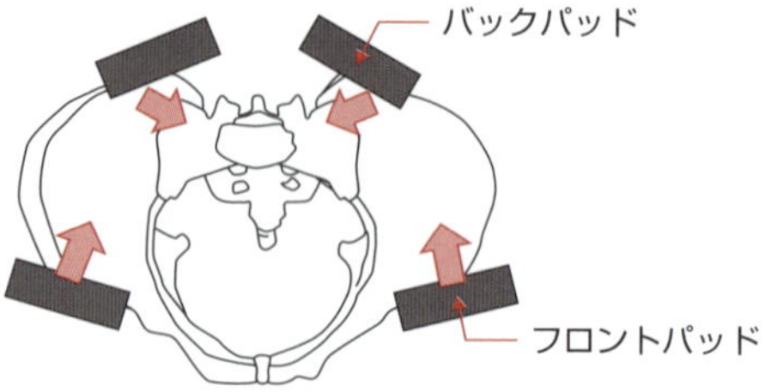

左右非対称な骨盤に装着することにより，仙腸関節面を接近させ仙骨を適合性の高い位置に誘導し，骨盤の対称化を促す．

B. 胸郭ユニット

　胸郭ユニットはラチェット操作によって下位胸郭の前後径を圧縮するように作用する（図6.4）．フロントパッドは下位胸郭のキャリパー運動を促すよう，後外側に傾斜している．フロントパッドの間隔は，下位胸郭の拡張を妨げないように，平均的な日本人の下位胸郭の肋骨弓の間隔よりもやや広い．バックフレームは，下位胸椎部において脊柱起立筋と胸郭後部を正中に向けて圧迫し，前面における下位胸郭の拡張を促す．これを装着して呼吸，後屈，回旋といった胸椎運動を行うことにより，上位胸郭は挙上（バケツ柄運動），下位胸郭は拡張（キャリパー運動）という理想の胸郭運動が獲得される．

　下位胸郭が挙上運動を行っている場合は，初めて装着した際には吸気が妨げられるような抵抗を感じる．しかしながら，徐々に深い吸気を得るように胸郭運動を繰り返すうちに，上位胸郭挙上に同期した下位胸郭拡張の可動域が増大し，楽に吸気できるようになる．また，下位胸椎の回旋や腹筋群の緊張の左右差などによって下位胸郭の拡張に左右差がある場合も，フロントパッドの圧迫によって徐々にその対称性が獲得される．

C. リアライン・コアの使用目的

　リアライン・コアは，骨盤と胸郭，そしてその間にある腰椎の良好アライメントと運動パターンの学習を促すための運動補助具である．原則として，骨盤ユニットと胸郭ユニットの両方を同時に装着することによって，最大の脊椎リアライン効果を得ることができる．しかしながら，数回の使用によって骨盤と胸郭のいずれかに問題が偏在している場合は，問題のある部位のみにリアライン・コアを使用する場合もある．リアライン・コアは装具やブレースのように着用時にのみ効

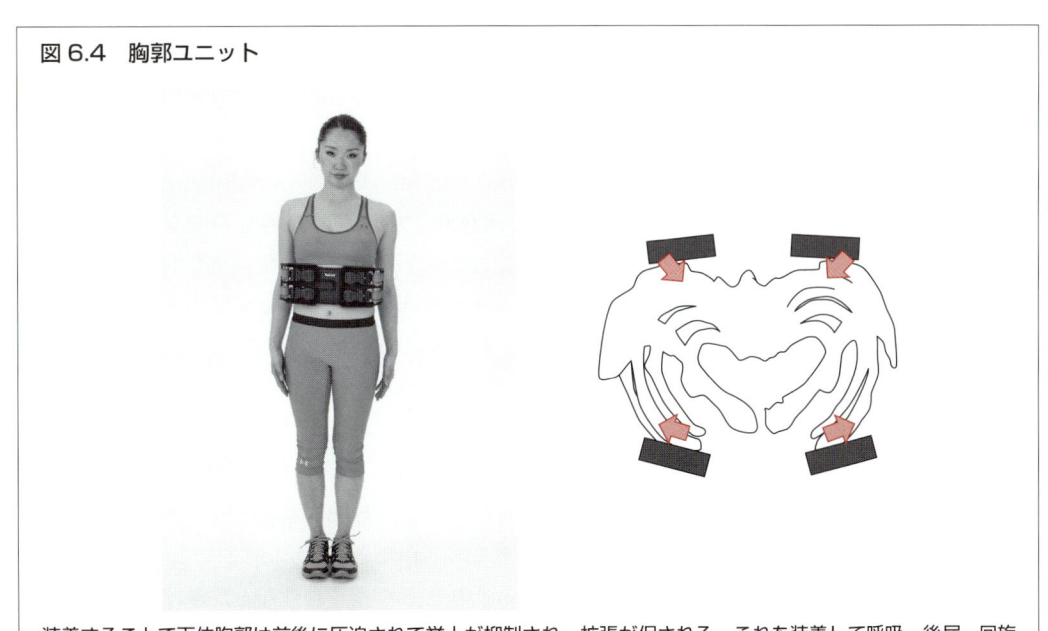

図6.4　胸郭ユニット

装着することで下位胸郭は前後に圧迫されて挙上が抑制され，拡張が促される．これを装着して呼吸，後屈，回旋を行うことで上位胸郭は挙上（バケツ柄運動），下位胸郭は拡張（キャリパー運動）という胸郭運動の獲得を促す．

果を及ぼすものではなく，リアライン，スタビライズ，コーディネートの過程を一度に実施させて合理的な運動学習を促し，筋活動パターンの修正により持続的な効果をもたらす（p.96 図6.2）．

(1) 骨盤ユニットの使用目的

　骨盤ユニット着用による理想的な骨盤アライメントは，骨盤底筋群や大腿筋膜張筋など仙腸関節を開大させる作用のある骨盤のディスタビライザー（destabilizer）の活動を抑制し，腹横筋下部や多裂筋など骨盤のローカル・スタビライザーの再教育を効率的に進める．アスリートのトレーニングにおいて，骨盤ユニットは以下のような目的で使用される．

① **股関節の分離運動の促進**：骨盤を強固に固定することにより，骨盤輪を固定しつつ股関節の筋機能トレーニングを実施することができ，いわゆる股関節の分離運動が促進される．具体例として，リアライン・コアを装着した状態でのスクワット，ランジ，サイドランジ，ジャンプなどの荷重位でのエクササイズが挙げられる．

② **骨盤の回旋動作の向上**：野球の投球やバッティング，ゴルフスイングなど骨盤の回旋筋の強化とともに，回旋動作のスキル向上に役立つ．具体例として，リアライン・コアを装着した状態でのゴルフ反復スイング，バッティング素振りなどが挙げられる．

③ **股関節の可動域拡大**：骨盤を強固に固定することにより，骨盤輪を固定しつつ股関節周囲筋のストレッチを行うことができる．特に代償運動が起こりやすい腸腰筋やハムストリングスのストレッチに有効である．

④ **体幹の安定性向上トレーニング**：骨盤輪を強固に固定することにより，理想的な骨盤の安定性が得られた条件下での体幹筋の強化を行うことができる．具体例として，リアライン・コアを装着した状態でのバランスボールや，ケーブルマシンを使ったトレーニングが挙げられる．

(2) 胸郭ユニットの使用目的

　胸郭ユニットの着用は左右対称な下位胸郭拡張運動を促し，下後鋸筋など理想的な胸郭運動を促す胸郭のローカル・スタビライザーの再教育（スタビライズ）を効率化する．さらに，リアライン・コアを着用して歩行やゴルフスイングのような全身運動を行うことにより，胸郭運動を促しつつコーディネートを進めることもできる．アスリートのトレーニングにおいて，胸郭ユニットは以下のような目的で使用される．

⑤ **上肢運動における胸郭可動性の向上**：投球や水泳など広い肩関節の可動域を必要とするスポーツにおいて，肩甲骨および胸郭の可動性拡大が求められる．下位胸郭を胸郭ユニットで圧迫し，理想の胸郭運動を獲得しつつ上肢のオーバーヘッドポジションでのトレーニングを行うことにより，オーバーヘッド肢位における上位胸郭の挙上，下位胸郭の拡張が促される．具体例として，リアライン・コアを装着した状態でのバックプレス，プルダウントレーニングなどが挙げられる．

⑥ **脊柱・胸郭の伸展可動域拡大**：器械体操，新体操，クラシックバレエ，野球のピッチング，走り高跳びなど脊柱の広い可動域が必要な種目において，理想の胸郭運動パターンを獲得しつつ体幹の後屈動作およびその可動域改善を図ることができる．具体例として，リアライン・コアを装着した状態での後屈，ブリッジ，ゆっくりとした投球動作などが挙げられる．

⑦ **胸椎回旋トレーニング**：下位胸郭を固定した状態で体幹の回旋運動を促すことによって，効率的に腹斜筋や胸椎部多裂筋のトレーニングを行うことができる．具体的には，リアライン・

コアを装着した状態での，膝屈曲位でのケーブルを用いたファンクショナルトレーニングなどが挙げられる．

D. アスリートに期待される効果

アスリートのパフォーマンス向上を目的としてリアライン・コアを用いる場合，視覚的に確認できる姿勢や動作の改善を意図してエクササイズを実施することが望ましい．具体例を列挙する．

(1) ランニング姿勢の改善
① 対象者： 陸上選手など
② エクササイズ： 胸郭ユニットを着用して，深呼吸や腕振りエクササイズを実施
③ 効果発現機序： 下位胸郭の拡張が促されることによって，上位胸郭の挙上および胸椎伸展が得られ，全体として胸郭アライメントが改善することが期待される．換気量増大による持久力能力の向上も期待できる．
④ 禁忌・禁止事項：10分間以上の連続使用，1日30分以上の使用

(2) オーバーヘッド動作における胸郭・肩甲・上腕運動の改善
① 対象者： 野球，水泳など
② エクササイズ： 胸郭ユニットを着用して，深呼吸や上肢挙上，ゆっくりとしたオーバーヘッド動作を実施
③ 効果発現機序： 下位胸郭の拡張が促されることによって，上位胸郭の挙上および胸椎伸展が得られる．その状況下で肩関節運動を行うことにより，理想的な胸郭アライメントにおける肩甲胸郭運動の獲得を促す．
④ 禁忌・禁止事項：10分間以上の連続使用，1日30分以上の使用

(3) ランニング中の股関節運動の改善
① 対象者： 陸上選手など
② エクササイズ： 骨盤ユニットを着用して，足踏み，スクワット，ランジ，クイックランジ，その他股関節分離を意図したエクササイズ
③ 効果発現機序： 骨盤の良好なアライメントで固定されているため，骨盤周囲の不必要な筋緊張（特に二関節筋）が低下する．その状態で，股関節の分離を意識したエクササイズを行うことにより，通常よりも軽く，円滑な股関節運動を反復することができる．
④ 禁忌・禁止事項：10分間以上の連続使用，1日30分以上の使用

(4) 回旋動作の改善
① 対象者： 陸上投擲，ゴルフ，野球，テニス，スキー，スケートなど
② エクササイズ： 骨盤ユニットを着用して，骨盤回旋エクササイズ，ケーブルトレーニングなど
③ 効果発現機序： 骨盤の良好なアライメントで固定されているため，骨盤周囲の不必要な

筋緊張（特に二関節筋）が低下する．その状態で，骨盤回旋を繰り返すことにより，股関節内旋筋・外旋筋の効率的な活動パターンの習得を促す

④　**禁忌・禁止事項**：10分間以上の連続使用，1日30分以上の使用

（5）ジャンプ動作の向上

① **対象者**：　　　　バレーボール，跳躍，スキー，スケートなど
② **エクササイズ**：　骨盤ユニットを着用して，スクワット，ランジ，クイックランジ，ジャンプトレーニングなど
③ **効果発現機序**：　骨盤の良好なアライメントで固定されているため，骨盤周囲の不必要な筋緊張（特に二関節筋）が低下する．その状態で，ジャンプにつながるエクササイズを実施することにより，股関節の分離運動を学習させる．
④ **禁忌・禁止事項**：10分間以上の連続使用，1日30分以上の使用

6.3　適応・リスク・禁忌

A. 骨盤ユニットの適応

　リアライン・コアの骨盤ユニットの適応は，①左右寛骨の前・後傾偏位および仙骨の前額面傾斜異常・矢状面傾斜異常を有する骨盤，②安定性が不十分である骨盤，③骨盤に付着部を持つ筋の過緊張，である．

　骨盤ユニットを用いたトレーニングの目的として，①骨盤輪のマルアライメントの解消，②骨盤輪マルアライメントや不安定性によって骨盤の荷重伝達機能に障害が生じ，一側または両側の下肢の機能が十分に発揮できない状態の解決，③骨盤周囲の筋の緊張寛解とともに股関節の分離運動の獲得，などが挙げられる．荷重伝達機能障害の客観的な判定は容易ではないが，走行や自転車駆動，スキーのターンなどにおいて下肢の力の伝達に左右差がある場合などがこれに該当する．また，腰痛の予防や再発予防においても骨盤のアライメントを良好に保つうえで重要な役割を果たす．

（注）
　大殿筋下縁付近など尾骨周辺の軟部組織の拘縮は尾骨の後方への移動を妨げ，仙骨の前傾を制限する．このような場合，リアライン・コアによって寛骨の対称性が得られても仙骨のアライメントは改善されず，結果として仙腸関節の適合性が不良な状態が改善されない可能性がある．したがって，リアライン・コアを用いても骨盤の安定感や疼痛解消が得られない場合は，尾骨周辺の拘縮対策を実施している医療機関において治療を受けることを推奨したい．

B. 胸郭ユニットの適応

　胸郭ユニットの適応は，下位胸郭拡張不全または下位胸郭拡張可動性の左右差である．すなわち，吸気時や後屈時などにおいて，上位胸郭の挙上に連動した下位胸郭の拡張が不完全な場合，後屈可動域制限，後屈時の腰痛や不快感などが生じやすい．したがって，胸郭ユニットは，ランナーや競泳選手など良姿勢保持を必要とするあらゆる競技，器械体操や新体操，ダンスなどの前後屈の可動域を必要とする種目，野球やゴルフといった回旋運動が重要となる種目，などのトレーニングにおいて重要な役割を果たす．

> **（注）**
> 　胸郭ユニットを装着してエクササイズによって改善できない点として，下位胸郭や上腹部の皮下脂肪の癒着，肩甲胸郭関節内の滑液包の癒着，鎖骨上の皮膚の癒着などが挙げられる．すなわち，リアライン・コアによって胸郭内の可動性が得られたとしても，上記の癒着の影響によってその効果は短時間で失われてしまう．そのような場合は，第4章で述べたローカル・リアラインのセルフリリースによって，あらかじめ癒着や滑走不全を取り除いておくことが望ましい．

C. 禁忌およびリスク（表6.1）

　リアライン・コアがもたらすリスクとしては，強い圧迫による肋骨骨折や肋軟骨損傷，妊婦における骨盤および胎児への影響，が挙げられる．したがって，万全を期して，骨粗鬆症または60歳以上，妊婦，幼児・小児・認知症患者，高血圧，心疾患等の重篤な疾病や医学的な問題がある場合は禁忌となる．一方，腰痛や骨盤痛を有する患者，骨盤・脊柱・胸郭への手術歴，出産直後の女性など体幹部に何らかの不安がある人への使用については医師の判断に委ねる．

　リアライン・コアは不快感や疼痛がまったく生じない状態で使用することが原則であり，その着用によって何らかの不快感が生じる場合は適応から除外する．鼠径部の血管・神経を圧迫する恐れがあるため，健康な方，治療中の方を問わず本機の連続10分間以上，1日30分以上使用することを禁止する．

表6.1　リアライン・コアの禁忌とリスク

禁忌	医師の判断を要する
・急性の肝機能障害の人，ウイルス性肝炎の活動期である人 ・骨粗鬆症または60歳以上の人 ・糖尿病およびその重篤な合併症（網膜症，腎症）がある人 ・その他，医師が不適当とみなした人	・幼児または意思表示できない人 ・鼠径部または下肢の血行障害，リンパ節の異常，神経障害がある人 ・心臓疾患のある人 ・骨盤・脊柱・胸郭への手術歴や腫瘍 ・最近心臓発作または脳卒中の発作を起こした人 ・妊婦 ・出産直後の女性など骨盤周囲や体幹部に何らかの不安がある人 ・腰痛や骨盤痛を有する人

> **(注)**
> 大腿外側皮神経などの神経障害，呼吸困難などの胸郭・呼吸機能の異常，その他疼痛や不快感が生じた場合は即座にリアライン・コアを取り外す．些細な症状でもいったんは取り外して経過を観察し，30分以上に渡って異常が続く場合は医師に相談すべきである．

6.4 使用方法

A. 着脱方法

骨盤ユニット，胸郭ユニットともに装着方法は同様である．

(1) 骨盤ユニットの装着方法

骨盤ユニットのフロントフレームを左手で，2個のラチェットを備える着脱プレートを右手で持つ（図6.5a）．そのままベルトのねじれなくラチェットをフロントフレームの右端に装着できる位置関係にあることを確認する．その上で，ベルトをまたぐようにして（図6.5b）バックフレームを骨盤の背面に密着させ，ラチェットをフロントフレームに装着する（図6.5c）．この状態で，フロントフレーム前面のReAlineのロゴを上前腸骨棘の高さに一致させたうえで，左右のラチェットをバランスよく巻き込む．その際，必要に応じてバックパッドが左右の上後腸骨棘に密着していることを確認する（図6.5d）．また，特殊な使い方として，バックフレームの中央に厚さ4cm程度に折りたたんだタオルを挟む場合がある．仙骨の前傾（nutation）が不十分な骨盤において，タオルの圧迫により仙骨の前傾を促す．

(2) 胸郭ユニットの装着方法

胸郭ユニットについても同様の方法で下位胸郭に装着する（図6.6a）．この際，フロントフレームの下のベルトが第10肋骨の前縁に一致する高さに装着する（図6.6b）．バックフレームは左右の脊柱起立筋を内側に押し込むように脊柱を中心に左右対称となる位置に調節する．これで，骨盤ユニットと胸郭ユニットが緩く身体に密着して，滑り落ちない状態とする．

(3) ラチェットの操作とリアラインの進め方

●骨盤ユニット

次に，骨盤ユニットによる骨盤リアラインを進める．左右のフロントパッドとバックパッドのほぼ中央が適切に上前腸骨棘と上後腸骨棘に一致していることを確認する．左右の4個のラチェットに連結されたベルトが同程度の緊張である状態を保つように，4つのラチェットを操作する（図6.7）．どこにも疼痛や不快感が生じない範囲で，徐々にベルトの張力を強くする．エクササイズを実施すると骨盤の対称化が得られてベルトが多少緩んでくるので，その都度4本のベ

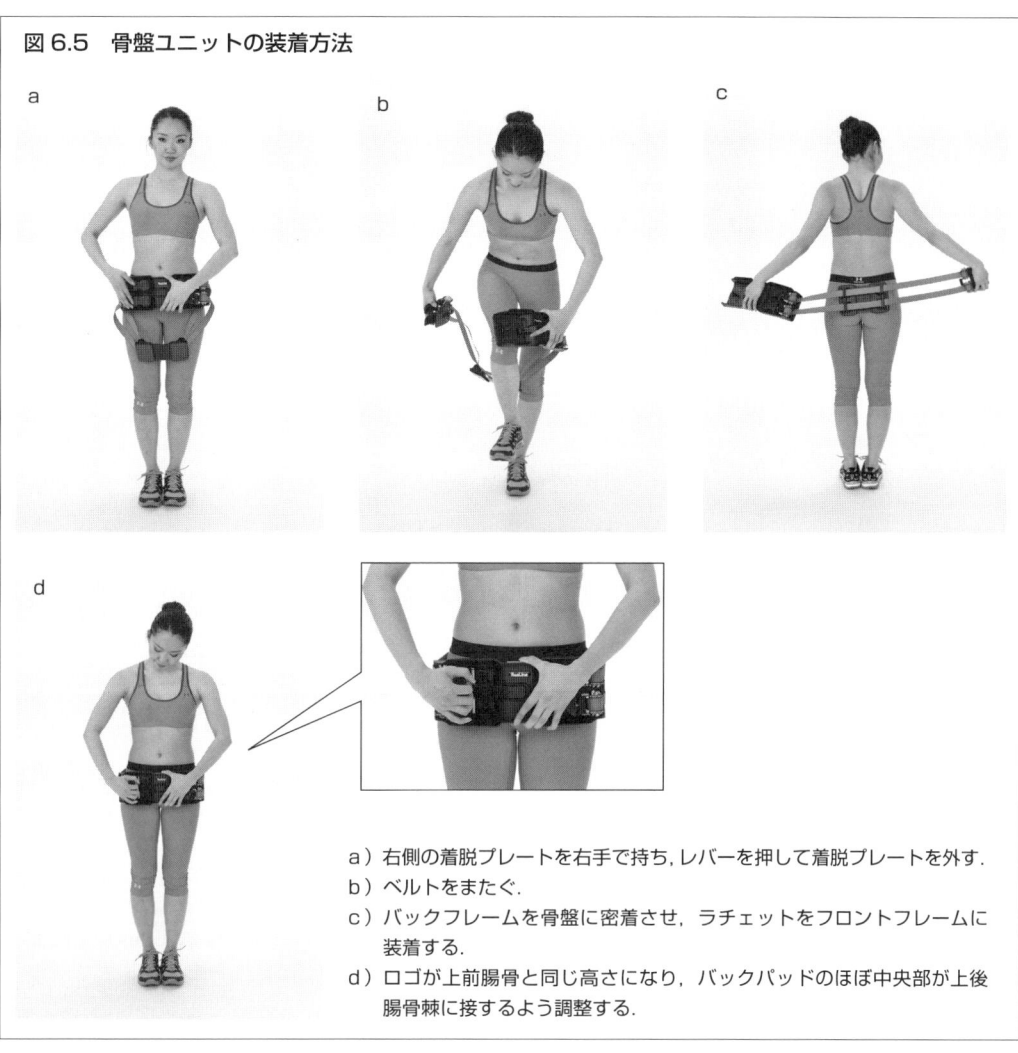

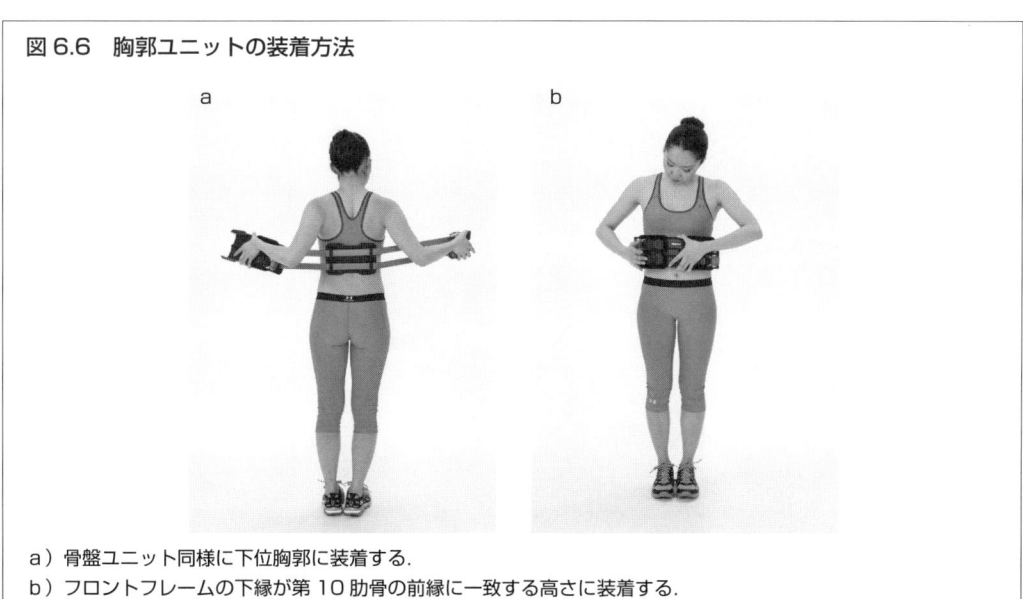

図 6.5 骨盤ユニットの装着方法

a）右側の着脱プレートを右手で持ち，レバーを押して着脱プレートを外す．
b）ベルトをまたぐ．
c）バックフレームを骨盤に密着させ，ラチェットをフロントフレームに装着する．
d）ロゴが上前腸骨と同じ高さになり，バックパッドのほぼ中央部が上後腸骨棘に接するよう調整する．

図 6.6 胸郭ユニットの装着方法

a）骨盤ユニット同様に下位胸郭に装着する．
b）フロントフレームの下縁が第 10 肋骨の前縁に一致する高さに装着する．

図 6.7　ラチェット操作

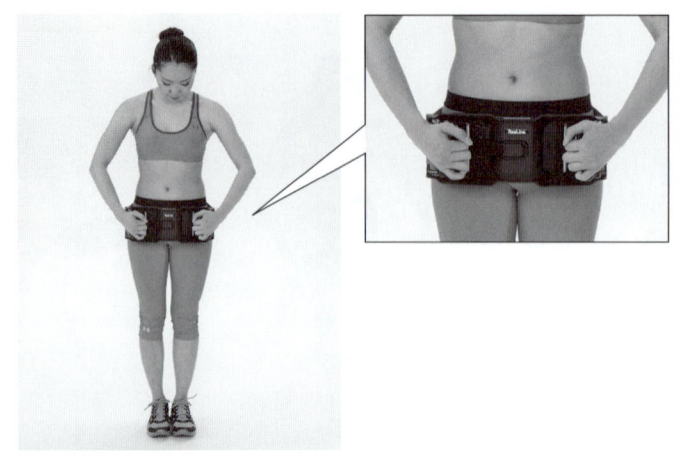

左右の 4 個のラチェットに連結されたベルトが同程度の緊張である状態を保つようにラチェットを操作する．

ルトの緊張をバランスよく強める．下肢のしびれ，血行障害，極度の冷感などが生じた場合はただちにリアライン・コアを脱装し，医師に相談する必要がある．

● **胸郭ユニット**

　胸郭ユニットによる胸郭リアラインを同様に進める．フロントフレームの下のベルトが第 10 肋骨内側縁の高さに一致するように設置し，バックフレームがフロントフレームと同じ高さに位置するように設置する．その状態で，4 つのラチェットを操作し，どこにも疼痛や不快感が生じない範囲で徐々にベルトの張力を強くする．浅い呼吸は困難がなく，深い吸気で多少抵抗感が感じられる程度が理想的なベルトの強さである．良肢位をとることができなければ，ベルトの張力が強すぎる．適切なベルトの張力で深呼吸などのリアライン・エクササイズを実施すると，下位胸郭の拡張が増大し，ベルトが緩んだ感覚が得られる．その場合は，4 つのラチェットを操作し，ベルトの緊張を再度強めておく．肋骨骨折の危険性があるので，胸郭ユニットを装着して速い動作を行うことは禁止である．また肋骨周辺の痛みが生じた場合は直ちに脱装し，医師に相談する必要がある．

図 6.8　使用を中止または終了する場合

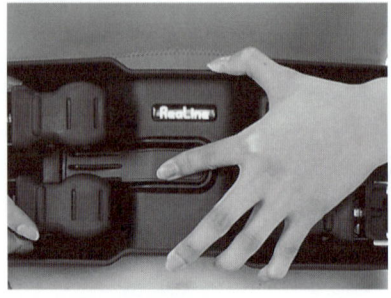

フロントフレーム中央のレバーを押し，ベルトの緊張を緩ませる．

（4）外し方

　骨盤ユニットと胸郭ユニットを同時に装着している場合，使用を中止または終了するときは原則として胸郭ユニットを先に外す．まず，フロントフレーム中央のレバーを押すことにより，ラチェットが右方向にスライドし，ベルトの緊張が緩む（図6.8）．その状態から右手でラチェットを体から遠ざけるように前方に引くと容易に外すことができる．同様に，骨盤ユニットについても中央のレバーを押してから外す．

B．リアライン

　リアライン・コア装着時のリアラインでは，胸郭に対して深呼吸（図6.9a），回旋（図6.9b），上肢挙上（図6.9c），後屈（図6.9d）など，骨盤に対しては足踏み（図6.10a），骨盤シフト（図6.10b），骨盤回旋（図6.10c），前屈（図6.10d），後屈（図6.10e）などが挙げられる．これらのエクササイズを2〜3分間程度行うと徐々にベルトが緩んでくるので，再度ラチェットを操作して均等に

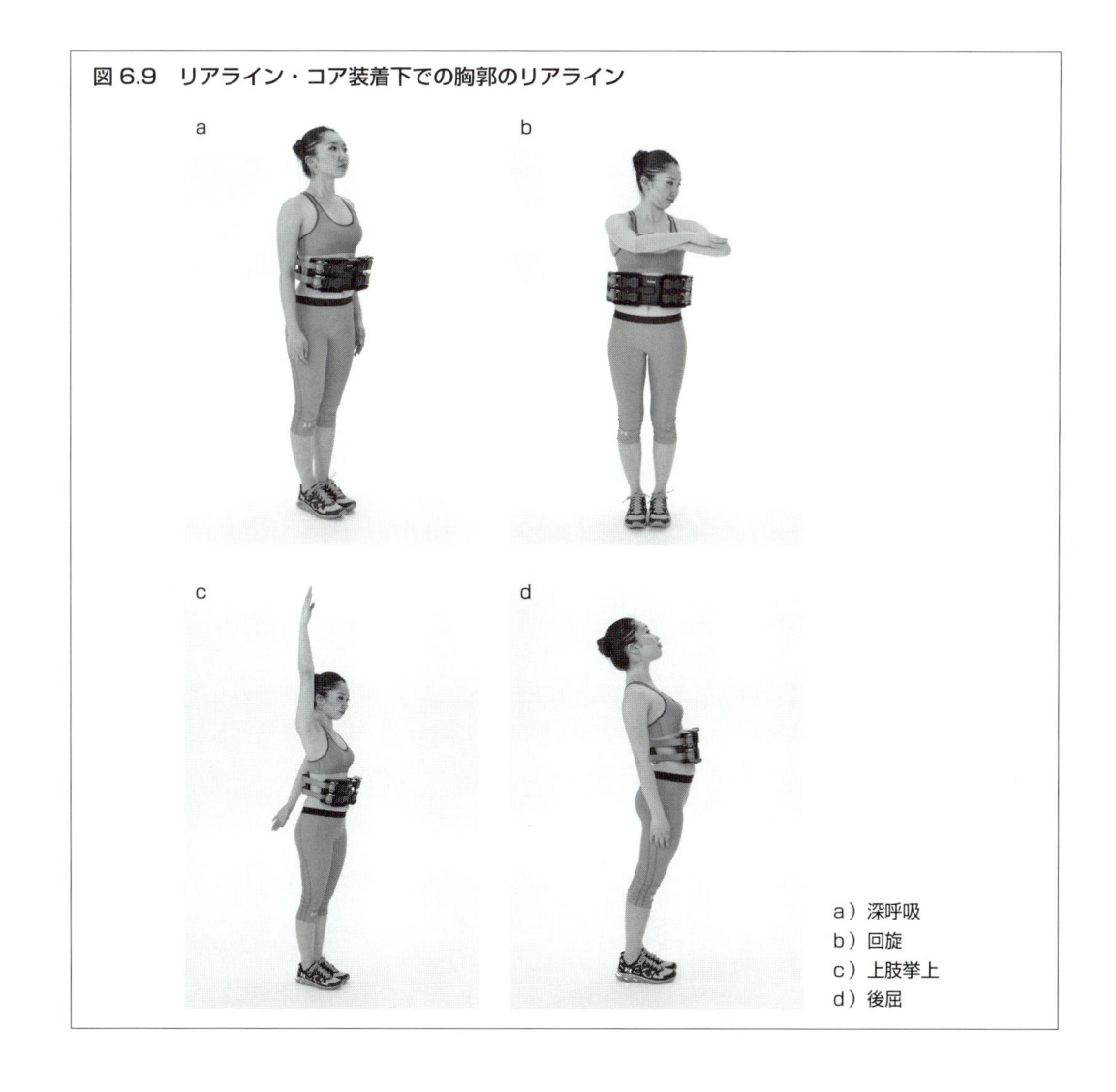

図6.9　リアライン・コア装着下での胸郭のリアライン

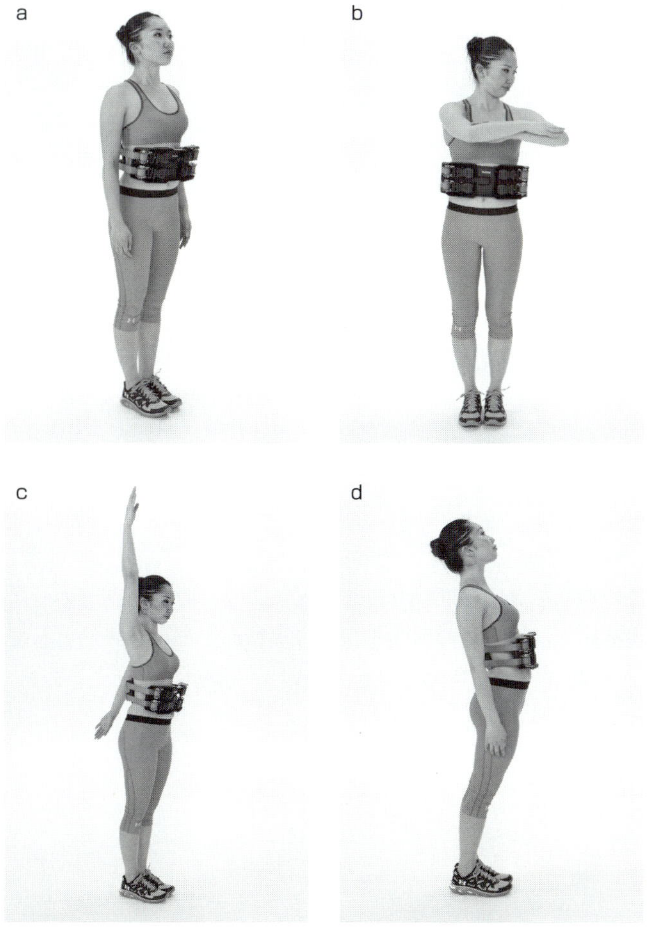

a）深呼吸
b）回旋
c）上肢挙上
d）後屈

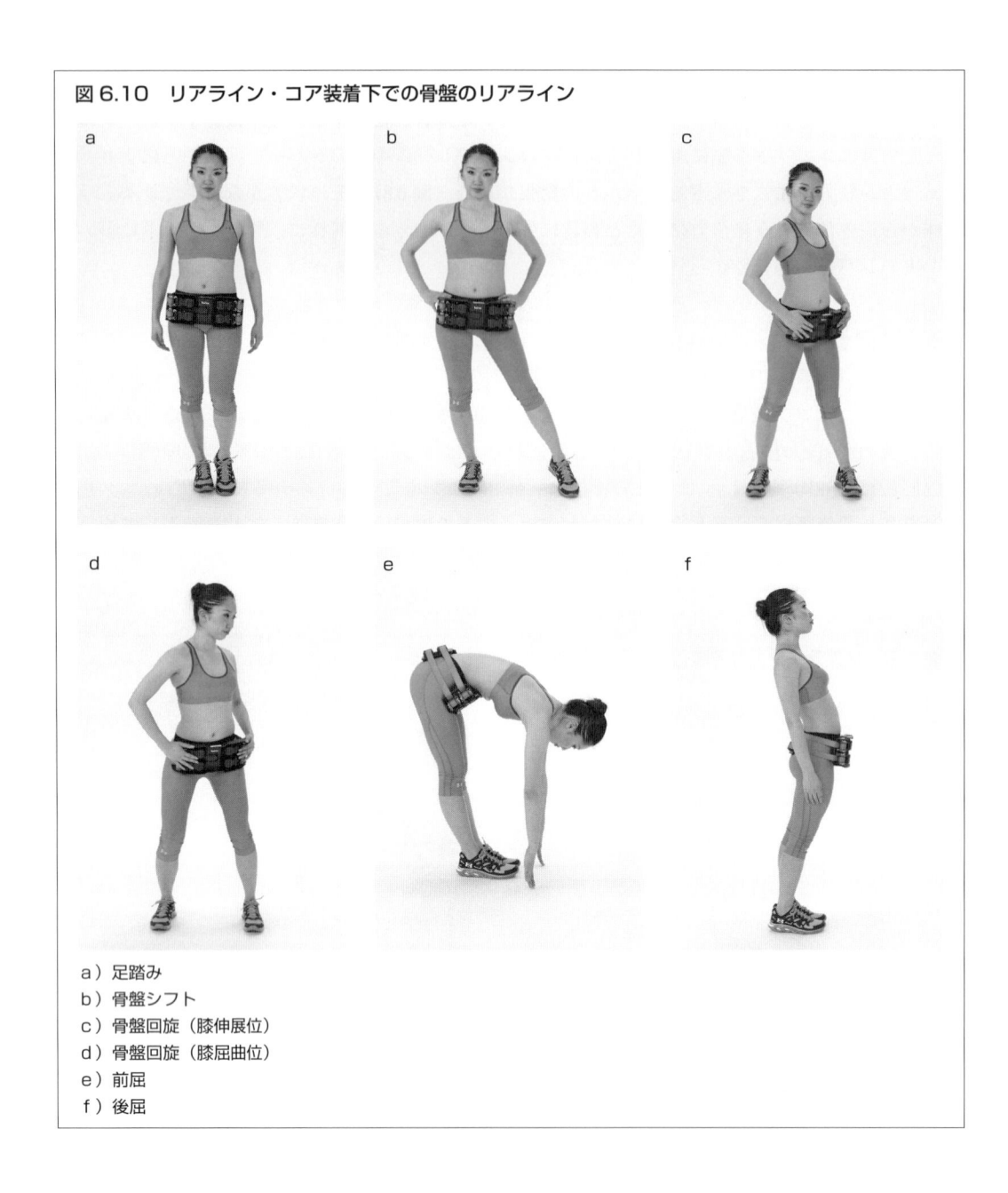

図6.10 リアライン・コア装着下での骨盤のリアライン

a）足踏み
b）骨盤シフト
c）骨盤回旋（膝伸展位）
d）骨盤回旋（膝屈曲位）
e）前屈
f）後屈

ベルトに張力を加える．この過程を3回程度繰り返すことにより，骨盤と胸郭のリアラインが完成する．その間，徐々に腹横筋下部の持続的緊張を保ち，腹横筋上部の呼吸筋としての活動を意識する．上位胸郭の挙上と下位胸郭拡張を連動させた呼吸パターンが得られてくると，胸郭ユニット装着下でも呼吸運動が妨げられなくなる．

C. スタビライズ

　リアライン・エクササイズ完了後には，スタビライズ・エクササイズを行う．リアライン・コア装着下では，すでにリアラインが完成している状態でスタビライズ・トレーニングを実施できる．なお，リアライン・コアが床に触れるようなトレーニングは除外すべきである．

　リアライン・コア装着時に実施すべきスタビライズ・トレーニングとして，バランスボール上での各種コア・トレーニング（図6.11），四つ這い位での上・下肢のエクササイズ（図6.12），プランクトレーニング（図6.13），ケーブルトレーニング（図6.14），などが挙げられる．いずれも良姿勢を保つことが原則であり，良姿勢を保持できない場合は負荷を軽減させる必要がある．

　スクワット（図6.15a），ステップアップ（図6.15b）などの荷重位でのエクササイズは，下肢のスタビライズ・トレーニングとしても有効であるとともに，股関節の分離運動を促し，下肢の運動をサポートするコア・スタビリティの向上をもたらすことが期待される．熟練者においては，バーベルやダンベルを用いることも可能である．

図6.11　リアライン・コア装着下でのバランスボールトレーニング

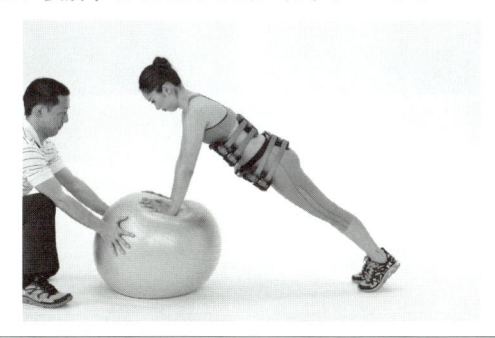

図6.12　リアライン・コア装着下での四つ這い位でのトレーニング

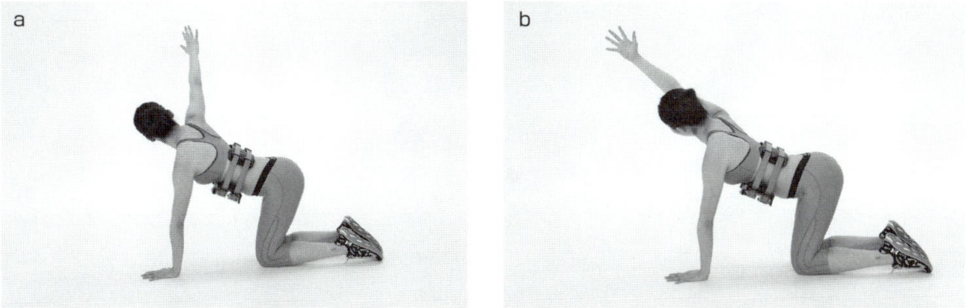

a）**四つ這い位サイドレイズ**：胸椎回旋に必要な多裂筋を強化するエクササイズ．リアライン・コア胸郭ユニットを装着することで下位胸郭拡張を促し，胸郭内の回旋を補助することにより，胸椎レベルの多裂筋をより効率的に強化できる．
b）**四つ這い位フロントレイズ**：下後鋸筋を強化するエクササイズ．リアライン・コア胸郭ユニットを装着することで下位胸郭拡張を促すことにより，下位胸郭拡張の主動作筋である下後鋸筋をより効率的に強化できる．

図6.13　リアライン・コア装着下でのプランクトレーニング

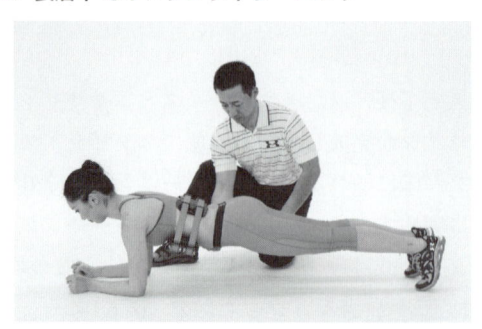

図6.14　リアライン・コア装着下でのケーブルトレーニング

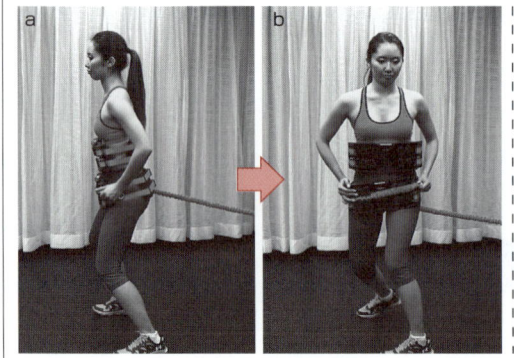

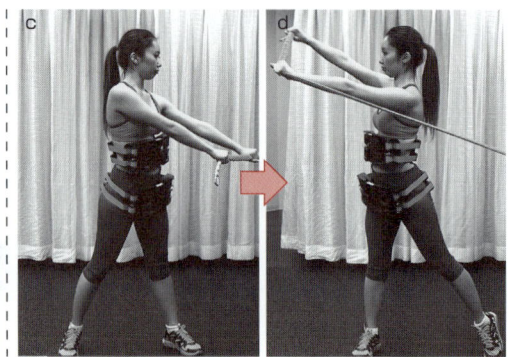

a, b) ツイスト　　　　　　　　　　c, d) ターン

図6.15　リアライン・コア装着下でのスタビライズ（荷重位エクササイズ）

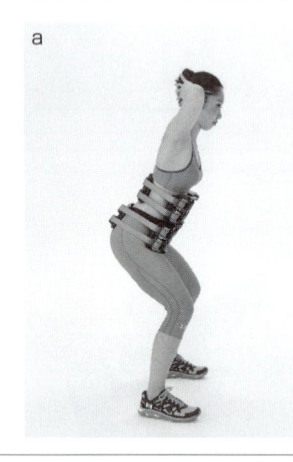

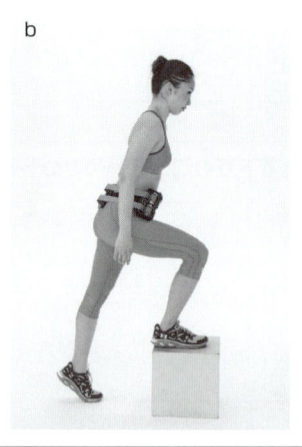

a) スクワット
b) ステップアップ

D. コーディネート

リアライン・コア装着下では，比較的ゆっくりとしたコーディネートトレーニングから進める

のが好ましい．急激に素早い動作を行うと，可動性が十分に得られていない肋骨に無理な負荷が加わり，肋骨骨折の危険性があるためであり．どのような動作を行う場合でも，ゆっくりとした動作速度から開始し，運動がスムーズに行えるようになってから徐々に動作速度を上昇させる．

歩行では，左右対称な股関節伸展による大殿筋活動の対称化，左右対称な腕振りによる胸郭回旋の対称化，腹横筋下部の持続緊張などを学習する．歩行はあらゆるスポーツ動作の改善に必要な姿勢，胸郭機能，股関節機能，コア・スタビリティの基本を学習する重要な運動であり，これをリアライン・コア装着下で行うことで効率的に改善・学習される．

スイング動作では，最初はゆっくりと動作を行って胸郭に不快感などが生じないことを確認する．滑らかな運動が確認されたら，徐々に動作のスピードを速めても良いが，それでも全力の50％以下に抑えるべきである．特に回旋動作では，左右の回旋（バックスイングとフォワードスイング）において，胸椎が対称に回旋することを確認することが大切である．その他，種々のスポーツ動作において，リアライン・コアは骨盤安定化と胸郭可動性の最適化を助ける．いずれの場合も，必ずゆっくりとリアライン・コアが邪魔に感じられなくなるまで体を十分に馴染ませることが重要である．

ピラティスとリアライン・コアはたいへん良い組み合わせである．ピラティスで意識される体幹の使い方，筋への意識，胸椎の可動性などは，リアライン・コアを装着することにより明確に自覚されるようになり，またその正しい修得が自然に促される．

【まとめ】

リアライン・コアは，リアライン，スタビライズ，コーディネートの過程を極めて効率的に進めることを実現する運動補助具である．図6.16は，リアライン・コアを用いたエクササイズにより，リアライン，スタビライズ，コーディネートのプロセスの大部分がカバーされることを示している．不安定性に対するリアライン・デバイス，滑走不全に対するマニュアル・リアライン

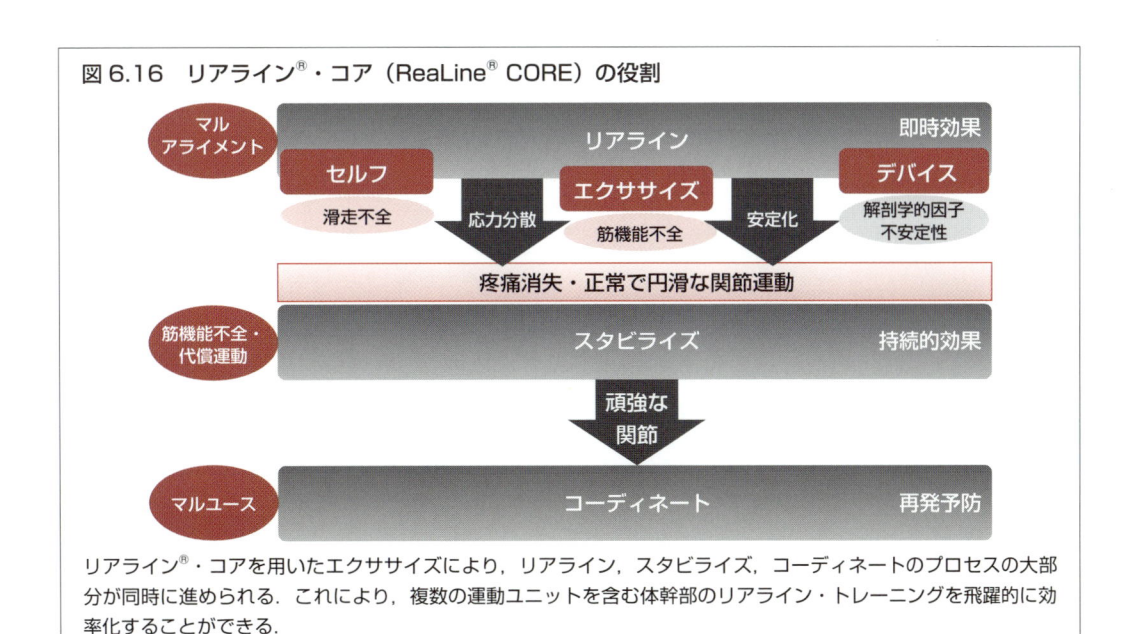

図6.16 リアライン®・コア（ReaLine® CORE）の役割

リアライン®・コアを用いたエクササイズにより，リアライン，スタビライズ，コーディネートのプロセスの大部分が同時に進められる．これにより，複数の運動ユニットを含む体幹部のリアライン・トレーニングを飛躍的に効率化することができる．

6.4 使用方法

の必要性は残されてはいるが，アスリートにおいては日々の練習やトレーニングの最初にウォームアップとしてリアライン・コアを用いることで，理想的な動作の学習が大幅に加速されることが期待される．これを有効に活用することにより，リアラインが確実に得られた状態において，トレーニングを進めることが可能となる．リアライン・コアは，その効果的な使用法に習熟したトレーニング指導者の管理下で用いられるのが望ましい．

第7章 股関節・鼠径部のリアライン・トレーニング

股関節・鼠径部の疾患や機能異常において，骨盤輪と股関節のマルアライメント，そして股関節周辺の多数・広範囲に及ぶ軟部組織の滑走不全が関与する．鼠径靱帯と皮膚の癒着による鼠径靱帯の下方への偏位は鼠径靱帯上部の不快感や痛みと関連する．適切なリアライン，それを持続させるための軟部組織のリリースを効果的に組み合わせることによって，まず他動運動を正常化することが重要である．他の関節と同様に，リアライン，スタビライズ，コーディネートの順に保存的治療やトレーニングを進めることが重要である．

7.1 はじめに

　股関節（図 7.1）はさまざまなスポーツ動作において，荷重での骨盤の安定性，下肢の可動性，そして推進力や回旋動作の力源として重要な役割を果たす．そして，股関節は"パワーの源"と位置付けられ，年代や競技レベルを問わずアスリートのトレーニングにおいて重要視されている．股関節は，構造的に骨性の適合性が高く，安定性が高い．そのため，筋力の効果的な伝達が可能であり，その安定性が大殿筋，中殿筋，腸腰筋といった強大な筋の発達を可能にしている．

　股関節周囲の軟部組織の緊張により，股関節には可動域制限や筋力低下が引き起こされ，その結果股関節に隣接する骨盤の安定性が失われやすい．股関節の可動域制限は，代償運動としてのスポーツ活動中の骨盤内および腰椎運動を増大させ，体幹の安定性の低下を招く．中殿筋の筋力低下は荷重運動中の骨盤の側方動揺や傾斜を招く．したがって，体幹の安定性と股関節の可動性は表裏一体の機能と位置付けられ，いずれもアスリートにとって欠くことのできない重要な運動機能といえる．

　スポーツ選手に見られる股関節の異常として，関節内の病変である関節唇損傷（図 7.2），大腿

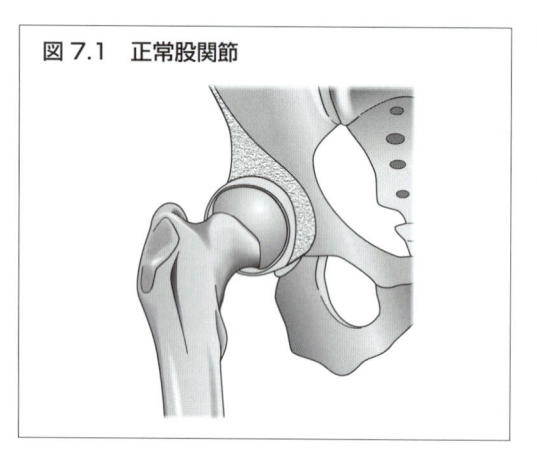

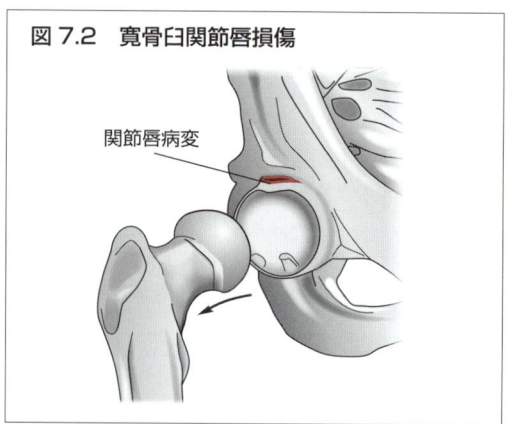

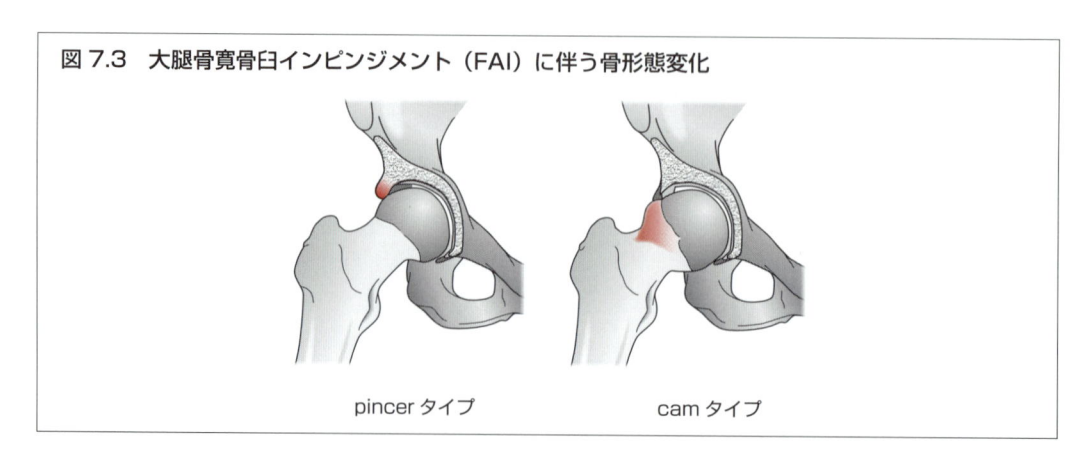

図 7.1　正常股関節

図 7.2　寛骨臼関節唇損傷
関節唇病変

図 7.3　大腿骨寛骨臼インピンジメント（FAI）に伴う骨形態変化
pincer タイプ　　　cam タイプ

骨寛骨臼インピンジメント（femoro-acetabular impingement：FAI）（図 7.3），鼠径部の広範囲に症状が拡散する鼠径部痛症候群が代表的である．さらに，これら以外に腸腰筋肉離れ，大腿直筋裂離骨折，腸腰筋滑液包炎，弾発股などの疾患が散発する．また，明確な因果関係は証明されていないが，恥骨結合や仙腸関節の異常と股関節周辺の不定愁訴との関連性について指摘されることもある．

以上より，股関節の機能を効果的に向上させるには，体幹の安定性や骨盤の正常なアライメントと安定性を前提とした複合的なトレーニングが必要であり，単に股関節周囲筋に負荷を与えればよいというわけではない．この点を踏まえて，本章ではさまざまな不調や疾患からの回復過程を含めて，股関節機能を効果的に向上させるためのトレーニングを紹介する．

7.2 股関節・鼠径部の不調とマルアライメント

股関節・鼠径部の不調は，受傷機転が明確な急性外傷と徐々に症状が強くなる慢性外傷とに分けられる．急性外傷としては臼蓋関節唇損傷が代表的であり，即座に運動継続が困難となる．一方，慢性外傷としては鼠径部痛症候群が代表的であり，恥骨結合周辺，鼠径靱帯周辺，股関節前面周辺など広範囲にさまざまな病態が混在する．その背景として，骨盤輪の不安定症，大転子から鼠径部にかけての組織の滑走不全（拘縮），股関節の可動域制限などが含まれており，対症療法や手術など「結果因子」に対する治療のみでは寛解しない例が多い．症状が慢性化するとトレーニングや練習に参加できない状態が長期間続く．その結果，引退に追い込まれるアスリートは少なくない．股関節および鼠径部の不調とマルアライメントの関連性について具体例を提示する．

（1）股関節の前が詰まる

「股関節屈曲可動域が徐々に制限され，股関節の深い屈曲時に関節前面が詰まるような感覚が生じる．和式トイレのように荷重位で深い屈曲位を取る場合（図 7.4a）や，背臥位で膝を反対側

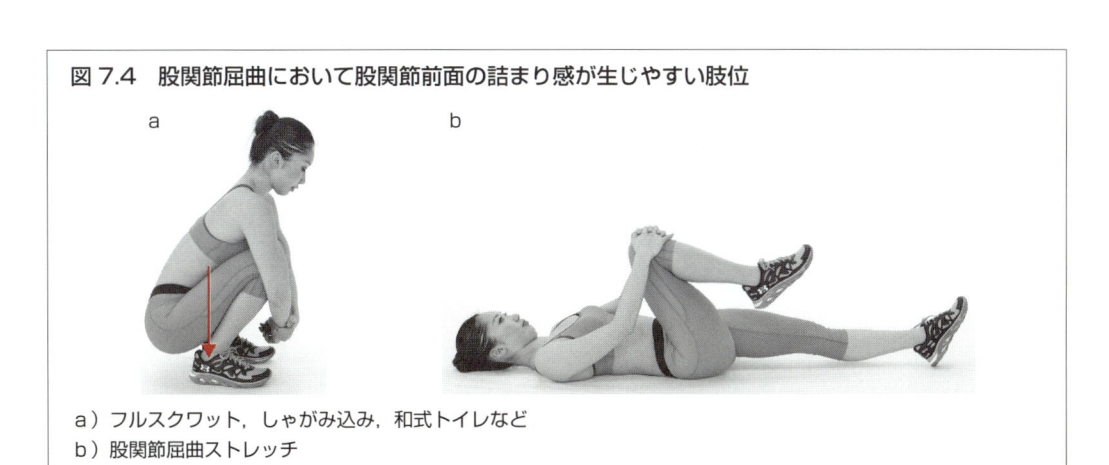

図 7.4 股関節屈曲において股関節前面の詰まり感が生じやすい肢位
a）フルスクワット，しゃがみ込み，和式トイレなど
b）股関節屈曲ストレッチ

の胸に向けて屈曲・内転（図 7.4b）させたときにこのつまり感は増強する」

　これは大腿骨寛骨臼インピンジメント（FAI）の初期症状と捉えられ，関節唇損傷の原因となる可能性もある．さらに，慢性化すると pincer タイプや cam タイプといった形態的な異常に進行する場合もある．これは臼蓋の中で大腿骨頭が正常に滑っていないことが原因と考えられ，さらにその原因として，大転子周辺の広範囲の組織の滑走不全（軟部組織の過緊張）が関与している．

（2）股関節の伸展が制限される（鼠径部が伸びにくい）

　「歩行やランニングの toe off（図 7.5）など，運動中の股関節伸展可動域に制限が生じる．同時に大殿筋に力を入れにくい感覚も生じる．長時間座位から立ち上がると伸展制限が増強する．また，股関節伸展のストレッチを行うと，鼠径部（股関節前面）の筋に痛みや違和感を生じる」

　このような股関節伸展制限において，股関節全面から外側にかけての組織の滑走不全，または股関節前面の関節包の弛緩に伴う大腿骨頭の前方移動が原因となっている場合もある．特に伸展制限が増減する場合は，鼠径部のストレッチは無効であり，大腿骨頭の偏位があると考えて対策を進める必要がある．

（3）股関節を外側に開きにくい

　「胡坐（あぐら）や背臥位で両股関節を開排するストレッチ（図 7.6）などにおいて，一側の股関節の開排が制限され，内転筋のストレッチでは変化しない」

　このような一側に生じる開排制限は，多くの場合恥骨結合の偏位（ずれ）が原因である可能性が高い．徒手的に恥骨結合の偏位を修正した状態でも左右差が存在する場合は，大腿骨頭の前方偏位，内転筋の過緊張（滑走不全）の順に原因を探索する．いずれにしても，ストレッチのみで改善する可能性は低く，恥骨アライメント，大腿骨頭アライメント，内転筋滑走不全といった原因因子に対する対策が必要となる．

（4）股関節が外側に開いてしまう

　「前から見て足を閉じて走れない，どうしても開いてしまう（図 7.7）」

　これは短距離から長距離まで，陸上選手においてはタイムの向上を妨げる原因となる．水泳選

図 7.5　股関節の伸展制限

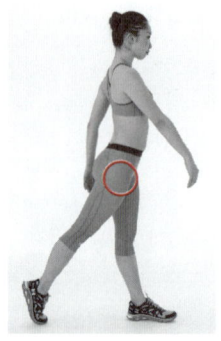

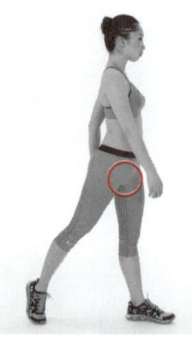

伸展可動域制限のない股関節において，歩行の床離地（toe off）に股関節前面の疼痛や筋の緊張が増減する場合，大腿骨頭の前方偏位の関与が疑われる．

図 7.6　恥骨結合の偏位

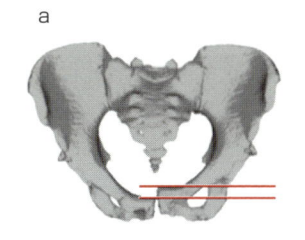

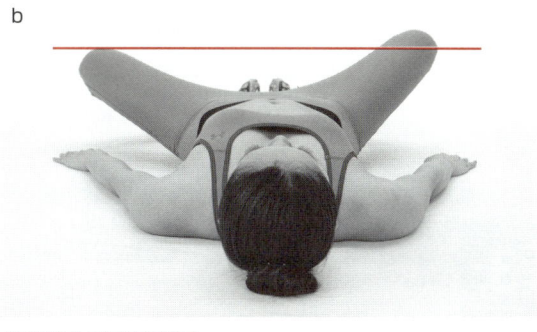

a　　　　　　　　　　b

股関節開排可動域の左右差が存在する場合，恥骨結合の偏位を疑う．

図 7.7　股関節内転制限

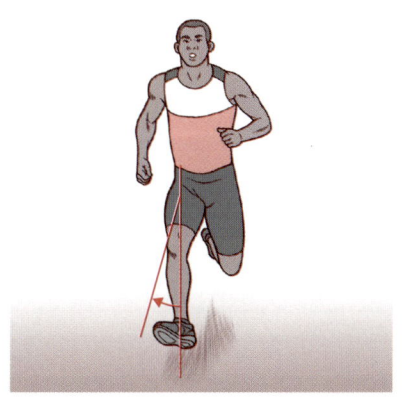

股関節外転位での走行は股関節の内転・伸展制限によって生じることが多い．進行方向に対して横方向にエネルギーが分散し，走行の効率が低下する．

手では，水泳中に両脚が開くことにより，キックによる推進力の低下を招く．これは一種の股関節内転制限であり，大腿外側の組織の滑走不全が原因である．

（5）鼠径部痛症候群（グローインペイン，スポーツヘルニア）が治らない

「鼠径部痛症候群と診断され，長期間のリハビリテーションまたはスポーツヘルニアに対する補強術を受けたにも関わらず，競技に復帰できない」

鼠径部の慢性的な不調はサッカー選手などに多くみられる状態であり，引退を加速させることにつながる．この後にも述べるように，鼠径部痛症候群は単独の原因で起こるわけではなく，骨盤輪のマルアライメント，大腿骨頭のマルアライメント，そして鼠径靱帯の滑走不全などの要因が絡み合って起こる．これらすべての原因を確実に治療することが求められる．鼠径部痛症候群を確実に予防するには，その治療法を詳しく紹介した他書[10]とこれから紹介するリアライン・トレーニングの両方を理解することが望ましい．

以上のように，スポーツにおいて重要な役割を果たす股関節において，可動域制限を主体とす

るさまざまなマイナーな問題が生じ得る．それを放置した結果，骨盤輪や大腿骨頭のマルアライメントを招き，さらに鼠径部痛症候群と呼ばれる複雑な病態に移行する場合がある．これらを防ぐには，股関節に生じる可動域制限や筋機能不全の原因をよく理解し，それを防ぐための予防的なトレーニングを日々繰り返すことが必要である．

7.3 股関節機能とスポーツパフォーマンス

　スポーツパフォーマンスに対して股関節が十分な役割を発揮するには，股関節自体が最大のパフォーマンスを発揮する必要がある．その前提となるのは，**骨盤と股関節の安定性**，**可動域と組織の滑走性**，そして**筋力**である．それぞれの要素を正常に保つために，または正常な状態に回復させるために必要な知識を整理する．

A. 骨盤荷重伝達機能

　骨盤荷重伝達機能（図7.8）[2]とは，骨盤輪を介して下肢と体幹との間で力を伝達する機能である[1,7]．荷重伝達機能の低下は，ランナー，スキー，自転車など左右対称な下肢の運動を行う競技において，明らかに一側の下肢に力が入りにくい状態を招く．その状態でスポーツ活動を続けると，骨盤アライメントの非対称性の増強や骨盤周辺の筋活動の左右のインバランスをさらに悪化させ，また下肢では荷重伝達機能の良好な側への依存度を増し，その股関節や下肢の機能に重大な影響を及ぼす可能性がある．また，女性ではこれと腹圧性尿失禁との関連性が指摘された[3]．

　荷重伝達機能の低下の原因は十分に解明されていないが，主に仙腸関節の不安定性に関連があると考えられている[6]．恥骨結合と左右の仙腸関節によって連結される骨盤輪は，先天的な因子，ホルモン，妊娠・出産，外傷，慢性的なストレスなどによって不安定となり，対称性を失いやす

図7.8　骨盤における荷重伝達機能を示す概念図

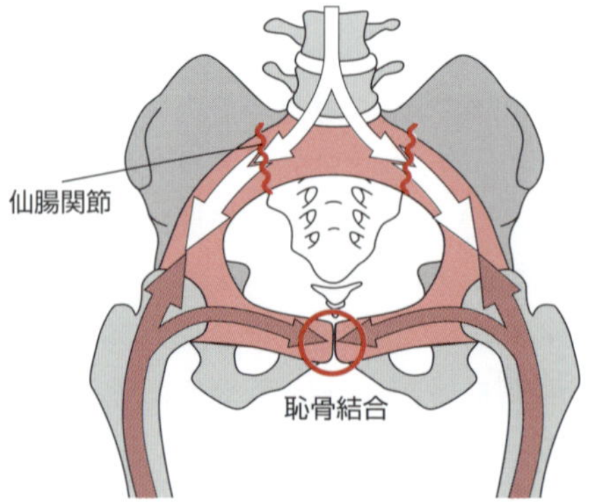

仙腸関節と恥骨結合の安定性によって，下肢から骨盤への地面反力と上方からの仙骨への荷重が効率的に伝達される．

い.アスリートにおいて骨盤輪の非対称アライメントは,左右非対称的なスポーツ動作の反復や,足関節捻挫や膝関節靱帯損傷などを含めてあらゆる下肢の疾患後の跛行によって起こりうる.すなわち,骨盤輪の非対称性は誰にでも起こりうる問題である.非対称的な骨盤において荷重伝達機能に左右差が生じると,続発する筋活動のインバランスによってさらに骨盤輪の非対称性を増悪させる.その結果,仙腸関節痛や依存度の高い側の下肢の慢性外傷などに移行する.

上記のような悪循環を回避するには,骨盤輪の対称性を強く意識したトレーニングを実施することが必要である.なお,骨盤輪の対称性を獲得するためのトレーニングについては第4章から第6章に記載した.

B. 股関節の安定性

(1) 股関節の構造と弱点

股関節は球状の大腿骨頭を臼状の寛骨臼蓋が覆うような構造となっている(p. 112 図7.1).臼蓋は大腿骨頭の内側,後方,上方を覆うことから荷重位でのほとんどの運動において,股関節は骨性の安定性が得られた状態となる.これに対して,大腿骨頭の前方には腸骨大腿靱帯,関節包,筋が存在するのみで,構造的な弱点となっている.大腿骨頭の前方偏位は屈曲時の股関節前面の詰まり感,さらにはFAIの原因となることが強く疑われるが,そのバイオメカニクス的根拠は不十分である.

(2) 大腿骨頭の前方偏位

大腿骨頭の前方偏位を示唆する所見として,股関節屈曲に伴う大転子の前方移動が挙げられる[2].これは自動下肢伸展挙上(active straight leg raising;ASLR)中の大転子の前方移動によって判定される(図7.9).大転子の早期の前方移動は,その後方の軟部組織の緊張による大腿骨頭の前方への偏位を促す力の存在を示唆する.これと大腿骨前面の腸骨大腿靱帯や関節包の弛緩性[4]とが同時に存在すると,股関節のキネマティクス異常を招き,さらには関節唇損傷やFAIの原因となる可能性がある.

股関節前面の弛緩性は保存療法やトレーニングによって解決は困難であるが,大転子の前方偏

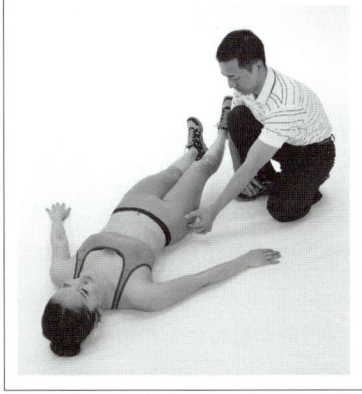

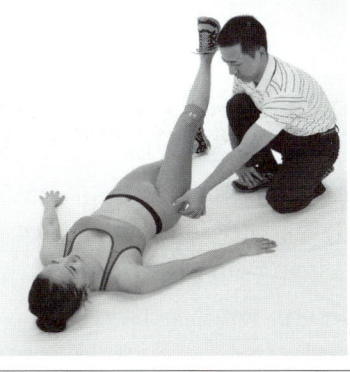

図7.9 股関節屈曲運動中の大転子異常運動パターンの評価法

自動にて下肢伸展挙上(SLR)を行いつつ,大転子の前方移動を触診する.股関節の挙上早期から大転子の前方移動が触知される状態を異常と判定する.

位を減少させ，屈曲可動域を改善することは経験上十分に可能である．屈曲制限の原因として，大殿筋停止部と外側広筋や大腿二頭筋との滑走不全，大転子後方深部の中殿筋，梨状筋，その他の深部外旋筋間に存在する滑液包の癒着等が考えられる．したがって，大転子後方の軟部組織のリリースを有効に使いつつ，大転子の前方偏位を解消または軽減し，その後，股関節の正常キネマティクスを保つための筋活動を獲得する．

C. 軟部組織の滑走性と可動域

　股関節の周辺には多数の軟部組織が存在する．これらは，側臥位や背臥位，椅座位などの日常生活において慢性的に圧迫に曝され，筋間，筋と皮下脂肪間，筋と骨膜間などあらゆる組織間の滑走性の低下が生じる．組織間の滑走性低下は，筋の伸張性低下および軟部組織の緊張亢進を招く．これらは容易に股関節の可動域を制限し，スポーツ活動中の股関節のパフォーマンス低下を招く可能性がある．

　隣接する筋間の滑走不全や筋膜と皮下脂肪との滑走不全は筋の収縮機能に悪影響を及ぼし，筋力低下や筋持久力の低下，可動域の制限などをもたらす．さらに，筋膜と皮下脂肪との滑走不全は皮下脂肪厚の不均一性を増幅させる．すなわち殿部や大転子周辺の皮下脂肪が厚くなり，膝窩部周辺の皮下脂肪は薄くなる．このような皮下脂肪の不均一な分布は筋膜が受け取る張力の不均一性を反映している可能性があるため，改善すべき点である．

　このような滑走不全は，いったん形成されるとトレーニングやストレッチによって改善されない．このため，滑走不全が軽度なうちに軽減または予防することが極めて重要である．予防には，成長期から耐えることのない継続的な柔軟性エクササイズ（静的，動的ストレッチなど）が必要である．例として，ヨガやクラシックバレエなどを休むことなく継続している人は，柔軟性が維持されるとともに，皮下脂肪厚が比較的均一に保たれやすい．

　外傷後の組織の治癒過程，外傷後の運動休止，受験期の長時間坐位，急激な筋肥大や皮下脂肪増加などは組織間の滑走性低下の主要な原因と考えられる．これらにより滑走不全が形成されると，静的ストレッチなどの効果が得られにくくなり，元通りの柔軟性の再獲得は困難となる．この影響は加齢とともに著明となり，ほぼ不可逆的な柔軟性低下と捉えられる場合が多い．

　これらに対して，組織間の滑走性を改善するリリーステクニックが一定の効果を発揮する．専門的な技術講習を受けることによってその効果は向上するが，**本書ではアスリートが自分で行えるセルフリリースを中心に紹介する**．

D. 股関節の筋力

（1）筋力低下とパフォーマンスの低下

　股関節の筋力は，あらゆる荷重位での運動において重要であり，またスポーツパフォーマンスを決定づける可能性がある．このため股関節周囲筋の筋力低下はスポーツパフォーマンスの低下を招く可能性が高い．体幹または骨盤輪の安定性低下は，股関節運動の土台の安定性低下を意味し，股関節周囲筋のパフォーマンスを低下させる．したがって，第4～6章で述べた体幹の安定性向上のトレーニングを十分に行いつつ，股関節周囲筋のトレーニングに取り組むことが望ましい．

　股関節周囲筋の筋力低下の原因として，前項で述べた筋間または筋膜と皮下脂肪間の滑走不全

が挙げられる．このような場合は，筋力向上を目的としたトレーニングの効果は限定的であるとともに，筋力が発揮される運動域がそうでないときに比較して狭くなる．このため，筋間または筋膜・皮下脂肪間の滑走性改善に十分に取り組み，可動域を拡大したうえで，筋力を増強するトレーニングに取り組むことが重要である．

(2) 実際に向上させたいスポーツ動作との関連性を考えたトレーニング

　スポーツパフォーマンス上，股関節周囲筋に求められる筋活動パターンは，股関節のポジションに特異的である．すなわち，股関節のポジションごとに筋の役割は変化するため，多数の筋間の協調的な活動が必要となる．したがって，トレーニングを実施する股関節のポジションと，実際に向上させたいスポーツ動作との関連性を常に照合しながら股関節のトレーニングを進めることが望ましい．

7.4　股関節・鼠径部のリアライン・トレーニングの構成

　股関節のリアライン・トレーニングは，第2章の図2.1（p.18）に記載した流れに沿って原則として**リアライン→スタビライズ→コーディネート**の順に実施される．股関節の運動は骨盤と体幹の安定性なしには得られず，股関節のトレーニングを実質的に骨盤輪の安定化トレーニングと切り離すことはできず，第4～6章の内容と常に連動させながら進めるべきである．さらに，荷重位において股関節はそれ以下の下肢関節と連動して運動することから，下肢の各関節および下肢全体のアライメントにも配慮したトレーニングが必要となる．すなわち，**理想的な股関節のトレーニングは，足部から体幹までのすべての関節と協調するように進められることが望ましい**．

　股関節の**ローカル・リアライン**と**ローカル・スタビライズ**を効果的に進めるには，骨盤輪の**ローカル・リアライン**と**ローカル・スタビライズ**が完了していることが不可欠である（図7.10）．骨盤輪のローカル・スタビライズが不十分な場合は，第6章に述べた「リアライン・コア（GLAB

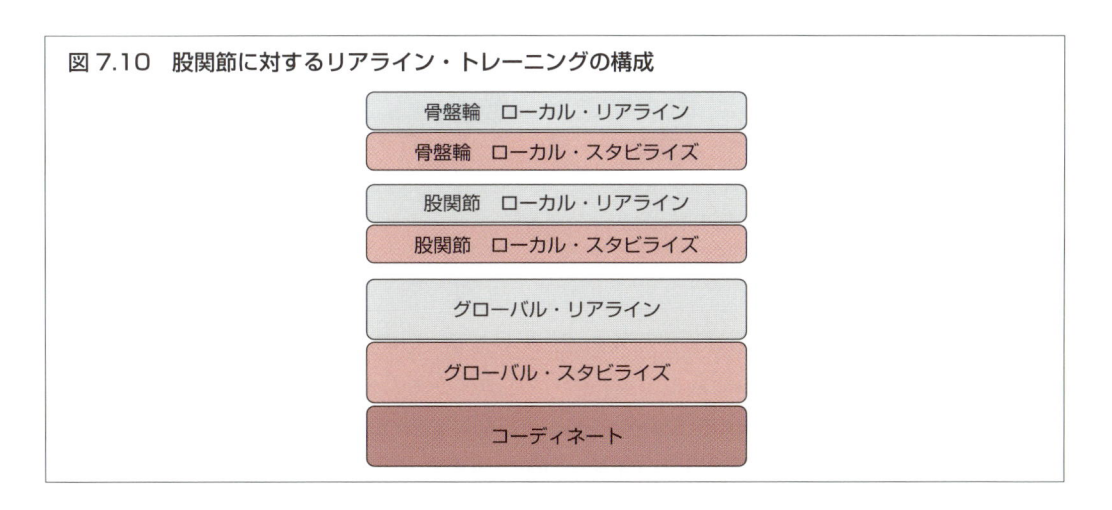

図7.10　股関節に対するリアライン・トレーニングの構成

骨盤輪　ローカル・リアライン
骨盤輪　ローカル・スタビライズ
股関節　ローカル・リアライン
股関節　ローカル・スタビライズ
グローバル・リアライン
グローバル・スタビライズ
コーディネート

図 7.11 リアライン・コアを用いた骨盤輪のリアラインとスタビライズ

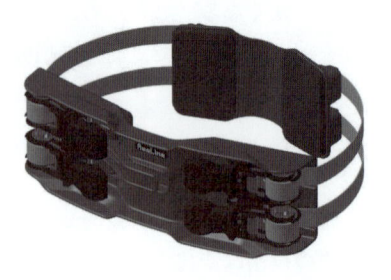

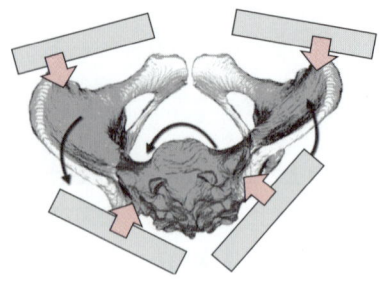

左右の寛骨を対称な位置に保持し,仙腸関節面を接近させて適合性を向上させつつ股関節周囲のトレーニングを実施することで,理想的な骨盤における股関節周囲筋機能の改善を加速させる.

図 7.12 リアライン・バランスシューズ膝関節用（GLAB 社）

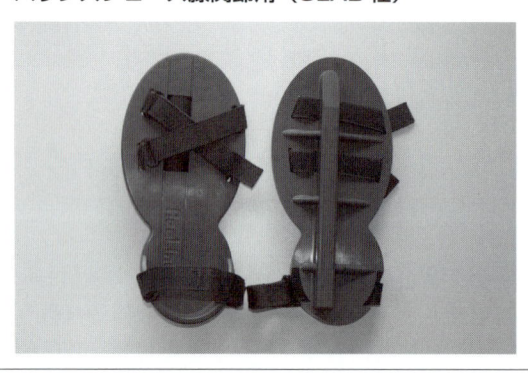

左：左足用の表側
右：右足用の裏側

図 7.13 リアライン・バランスシューズ膝関節用を用いた下肢のグローバル・スタビライズ

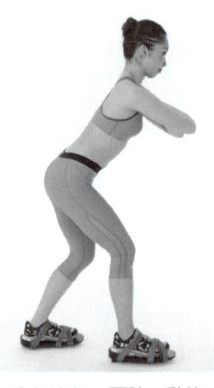

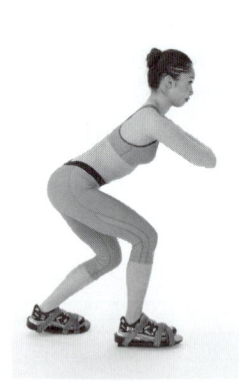

バランスシューズを用いることにより,下肢の動的アライメントを常に望ましい位置に保持しつつ股関節周囲筋の活動を促すことができる.

社)」(図 7.11)を用いて,骨盤輪の対称性とスタビリティを最大限向上させた状態で股関節のトレーニングを行うと効率的・効果的である.リアライン・コアがもたらす理想的な骨盤の安定性により,股関節周囲筋の不要な緊張の軽減が得られる.これによって,セルフリリースが必要な筋の存在をあぶり出すことができ,逆にリアライン・コアの装着によって緩む筋はエクササイズによっ

て緊張の軽減が期待できることが明確になる．これと同時進行で，腹横筋下部，多裂筋，大殿筋，骨盤底筋群などの再教育・強化による骨盤輪のローカル・スタビライズを進める必要がある．

股関節の**グローバル・リアライン**と**グローバル・スタビライズ**を進めるには，膝関節，足関節，足部との連動が不可欠である．したがって，これらの関節のローカル・リアラインを進めつつ，下肢全体のグローバル・リアラインを進めることが望ましい．「リアライン・バランスシューズ＜膝関節用＞（(株)GLAB 社）」（図 7.12）を用いることにより，下肢全体のグローバル・リアラインとグローバル・コーディネートを効率的に進めることが可能となる（図 7.13）．その後に，下肢と体幹の連動を意識した**コーディネート**を行うと，より確実性の高い動作学習が進められる．

7.5 ローカル・リアラインの進め方

A. はじめに

（1）目標とするゴール

股関節の**ローカル・リアライン**のゴールは，違和感や不快感のない股関節を保つために不可欠とされる関節包内運動の正常化である．具体的な到達目標は，①股関節最大屈曲位および屈曲位での内転・内旋において詰まり感がない状態（図 7.14a），②膝屈曲 90°での股関節開排（図 7.14b）あるいは膝軽度屈曲位での股関節伸展（図 7.14c）において大腿筋膜張筋・長内転筋など鼠径部周囲筋の過緊張のない状態，③十分な股関節内転可動域（図 7.14d）とその前提となる股関節外側の軟部組織の柔軟性・滑走性が得られた状態，である．以上が解決した後の股関節の可動域制限は，股関節外転における大腿薄筋や半腱様筋，SLR（straight leg raising）におけるハムストリングス，腹臥位での膝屈曲における大腿直筋など，主に二関節筋の伸張性低下（滑走不全）による場合が多い．

（2）滑走不全が問題となりやすい部位

股関節の各方向への可動域制限をもたらす組織の滑走不全に対するセルフリリースを行い，組織の滑走性・収縮性・伸張性を十分に回復させることが必要となる．特に滑走不全が問題となりやすい部位は，①側臥位で長時間の圧迫に曝される大転子から大腿外側部，②椅座位で圧迫される坐骨結節から大腿後面，③鼠径部，である．皮下脂肪を筋膜・骨膜・腸脛靱帯に対して滑走させることができれば，その深部の組織は本来の可動性・収縮性・伸張性を取り戻すことができる．

（3）鼠径部痛症候群

鼠径部痛症候群には，左右の股関節と骨盤輪の3つの関節，合計5個の関節のマルアライメントが関与する可能性がある．このためリアラインでは，これら5つの関節のリアライメントを進める必要がある．持続性のあるリアライメントを実施するには，マルアライメントの原因因子の

図 7.14 目標とすべき股関節可動域

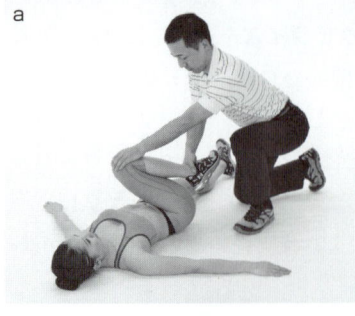

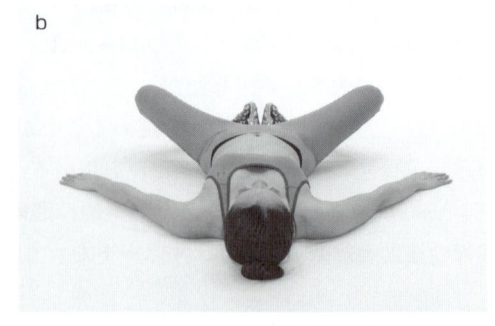

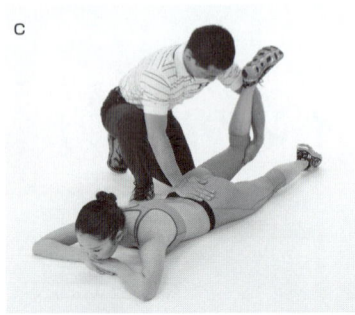

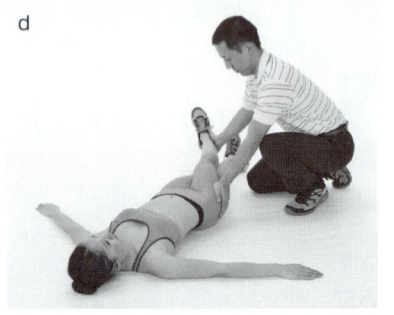

a）股関節屈曲および屈曲・内転・内旋で股関節前面の詰まり感がない状態
b）股関節開排可動域の左右差がない状態
c）十分な股関節伸展可動域と大腿筋膜張筋，長内転筋などの滑走不全がない状態
d）十分な股関節内転可動域と腸脛靱帯・大腿筋膜・中殿筋等の滑走不全がない状態

解決が不可欠である．5個の関節のマルアライメントの原因因子は，複数の関節のマルアライメントに関与する場合もある．これらを踏まえ，鼠径部痛症候群の主要因に対する治療を効率よく進めることが求められる．ローカル・リアラインの手段として，マニュアル・リアライン（徒手療法），リアライン・エクササイズ（運動療法），リアライン・デバイス（補装具）がある．

B．ローカル・リアラインの実際（1） 徒手療法（マニュアル・リアライン）

　骨盤輪と左右の股関節のリアラインメントの手順に入る前に，これらすべてのマルアライメントの原因因子の一つである組織間の滑走不全への治療を一括して行う．これによりトレーニングの手順が大幅に簡略化され，また運動療法の効果をより確実に，効率的に得ることができるようになる．

（1）大腿外側・大転子付近

　大腿外側において腸脛靱帯，外側広筋，大腿二頭筋，大転子と皮下脂肪との滑走不全は，健常者を含めてほぼすべての人に共通にみられる．その原因は，椅座位や側臥位での睡眠による長時間に及ぶ圧迫にあると推測される．この滑走不全が股関節内旋位で起こった場合には外旋制限が，股関節外旋位で起こった場合は内旋制限の原因となる．これが背臥位での股関節回旋肢位の左右差をもたらすと推測される．外旋制限の場合，外旋時に大腿外側の皮膚が大転子に対して前方に

図 7.15　大腿外側の皮下脂肪リリース

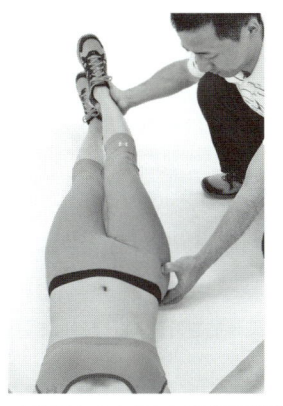

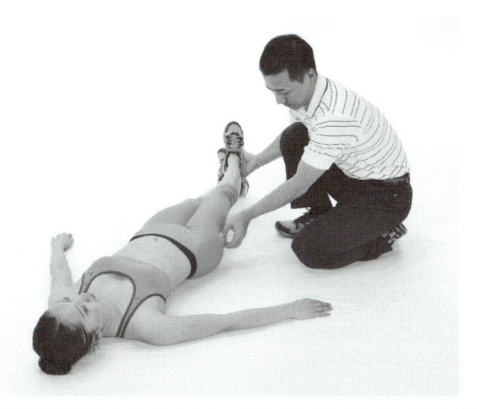

腸脛靱帯上，大転子上の皮膚または皮下脂肪を深部の組織から剥がすよう，指先を組織間に滑り込ませるようにリリースする．

移動しにくい状態にあるため，大転子の後方への移動が制限され，その結果大転子を支点とした外旋となって大腿骨頭の前方偏位が助長される．同様の大腿骨頭のマルアライメントは股関節伸展や開排時にも起こり，これがしばしば FAI 股における疼痛の原因となる．内旋制限の場合，内旋時に大腿外側の皮膚が大転子に対して後方に移動しにくい状態にあるため，大転子の前方移動が制限され，さらに重度の外旋拘縮を招く可能性がある．すなわち，大腿外側の皮下脂肪とその深部の組織との滑走性の改善は，大腿骨頭のアライメント，股関節可動域，そして FAI の発生に関与する可能性がある．

　大腿外側の皮下脂肪リリースは，他動的に股関節を内・外旋あるいは屈曲・伸展させつつ，皮下脂肪を筋膜・腸脛靱帯・骨膜から剥がすように進められる（図7.15）．特定の解剖学的なポイントを意識する必要はなく，大腿外側の任意のポイントにて皮下脂肪をつまみつつ股関節を他動的に動かし，皮下脂肪と筋膜間の滑走不全が触知された部位においてリリースを行う．多くの症例において大腿外側全体に滑走不全が認められ，中でも側臥位における荷重圧の高い大転子上の滑走不全が著明である場合が多い．股関節を内・外旋あるいは屈曲・伸展において，大腿外側の皮膚が自由に筋膜・骨膜・腸脛靱帯上を滑走できる状態を目標とする．

(2) 鼠径部・大腿前面

　鼠径部・大腿前面の滑走不全は，主に股関節伸展制限の解消と鼠径靱帯と皮膚との滑走性改善との 2 点に集約される．いずれに対しても，筋膜や靱帯から皮下脂肪または皮膚をリリースした上で，必要に応じて筋間を含む深部の組織間のリリースを行う．

●股関節伸展制限

　大腿直筋および大腿筋膜張筋とその表層の皮下脂肪との滑走性を改善することにより，大腿直筋の柔軟性と大腿筋膜張筋の外側への滑走性を改善することを目的とする（図7.16）．皮下脂肪のリリースによって十分な股関節伸展可動域が得られない場合は，大腿直筋と外側広筋間，外側広筋と大腿筋膜張筋間の滑走性を改善する．

図 7.16　大腿筋膜張筋リリース

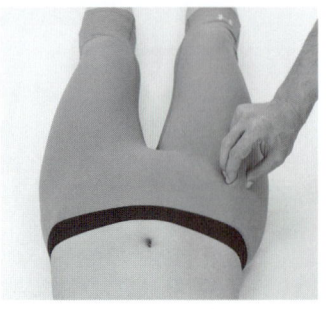

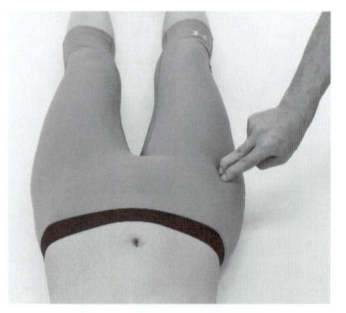

大腿筋膜張筋上の皮下脂肪を内側に向けてリリースしたうえで，大腿筋膜張筋を外側広筋に対して外側にめくるようにリリースする．

● **鼠径靱帯と皮膚との滑走性改善**

　鼠径靱帯上の皮膚と鼠径靱帯との滑走性を改善する．通常は皮膚をつまみ，鼠径靱帯に対して遠位に皮膚を移動させることにより，鼠径靱帯の上方への可動性を回復させることができる（図7.17）．鼠径靱帯の走行の正常化，他動股関節伸展時の大腿筋膜張筋の緊張の消失，大腿直筋の柔軟性改善の3点の達成により，この過程を終了する．また，大腿前面と大腿外側の皮膚の滑走性が改善することにより，股関節屈曲時に皮膚が余る大腿前面から皮膚の緊張の高まる大腿後面へと効果的に移動できるようになり，股関節屈曲可動域の改善にもつながる．

（3）殿部・大腿後面

　殿部・大腿後面において問題となる組織間滑走不全は，

① 股関節伸展時に皮膚の前方への移動を阻害する大腿外側の皮下脂肪の滑走性低下
② 尾骨偏位を招く大殿筋下縁付近の皮下脂肪の滑走性低下
③ 大殿筋の収縮不全を招く大殿筋付着部における外側広筋・大腿二頭筋との滑走不全
④ 股関節屈曲時または自動伸展時に必要なハムストリングスに対する大殿筋の上方への移動を阻害する大殿筋深層の滑走不全
⑤ 大転子後方における大殿筋深層面の滑走不全・滑液包の癒着
⑥ 股関節屈曲制限の原因となる中殿筋と梨状筋との滑走不全

などに分類される（図7.18）．これらは，座位姿勢や背臥位または側臥位での睡眠などによっ

図 7.17　鼠径靱帯皮膚リリース

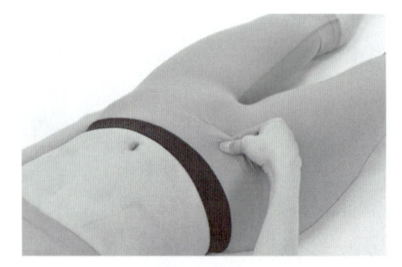

鼠径靱帯上の皮膚をつまみ，鼠径靱帯に対して皮膚を遠位に滑らせるようにする．

図 7.18　大殿筋周辺の滑走不全

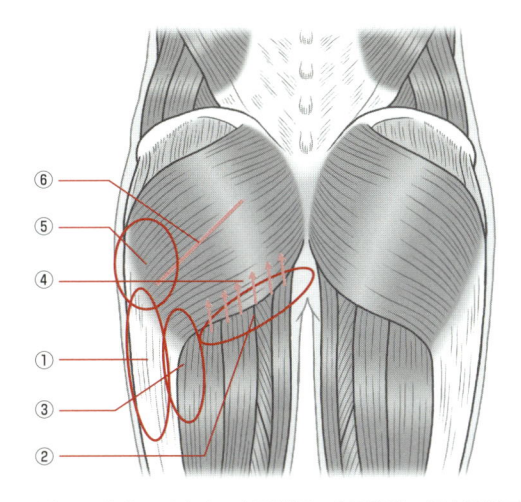

① 股関節伸展時に皮膚の前方への移動を阻害する大腿外側の皮下脂肪の滑走性低下
② 尾骨偏位を招く大殿筋下縁付近の皮下脂肪の滑走性低下
③ 大殿筋の収縮不全を招く大殿筋付着部における外側広筋・大腿二頭筋との滑走不全
④ 股関節屈曲時または自動伸展時に必要なハムストリングスに対する大殿筋の上方への移動を阻害する大殿筋深層の滑走不全
⑤ 大転子後方における大殿筋深層面の滑走不全・滑液包の癒着
⑥ 股関節屈曲制限の原因となる中殿筋と梨状筋との滑走不全

て徐々に形成される組織間の滑走不全であると推測される．

　上記の 6 項目の問題点に対して最初に改善すべき組織間滑走不全に対して，以下のようにリリースを行う．

❶ 骨盤から大腿外側（腸骨稜，大転子，腸脛靱帯）上の皮下脂肪のリリース（図 7.15）
❷ 大殿筋下縁付近の皮下脂肪を大殿筋に対して下方にリリース（図 7.19a）
❸ **大殿筋膜・皮下脂肪間，大殿筋とハムストリングス（坐骨）間，大殿筋と外側広筋間の滑走性を改善する．** 大殿筋膜と皮下脂肪間について，特にハムストリングスと重なる大殿筋の下縁，外側広筋と大殿筋が隣接した付着部を持つ大腿骨近位外側部の滑走性を十分に獲得する（図 7.19a）．
❹ **大殿筋の下縁を近位にめくり上げるようにして大殿筋の近位への滑走性を獲得し，また大殿筋付着部内側を大腿二頭筋長頭から剥がすように外側に向けてめくることで大殿筋と大腿二頭筋との滑走性を獲得する**（図 7.19b）．さらに，大殿筋停止部と外側広筋起始部との間に指尖を滑り込ませるようにして，両筋間の滑走性を改善する（図 7.19c）．

これらのリリースの完成度が高まるにつれ①〜④の問題が改善される．

　⑤に関して大転子の前方移動を助長する因子を特定することは容易ではない．通常は，股関節屈曲において緊張する大殿筋とハムストリングスや外側広筋など大殿筋に隣接する筋との間の滑走性を改善することを最優先とする．その上で，大転子の前方移動が解消されていないようであれば，大転子上から大転子後方（外旋筋群の付着部付近）の皮下脂肪リリース（図 7.19d），滑液包リリース，筋間リリースなどを丁寧に進めていく．また必要に応じて，大腿遠位部の皮下脂肪

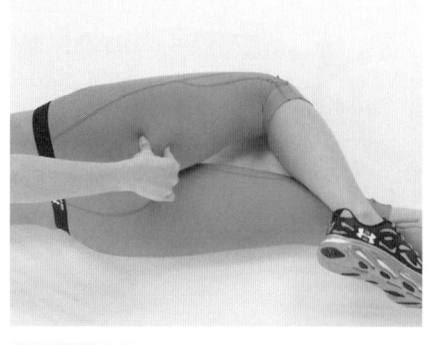

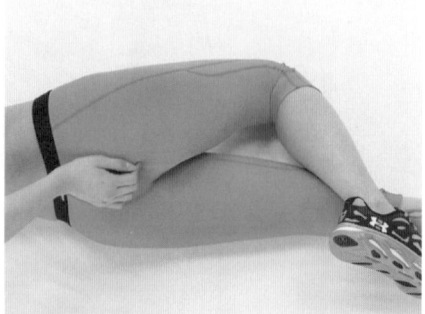

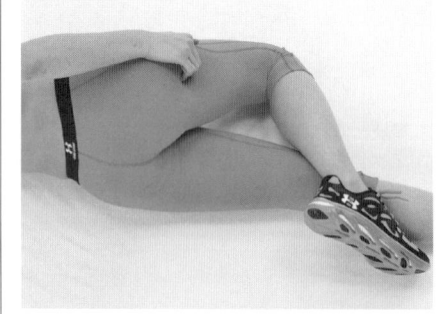

図7.19 大殿筋周辺のリリース

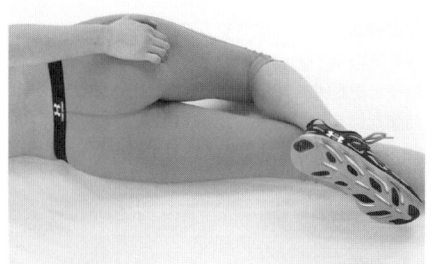

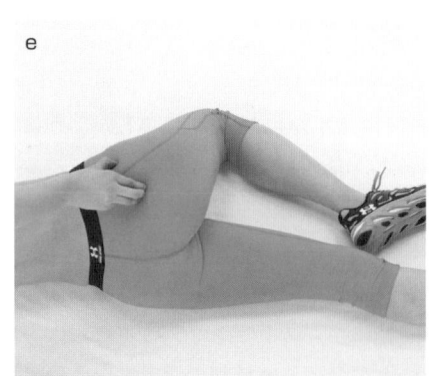

a) 大殿筋の下縁部にそって皮下脂肪を筋膜から下方にリリースする.
b) 大殿筋の下縁を坐骨および仙結節靱帯に対して上方に, 大腿二頭筋に対して外側にめくるようにリリースする.
c) 大殿筋の停止部と外側広筋の起始部の筋間に指を滑り込ませて, これらの筋間のリリースを行う.
d) 大転子後方で, 外旋筋停止部と大殿筋間などの滑走不全を改善する.
e) 中殿筋と梨状筋との間に指を滑り込ませつつ, この筋間のリリースを行う.

と外側広筋・腸脛靱帯・大腿二頭筋の滑走性を改善する. 最終的な目標はSLRや股関節屈曲における大転子の前方移動の消失, そしてその際の股関節前面の疼痛やつまり感の消失である.

⑥については上記のリリースにより背臥位での屈曲可動域が改善しても, 荷重位での屈曲可動域の改善が得られない場合, 中殿筋と梨状筋との間の滑走不全が関与している可能性がある. これに対して, この筋間に指を滑り込ませて, 股関節を他動屈曲させつつリリースを行う(図7.19e).

(4) 大腿内側

大腿内側の滑走不全は, 膝伸展時の開脚制限, 膝屈曲時の開排制限, 二次的に股関節屈曲または伸展制限をもたらす. 内転筋群の過緊張がマルアライメントの原因となることは稀で, むしろ

結果因子として滑走不全や過緊張が生じる例が多い．結果因子としての内転筋群の過緊張に対する組織間リリースは，骨盤輪および股関節のリアライメントの後に行うべきである．

　これに対して，過去にテーピングやブレース装着による大腿部の締め付けは，内転筋を含めた大腿部の筋間や筋・皮下脂肪間の滑走不全を招く．その結果として股関節伸展，屈曲，外転等の可動域制限が生じ，さらには寛骨の前後傾を招く可能性がある．その場合は，これらの筋の過緊張を原因因子と捉え，リアライメントの前に組織間リリースを行って過緊張を解消しておく必要がある．特に，大腿薄筋・大内転筋と半膜様筋との間，内転筋群と内側広筋との間など，内転筋群と隣接する筋群との間の滑走性低下はそれぞれの筋群の筋力低下を招くため，筋群間の滑走不全の解消が重要となる．

C. ローカル・リアラインの実際（2）　補装具療法（リアライン・デバイス）

　リアライメントに効果的な補装具をリアライン・デバイスと呼ぶ．骨盤輪・股関節の不安定性に対する補装具としては，コルセット，骨盤ベルト，スパッツやタイツなどの着衣が考えられる．特に上前腸骨棘レベルにおけるベルト等による圧迫は，仙腸関節上部の圧迫力を増し，その安定性向上に貢献する．一方，大転子レベルの圧迫は，恥骨結合の安定性向上には効果的かもしれないが，軟部組織の存在によって仙腸関節下部の安定性向上への寄与は小さいと推測される．

　補装具療法の利点は，不安定性が強い骨盤において一定の安定性を獲得することを助けることができる点にある．特に産後の女性においては，骨盤輪の不安定性に加えて下部腹横筋の機能低下が顕著となることから，外的サポートは不可欠である．一方，その問題点として，長期間の補装具の利用は，軟部組織の滑走性低下や骨盤周囲筋の筋力低下を招く点にある．単に疼痛軽減だけを目的とした骨盤ベルトや腰部サポーター等の使用は，軟部組織の滑走不全を招き，症状の長期化を招きやすい．したがって，強い圧を伴う補装具の使用はできる限り短期間に止めること，そしてその結果生じる軟部組織間の滑走不全に対する対処を十分に行うことが必須である．

D. ローカル・リアラインの実際（3）　運動療法（リアライン・エクササイズ）

　滑走不全が解消されたうえで，筋機能不全の改善を促すために運動療法（リアライン・エクササイズ）を行う．骨盤輪と股関節には多数の筋が関与してアライメントを変化させることを踏まえ，個々の関節のリアライメントに必要な筋を同定しつつリアライン・エクササイズを進める必要がある．

（1）仙骨のリアライメント

　骨盤輪のマルアライメントの修正において，治療中の仙腸関節の偏位の増悪を防ぐため，まず仙腸関節のリアライメントと適合性獲得を最優先とする．アライメント評価によってその必要がないことが判れば，次の寛骨のリアライメントに進む．

●仙骨マルアライメントの判定

　体表からの仙骨のマルアライメントの判定には，左右の後上腸骨棘間を結ぶ直線の直角二等分線と尾骨との位置関係を指標にすると便利である（図7.20a）[11]．尾骨の偏位は仙骨の前額面傾斜の指標であり，左右いずれかまたは両方の仙腸関節面の偏位（すなわち仙腸関節不安定性）の存

図 7.20 仙骨前額面傾斜に伴う尾骨偏位への対応

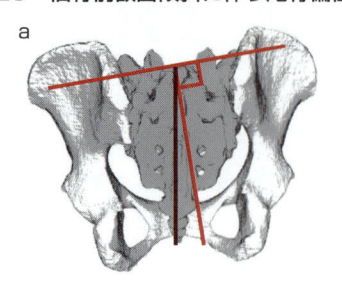

a) 左右の後上腸骨棘を結ぶ直線の直角二等分線上に尾骨があれば正常な前額面仙骨アライメントと定義する．図では，尾骨が左に偏位し，仙骨は前額面で右傾斜している．この場合，左大殿筋の過緊張と右大殿筋の収縮不全を疑う．
b) 両側の大殿筋周囲のリリースを行ったうえで，右大殿筋の収縮を促すエクササイズを行うことにより，仙骨傾斜を正常化する．

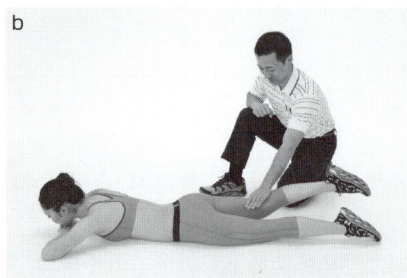

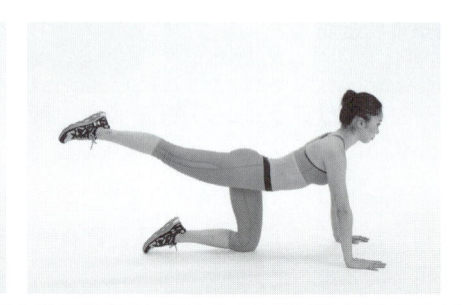

在を示唆する．仮に尾骨が左に偏位している場合，左の殿部軟部組織の過緊張と右大殿筋の収縮不全を疑う．これに対し，前項で説明した組織間リリースで，左の殿部軟部組織の緊張寛解，右の大殿筋機能改善を得る．そのうえで，腹臥位または背臥位での右大殿筋の収縮の反復により，左に偏位した尾骨を右に引き戻し，両側の仙腸関節の適合性を改善する（図 7.20b）．これらのリリースとエクササイズにより，静的・動的の両面において仙骨マルアライメントの原因因子が改善される．

● **梨状筋の過緊張**

仙骨マルアライメントの付随する梨状筋の過緊張に対して，物理療法や徒手療法によってこれを緩めようとする誤った治療が行われることが多い．尾骨の左への偏位には右の梨状筋の過緊張が合併しやすい．これは，尾骨の左への偏位を伴う仙骨の前額面上の傾斜に対して，右梨状筋が抵抗しているためと考えられる．すなわち，右梨状筋は仙骨マルアライメントの増悪を防ぐ役割を果たしている．この場合，右梨状筋の弛緩は仙骨マルアライメントの増悪を助長する可能性があるため，この筋を緩める治療は不適切である．この右梨状筋の過緊張は結果因子であるため，仙骨マルアライメントの解消によってこの筋の過緊張の解消を図るべきである．

(2) 寛骨のリアライメント

寛骨マルアライメントは3次元的（6自由度）に判定すべきであるが，臨床的には矢状面で左右寛骨の前・後傾を対称化することにより6自由度の対称性が得られる場合が多い．前傾側の上前腸骨棘が低位となり，後傾側の上前腸骨棘は高位となる（図 7.21）．加えて，恥骨結合不安定性があると，前傾側の恥骨低位が生じる．前傾側に対しては鼠径部の，後傾側に対しては殿部の軟部組織の緊張寛解が必要である．

以上の軟部組織の過緊張を解消すると，寛骨の対称性は通常かなり改善に向かう．そのうえで，寛骨の前後それぞれにおいて対称性を獲得するためのエクササイズを実施する．寛骨後面におい

図7.21 寛骨の前後傾の判定

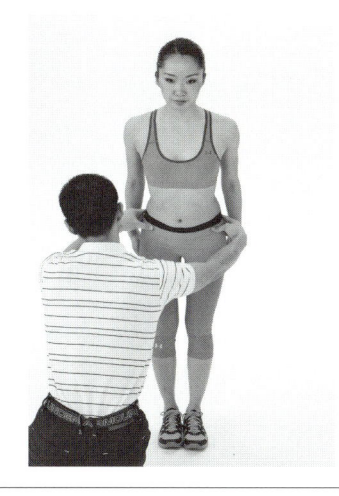

上前腸骨棘（ASIS）の高低により寛骨の前後傾を判定．前傾側の上前腸骨棘が低位となり，後傾側の上前腸骨棘は高位となる．

図7.22 寛骨のリアラインエクササイズ

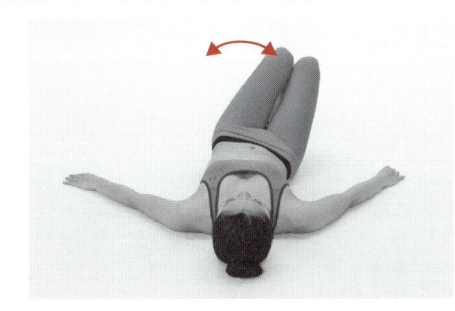

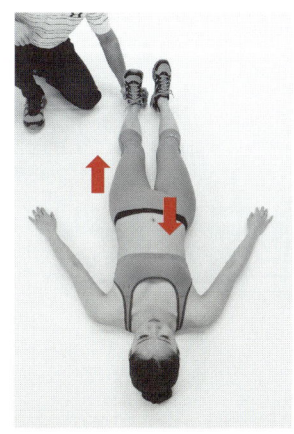

a）**骨盤ローリング**：寛骨前後傾に対しては後傾側に骨盤を10°程度傾けて正中に戻す骨盤ローリングエクササイズを行う．
b）**ヒールプッシュ**：恥骨の上下の偏位に対しては恥骨高位側（寛骨後傾側）の足底で抵抗に対して押し込むようにすることにより，前傾側の腹直筋を収縮させて低位にある恥骨を上昇させる．

ては，後傾位にある寛骨の後上腸骨棘を前方に押し込むことを意図した背臥位・膝屈曲位での骨盤ローリングによって対称性を確保する（図7.22a）．対称性が得られると，後上腸骨棘と床との接触感の左右差が消失する．一方，開排可動域の左右差が存在する場合は，恥骨結合の偏位が強く示唆される（図7.6）．恥骨結合のリアライメントとして，低位にある恥骨を片側性の腹直筋の活動によって引き上げることを意図し，恥骨結合高位側でのヒールプッシュを行う（図7.22b）．その効果は，開排可動域の左右差の消失によって確認される．

（3）股関節のリアライメント

　股関節のマルアライメントは，SLR中の大転子の前方移動を伴う大腿骨頭前方偏位と，臼蓋形成不全を伴う大腿骨頭後上方偏位とに大別される．前者では股関節内旋時の大腿骨頭の後方へ

図7.23 大腿骨頭のリアラインエクササイズ

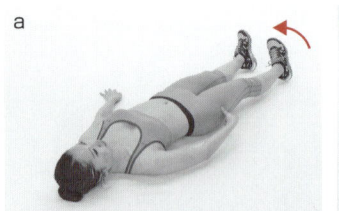

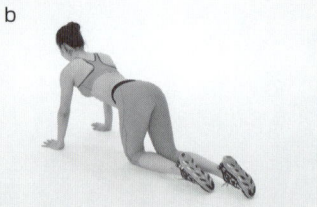

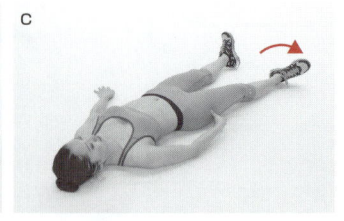

a) **股関節内旋エクササイズ（ワイパー）**：前方に偏位した大腿骨頭の後方への移動を促す．
b) **大腿骨頭後方モビライゼーションエクササイズ**：荷重により大腿骨頭の後方への移動を促す．
c) **股関節外旋エクササイズ（ワイパー）**：後上方に偏位した大腿骨頭の前方への移動を促す．

の滑り込みが制限されていることから，股関節内旋エクササイズ（図7.23a）の反復，四つ這い位での大腿骨頭後方へのモビライゼーションエクササイズ（四つ這い位後方ストレッチ，図7.23b）などがマルアライメント改善に有効である．後者では股関節外旋時の大腿骨頭の前方移動が制限されていることから，股関節外旋エクササイズ（図7.23c）が有効である．いずれも，大腿外側の皮下脂肪の滑走性を十分に改善したうえで実施することによって，股関節リアラインメントエクササイズがより効果的となる．

7.6 ローカル・リアラインによる機能障害への対応

A. 屈曲障害（股関節前面の詰まり感）

股関節屈曲可動域制限は，単に股関節伸筋の伸張性低下にとどまらず，股関節包内運動の異常，股関節前部の詰まり感を伴う場合が多い．この詰まり感は，FAIや関節唇損傷の初期症状とも捉えられ，長期的にはFAIや関節唇損傷の原因になる可能性がある．選手寿命を長くするには，疼痛や不快感が軽度であってもこの詰まり感を放置すべきではない．

(1) 原因

詰まり感の原因として大腿骨頭の前方偏位が推測される．大殿筋から大転子後方にかけての皮下脂肪と，大殿筋筋膜および大殿筋と大転子滑液包や外旋筋群との滑走不全は，股関節屈曲に必要な大殿筋の伸張性の低下を招く．これが股関節屈曲に伴う大転子の前方移動を早期に招き，これが股関節内において大腿骨頭を偏位させている可能性がある．

一方，坐骨結節付近の皮下脂肪の滑走不全は，大殿筋とハムストリングスの筋間の滑走性を障害する．その結果，股関節伸展時に大殿筋の十分な短縮を阻害し，股関節屈曲時には大殿筋とハムストリングスの伸張性を低下させる．しかしながら，この問題が解消されても屈曲時の詰まり

感の解消は得られないことが多いことから，これが直接的に詰まり感を招く原因とは考えにくい．

（2）リアライン

<セルフチェック>

股関節屈曲障害の存在は，背臥位で膝を胸骨に近づけるように他動的に股関節を屈曲させた際の股関節前面の詰まり感の出現によって判定される．その特徴は，詰まり感の出現とほぼ同時に屈曲可動域が制限されることである．これと混同しやすい症状として腸腰筋インピンジメントがある．これは，腸腰筋滑液包の癒着によって生じると考えられており，他動屈曲中に詰まり感が出現してからさらに20〜30°の屈曲可動域が保たれている．

<リアライン>

● 骨盤輪の対称化

仙骨の前額面傾斜によって生じる梨状筋過緊張は屈曲障害の原因となるため，最初にリアライン・コアを用いた足踏み・骨盤シフト・骨盤回旋・前屈・後屈（図7.24）を行って骨盤輪の対称化，仙骨傾斜の正常化を図る．骨盤輪の非対称性に由来する屈

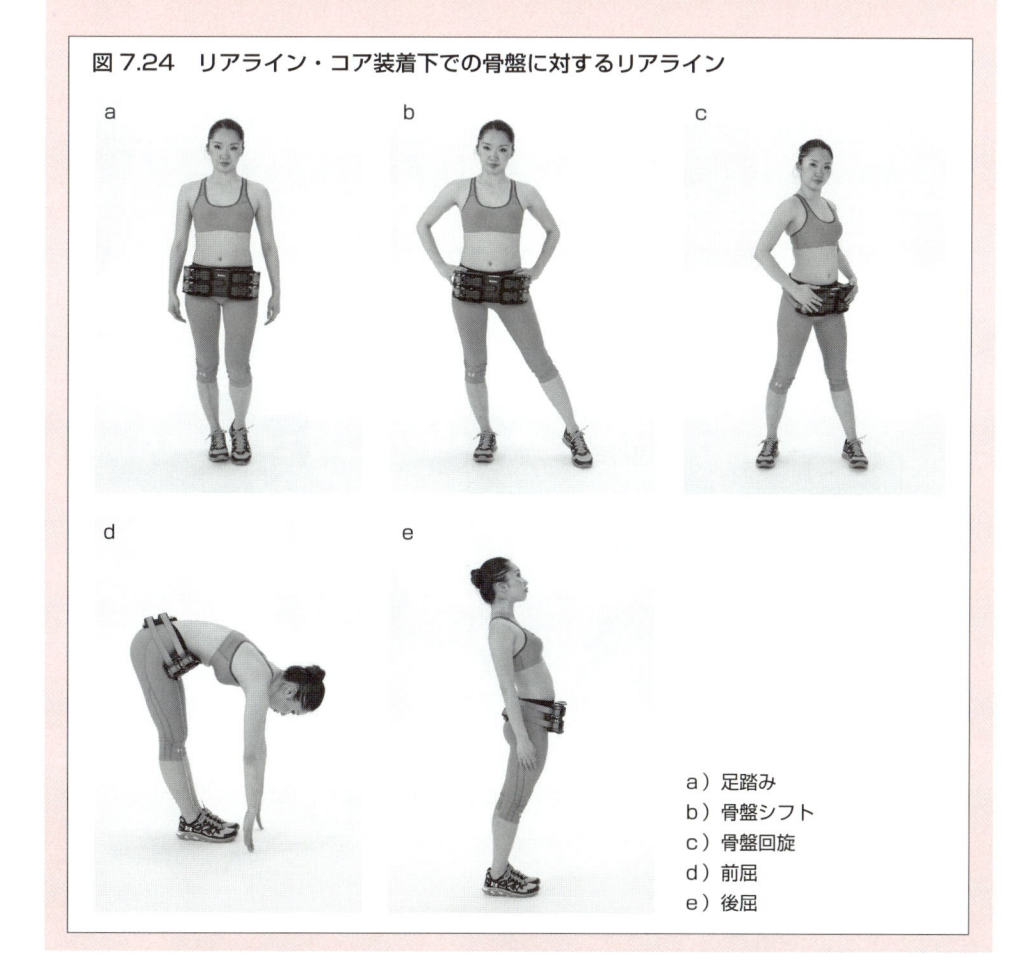

図7.24　リアライン・コア装着下での骨盤に対するリアライン

a）足踏み
b）骨盤シフト
c）骨盤回旋
d）前屈
e）後屈

曲障害はこれだけで解消されることが多い．逆にリアライン・コアを用いた後も屈曲障害が残存する場合は以下のステップに進む．

● 大転子前方偏位改善

　股関節屈曲障害の改善には，SLR中の大転子前方移動を改善することが不可欠である．股関節屈曲に伴う大転子前方偏位をもたらす原因は限定されにくいが，おおむね大殿筋を中心とする大転子後方の軟部組織の滑走不全が関与していると推測される．これには，椅座位で慢性的な圧迫に曝されている大殿筋停止部付近，坐骨結節付近，そして大転子周辺の各組織間の滑走性を改善させることが求められる．大転子周囲の皮膚の滑走性は，股関節屈曲角によって変化する．大転子前方偏位解消のためには，股関節屈曲域での大転子上の皮膚の滑走性改善が必須である．具体的には，大転子付近の皮膚をつまみつつ股関節を深く屈曲し，皮膚への張力が感じられなくなるまでリリースを行う．理想的には大転子周辺の皮膚が股関節屈曲に対して一切緊張しない状態を目指す．

● リアライン・エクササイズ

　股関節屈曲障害に対して有効なリアライン・エクササイズとして，第一に四つ這い位で大腿骨頭を後方に押し込みつつ後方関節包やこれに抵抗する筋をストレッチする四つ這い位後方ストレッチ（図7.23b）が挙げられる．股関節屈曲90°付近で，大腿骨頭を後方に押し込みつつ屈曲・伸展，内転・外転を行うことにより，理想の大腿骨頭の位置を獲得させる．次に，椅座位や端座位で骨盤前傾位を保ちつつ股関節屈曲の抵抗運動（ニーリフトエクササイズ）（図7.25a）により腸腰筋の強化を図る．最後に，荷重位での股関節屈曲障害に対して，オーバーヘッドスクワット（図7.25b）を行い，腰椎後弯を作らずに荷重位での股関節最大屈曲運動を習慣化する．

図7.25　股関節屈曲障害に対するエクササイズ

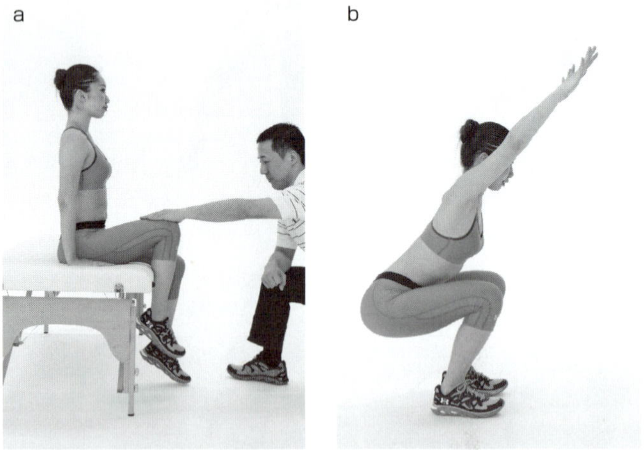

a) ニーリフトエクササイズ：腸腰筋の活動を促す
b) オーバーヘッドスクワット：荷重位での股関節屈曲可動域増大を図る

B. 股関節開排・伸展障害

(1) 原因
●恥骨結合の偏位

　股関節開排制限の直接的な原因として長内転筋の伸張性低下があり，その背景として恥骨結合の偏位が挙げられる．長内転筋の過緊張の原因として恥骨結合の偏位が挙げられる．これは長内転筋の付着部の一部が恥骨弓靱帯と合流（図7.26）[5]しているためと考えられる．この場合，恥骨結合の偏位の解消によって容易に長内転筋の過緊張は解消される．したがって，その対策としては寛骨アライメントを対称化することに集約され，鼠径部や殿部の軟部組織の滑走性の改善，腹横筋下部や大殿筋を含む骨盤輪安定化筋の持続的な活動を保つことが求められる

●大腿骨頭の前方偏位

　股関節開排と伸展は，関節包内において大腿骨頭の前方への移動を促す運動である．前方不安定性を有する股関節では，ともに大腿骨頭の異常な前方偏位を招く可能性がある．その結果，鼠径部の恥骨筋，腸腰筋，大腿薄筋などの過緊張を招く．開排あるいは伸展時の可動域制限や鼠径部の疼痛には，上記のような異常運動の存在を考慮して治療またはトレーニングを行う必要がある．

　これらの症状は，大腿外側において大転子や腸脛靱帯に対する皮膚の前方への滑走性改善によって大転子の後方移動が改善され，大腿骨頭の前方偏位が軽減されることにより改善される．

●その他

　上記以外の内転筋群の過緊張の原因として，ブレースやテーピングによる大腿部の締め付けの経験，過緊張の状態でのスポーツ活動による肉離れの影響，の関与の可能性がある．この場合は，皮下脂肪と筋膜，筋間の滑走不全を解消する必要がある．

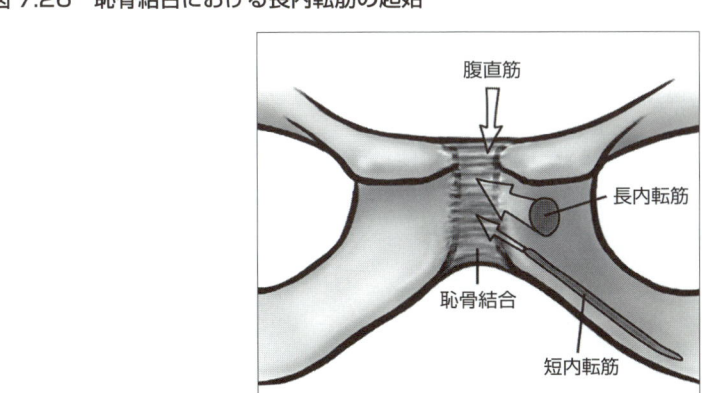

図7.26　恥骨結合における長内転筋の起始

長内転筋の起始の一部が恥骨結合関節包に合流することを示す（文献5より）[AJR, 188 (5), W441, 2007]

(2) リアライン

<セルフチェック>

股関節開排・伸展障害の存在は，立位での大腿筋膜張筋・腸腰筋ストレッチの姿勢（図7.27a）または両膝屈曲位の背臥位から両股関節開排位（図7.27b）をとることによって判断できる．その特徴は，開排可動域の左右差と鼠径部の筋の過緊張を伴うことである．これには恥骨結合の偏位と股関節内における大腿骨頭の前方偏位が関与している可能性があることを念頭に置いてセルフチェックを行う．

図7.27 股関節開排・伸展障害の存在の確認法

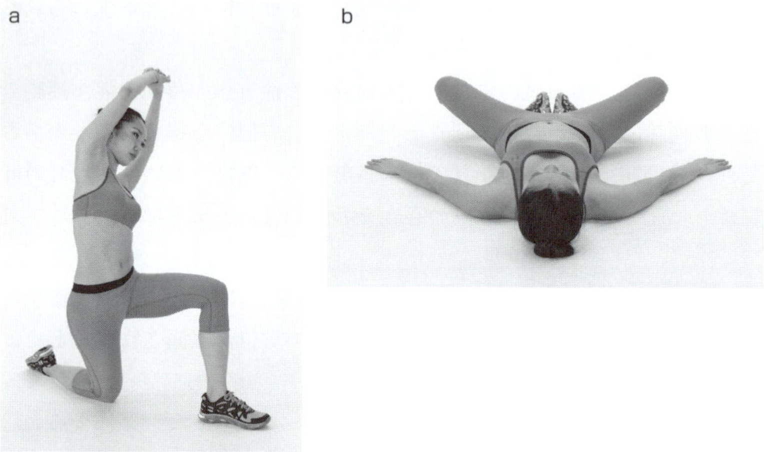

a）立位での大腿筋膜張筋・腸腰筋ストレッチの姿勢
b）両膝屈曲位の背臥位から両股関節開排位

●恥骨結合の偏位

まず，恥骨結合の偏位の関与の有無は，リアライン・コアの使用あるいは恥骨の上方偏位側（寛骨後傾側）の下肢におけるヒールプッシュ（図7.22b）の反復によって確認可能である．ヒールプッシュは，反対側である恥骨の下方偏位側の腹直筋を活動させ，下方に偏位している恥骨を上方に引き上げる．もしも，これにより開排制限の左右差が解消されれば，恥骨の偏位がその原因であることが証明される．

●大腿骨頭の前方偏位

次に大腿骨頭の前方偏位には前方関節包の弛緩性が関与する．さらに，股関節伸展や開排時に大転子が後方に十分移動できない時に，大転子を支点とした大腿骨頭の前方偏位が助長されると推測される．その確認として，大転子から腸脛靱帯にかけての皮下脂肪を強くつまみつつ股関節開排を行ってみる（図7.28）．大腿外側における皮下脂肪の滑走不全が大腿骨頭の前方偏位に関与している場合は，上記の操作によって鼠径部の疼痛や筋の過緊張が緩和される．

●個々の筋の滑走不全

恥骨結合の偏位と大腿骨頭の前方偏位が関与しない開排または伸展制限では，個々の筋の滑走不全を疑うことになる．伸展に対しては大腿筋膜張筋と外側広筋，大腿直

図 7.28 大腿骨頭の前方偏位への対応

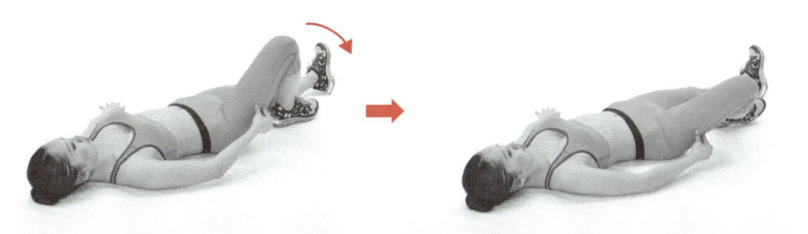

股関節開排制限および開排時の大腿骨頭前面の筋の緊張が強い場合，大腿骨頭の前方偏位を疑う．大腿外側の皮下脂肪の滑走不全の関与を確認するため，大腿外側の皮下脂肪をつまみつつ開排を行ってみる．これにより可動域が改善するならば，大腿外側の皮下脂肪の滑走性改善が必要となる．

筋と他の大腿四頭筋や大腿骨頚部上の滑液包の癒着，長内転筋と縫工筋との滑走不全，その他大腿部の圧迫に起因する大腿部の筋の滑走不全などの関与を疑う．いずれの場合も，まずは筋膜上の皮下脂肪の滑走性を促し，そのうえで筋間や滑液包の滑走性を促すようなセルフリリースを行う（図 7.29）．

図 7.29 内転筋周囲のリリース

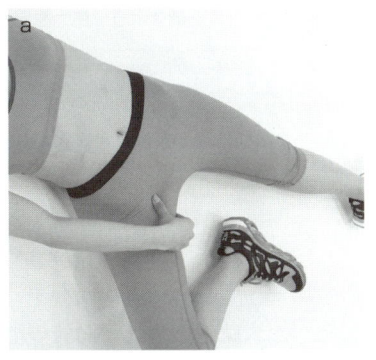

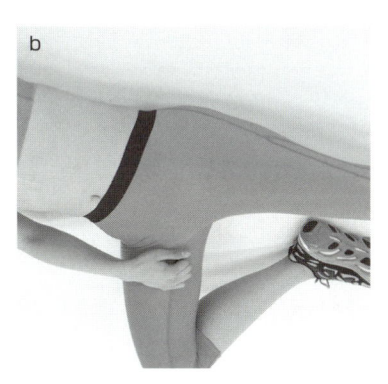

a）内転筋群上の皮下脂肪のリリース
b）内転筋間のリリース

＜リアライン＞

●リアライン・コアを用いたエクササイズ

恥骨結合の偏位を解消するには，第4章から第6章にかけて述べた骨盤輪の対称化と安定化が必要である．その中でも最も容易な解決策はリアライン・コアを用いることである．最初にリアライン・コアを用いた足踏み・骨盤シフト・骨盤回旋エクササイズ（p.131 図 7.24）を行って骨盤輪の対称化，恥骨結合の偏位の解消を促す．恥骨結合の偏位に由来する開排・伸展障害はこれだけで解消されることが多い．その場合は，第4章に述べた骨盤輪のローカル・スタビライズを十分に行い，寛骨対称性を維持するための筋活動パターンを学習させる．逆にリアライン・コアを用いた後も問題が残存する場合は以下のステップに進む．

7.6 ローカル・リアラインによる機能障害への対応

●大腿外側部の皮下脂肪のセルフリリース

　大腿骨頭の前方偏位を解消するには，大転子・大腿外側部が十分に後方に移動できる可動性を確保する必要がある．そのためには大腿外側部に対してその表層の皮下脂肪が十分に前方に滑ることが必要であり，その対策として大腿外側部の皮下脂肪のセルフリリースが必須となる．大腿外側の皮下脂肪を筋膜すれすれの深さでつまみつつ，股関節を開排または伸展する．つまんでいる部位の疼痛が解消されたらリリースが完了したものと解釈し，つまむ位置を移動する．これを大転子から大腿外側の大腿骨の上1/2程度の範囲において実施する．可動域の制限がほぼ解消されたら，大転子を後方に引く作用を持つ股関節外旋筋群（図7.30）や大殿筋のトレーニングを十分に行う．

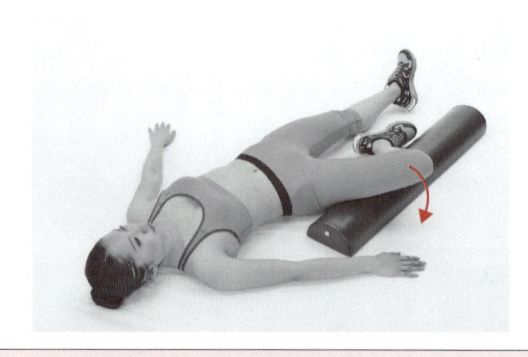

図7.30　股関節開排位での外旋筋トレーニング

背臥位で大転子の外側に枕を置く．股関節を開排し，大腿部の外側でこれを潰すように筋力を発揮する．

C. その他の機能異常

　その他の機能異常としては股関節内転制限，外転制限，内外旋制限などが挙げられる．このうち，内外旋制限には，骨盤輪の非対称性と前項で述べた大腿外側の皮下脂肪の滑走不全が強く関与している．外旋制限には皮下脂肪の前方移動制限，内旋制限には皮下脂肪の後方移動制限が関与している可能性が高く，これらの改善を意図した皮下脂肪リリースが奏功する．内転制限と外転制限には，膝関節と股関節に作用する二関節筋の過緊張の影響を確認したうえで，単関節筋と二関節筋のどちらがより強く影響しているのかを判定する．可動域制限の原因となっている筋が特定できたら，その筋の滑走不全の解消を促す皮下脂肪リリース，筋間リリースを行う．

7.7　ローカル・スタビライズ

　スタビライズは，リアラインが終了し，関節に違和感や痛みがなくスムーズな関節運動が可能

となってから開始される．**骨盤輪のローカル・スタビライズ**では，腹横筋下部，多裂筋，大殿筋，骨盤底筋群を重視する．その詳細は第4章に記載した通りである．**股関節のローカル・スタビライズ**では腸腰筋，中殿筋，外旋筋群を重視する．また，これに対して，過度の関与が好ましくない筋として大腿筋膜張筋が挙げられる．

　骨盤輪のスタビライズは，骨格的な安定性を意味する form closure と筋・筋膜の機能によって得られる動的安定性を意味する force closure とによって得られる．最初に，基本となる form closure を優先的に獲得するため，骨盤輪の対称性を獲得したうえで，仙骨の前傾（nutation）を促して骨盤輪の**締まりの位置**（close-packed position）を獲得する．

　骨盤輪の安定化に関与する筋群として，腹横筋下部（寛骨に起始する領域），骨盤底筋群，多裂筋，大殿筋，梨状筋と，大殿筋の緊張を背部に伝達する胸腰筋膜などが挙げられる．**骨盤輪のローカルスタビライズ**は，(1) **大殿筋・胸腰筋膜・多裂筋**，(2) **腹横筋下部・骨盤底筋群**という2つのセットでエクササイズを進める．一方，股関節のスタビライズにおいて，腸腰筋と外旋筋のトレーニングが重要と考えられる．

A. 大殿筋・胸腰筋膜と多裂筋のスタビライズ（骨盤輪）

　一側の大殿筋の収縮は胸腰筋膜を介して反対側の広背筋に伝達され，両側の仙腸関節を圧迫する．これが歩行の立脚相において持続的に得られることにより，切れ目のない force closure が得られる．大殿筋の収縮不全や股関節伸展可動域制限，同側の胸腰筋膜への異常な緊張伝達は，force closure による仙腸関節安定化メカニズムを障害する．一方，腰椎・仙骨レベルの多裂筋は，仙腸関節をまたいで寛骨に付着するため，主に抗重力位において持続的に force closure を担う．

　大殿筋・胸腰筋膜・多裂筋の機能を向上させるエクササイズとして，片脚ブリッジ（図7.31a）や四つ這い位股関節伸展エクササイズ（図7.31b）などが挙げられる．これらはいずれも大殿筋を最大限に収縮させて反対側の胸腰筋膜を緊張させるとともに，下位腰椎の回旋を伴って多裂筋を特異的に強化することができる．これらを実施する前に，マニュアル・リアラインによって正常な筋や筋膜の滑走性を獲得しておくことが重要である．

図7.31　仙腸関節のスタビライズトレーニング

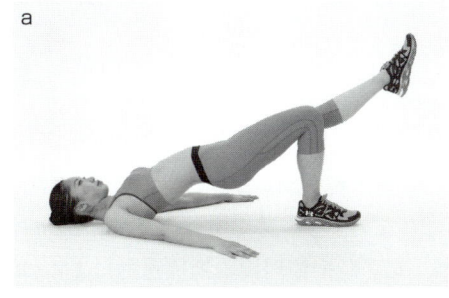

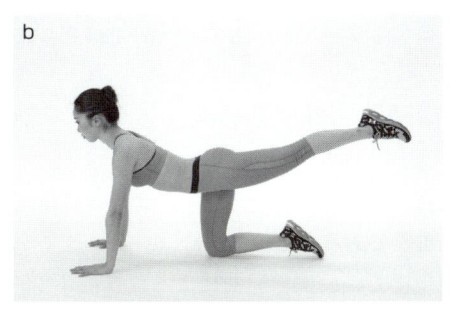

a）片脚ブリッジ：大殿筋の収縮により仙骨のリアラインとともに仙腸関節の安定化を図る．
b）四つ這い位股関節伸展エクササイズ：大殿筋とともに腰部多裂筋を収縮させ仙腸関節の安定化を図る．

B. 腹横筋下部・骨盤底筋群のスタビライズ（骨盤輪）

（1）腰椎前弯を保った状態で行う

　腹横筋下部および骨盤底筋群は重要な骨盤安定化筋であることは間違いないが，これらの単独収縮は仙腸関節を開大する作用を持つことに十分な注意が必要である．腹横筋下部の単独収縮は，寛骨前面を接近させ，仙腸関節後部を開大する作用を持つ．骨盤底筋群の単独収縮は尾骨を前方に引き，仙骨の後傾（counter nutation）を促すことから，仙腸関節を loose-packed position に導く．腹横筋や骨盤底筋群の強力な収縮を伴う"くしゃみ"が急性腰痛の発症機転となることからも，場合によってこれらの筋の収縮が骨盤輪の安定性に対して負の影響を持つ危険性が理解される．腹横筋下部および骨盤底筋群による骨盤安定化作用は，多裂筋や大殿筋・胸腰筋膜の緊張による force closure が十分得られているときのみに有効となると考えられる．このため，これらの筋のトレーニングを行う際には，荷重位で腰椎前弯を保った状態で行うことが重要といえる．

（2）腹横筋下部

　腹横筋下部は恥骨結合安定化に必要な筋であり，その安定化作用は呼吸相に影響されないことが重要である．すなわち，吸気と呼気のいずれの相においても腹横筋下部を姿勢筋として緊張を持続できる能力が求められる．したがって，腹横筋下部のエクササイズとしては，その緊張を保ちつつ呼吸を反復することから開始する．呼吸から分離した姿勢筋としての腹横筋下部の持続的緊張が得られるようになったら，腹斜筋や腹直筋との協調性を高めるエクササイズとして骨盤ローリングエクササイズ，胸郭ローリングエクササイズなどが有効である．

（3）骨盤底筋群

　骨盤底筋群は腹腔内圧上昇や腹圧性尿失禁の防止に重要な役割を果たす．一方，歩行や走行といった股関節の非対称的な運動において骨盤底筋群は部分的に相同筋として活動することから，これらの運動において骨盤底筋群が持続的緊張を保つことは不可能である．すなわち，歩行や走行において腹横筋下部は持続的緊張を保つのに対し，骨盤底筋群は相同筋として活動することを前提としてトレーニングを行う必要がある．一方で，尾骨の偏位によってもたらされる骨盤底筋群の一側の過緊張は恥骨の安定化に負の影響を及ぼす．したがって，仙骨・尾骨のリアライメントを得たうえで，左右対称な骨盤底筋群のリラクゼーションを図り，そのうえで左右対称な収縮機能を獲得することが必要と考えられる．骨盤底筋群のリラクゼーションには骨盤底筋群を底面から圧迫するツールを活用する（図 4.23 参照）．

C. 腸腰筋・外旋筋のスタビライズ（股関節）

　腸腰筋と外旋筋のトレーニングは，骨盤輪および骨盤・腰椎ユニットの安定性を保ちつつ行うことが重要である．そのためには，脊椎運動が起こらないよう姿勢を保つ必要がある．非荷重位では端坐位での股関節屈曲による腸腰筋トレーニング，股関節開排の抵抗運動による外旋筋トレーニングが必要と考えられる．一方，荷重位においては，膝の動的外反を回避するために外旋筋の活動を得つつ，また骨盤・腰椎ユニットを安定させて股関節単独の運動を意図したスクワッ

トやランジトレーニングが有効である．この荷重位でのトレーニングを行ううえで，動的安定性の効果的な向上を促す「リアライン・バランスシューズ膝関節用（（株）GLAB社製）」（図7.12）は重要な役割を果たす．

D．その他のコアトレーニング

コアの強化法として，バランスボールトレーニング，上肢と下肢で支持して骨盤部を浮かせた状態を保つブリッジまたはプランクトレーニングなど，多種多様なコアトレーニング法が提唱されている．どの方法を用いるにしても，呼吸との連動性には十分な配慮が必要である．したがって，各種のコアトレーニング法を開始する前段階として，下部腹横筋の持続的緊張を保つこと，また呼吸を継続できることを確認しておくことが必要である．

【まとめ】

本章では，先行研究で得られた治療効果およびメカニズムに関する知見を理解したうえで，骨盤輪と股関節の機能異常に対する包括的な治療プログラムを紹介した．骨盤輪と左右の股関節にある5個の関節のリアライメントとスタビライゼーションを確実に進めることで，少なくとも鼠径部痛症候群の悪化のメカニズムを解決し，その上で結果因子としての症状の改善を図っていくことが重要であると考えられる．この治療法の有効性は臨床的に確認されてきたが，その科学的検証は不十分である．この点を踏まえ，鼠径部痛症候群の治療法確立に向けた一助になれば幸いである．なお，本章では治療の考え方を中心に解説し，他書[8,9,11]に記載してある具体的な評価法や治療法の詳細を割愛した．

［引用参考文献］

1) Dalstra, M., and Huiskes, R.：Load transfer across the pelvic bone. *J Biomech*, **28**(6)：715-24, 1995.
2) Kapandji, A. L.：カパンディ関節の生理学Ⅲ　脊椎・体幹・頭部　原著第6版．東京，医歯薬出版，2007.
3) Lee, D.：Stress Urinary Incontinence —A Consequence of Failed Load Transfer Through the Pelvis？ *In The 5th World Interdisciplinary Congress on Low Back and Pelvic Pain*. Edited, Melbourne, 2004.
4) Philippon, M. J., and Schenker, M.：Athletic hip injuries and capsular laxity. *Operative Techniques in Orthopaedics*, **15**：261-266, 2005.
5) Robinson, P.；Salehi, F.；Grainger, A.；Clemence, M.；Schilders, E.；O'Connor, P.；and Agur, A.：Cadaveric and MRI study of the musculotendinous contributions to the capsule of the symphysis pubis. *AJR Am J Roentgenol*, **188**(5)：W440-5, 2007.
6) Vleeming, A.；Pool-Goudzwaard, A.；Stoeckart, R.；van Wingerden, J.；and Snijders, C.：The Posterior Layer of the Thoracolumbar Fascia | Its Function in Load Transfer From Spine to Legs. *Spine*, **20**(7)：753, 1995.
7) Vleeming, A.；Pool-Goudzwaard, A. L.；Stoeckart, R.；van Wingerden, J. P.；and Snijders, C. J.：The posterior layer of the thoracolumbar fascia. Its function in load transfer from spine to legs. *Spine*, **20**(7)：753-8, 1995.
8) 蒲田和芳：コアセラピー．In 新人・若手理学療法士のための最近治験の臨床応用ガイダンス〜筋・骨格系理学療法〜．東京，文光堂，2013.
9) 蒲田和芳：コアセラピー．In 腰痛のリハビリテーションとリコンディショニング—Skill-Upリハビリテーション＆リコンディショニング，pp.124-142. 124-142, 東京，文光堂，2011.
10) 福林徹，蒲田和芳：骨盤輪・鼠径部・股関節疾患のリハビリテーションの科学的基礎．東京，ナップ，2013.
11) 平沼憲治；岩崎由純；蒲田和芳：コアセラピーの理論と実践．東京，講談社，2011.

付録

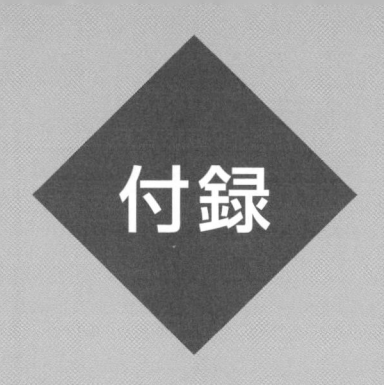

「リアライン・トレーニング」エクササイズ一覧

本書の第Ⅱ部に記載したリアライン・トレーニングの理論と方法を十分理解された方のため，付録としてエクササイズ一覧を掲載する．
ローカル・リアラインからコーディネートまでの流れの中で，どのフェイズに取り組むべきなのかを判断し，各フェイズの完成度を十分に高めてから次のフェイズに進むのが望ましい．

コア・体幹のリアライン・トレーニングの構成

頚椎 ローカル・ リアライン	肩甲帯 ローカル・ リアライン	上位胸郭 ローカル・ リアライン	下位胸郭 ローカル・ リアライン	仙腸関節 ローカル・ リアライン	寛骨 ローカル・ リアライン	恥骨結合 ローカル・ リアライン
頚椎 ローカル・ スタビライズ	肩甲帯 ローカル・ スタビライズ	上位胸郭 ローカル・ スタビライズ	下位胸郭 ローカル・ スタビライズ	仙腸関節 ローカル・ スタビライズ	寛骨 ローカル・ スタビライズ	恥骨結合 ローカル・ スタビライズ

グローバル・リアライン

グローバル・スタビライズ

コーディネート

ローカル・リアライン

ローカル・スタビライズ

頚椎　ローカル・リアライン／ローカル・スタビライズ
チンイン

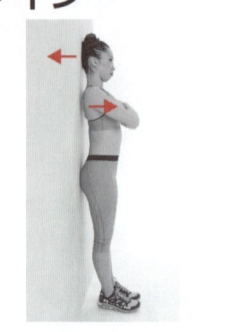

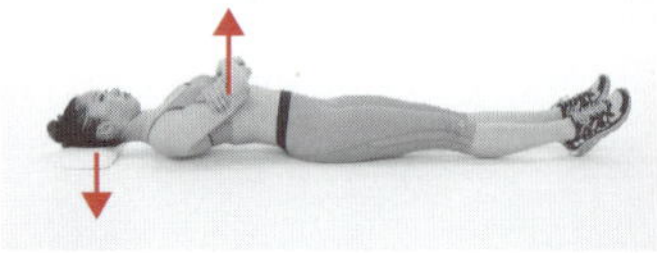

【目的】
- 頭部を胸郭に対して後方に引き込む筋の強化

【方法】
- 背臥位で後頭部で枕を潰し，その反作用で胸郭を床から挙上する．
- 徒手抵抗などにより負荷を徐々に強くする．

詳細▶ P52

肩甲帯　ローカル・リアライン／ローカル・スタビライズ
鎖骨上皮膚リリース

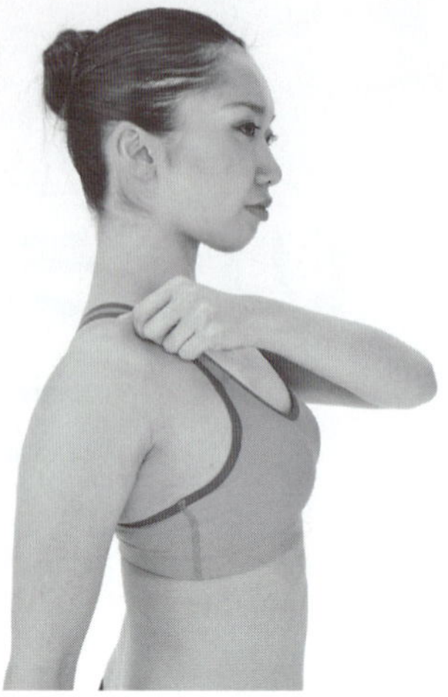

【目的】
- 鎖骨の後退制限の改善

【方法】
- 鎖骨上の皮膚をつまみ，皮膚と鎖骨骨膜との間の滑走性を改善させる．

詳細▶ P48

肩甲帯　ローカル・リアライン／ローカル・スタビライズ
僧帽筋上部線維上の皮膚リリース

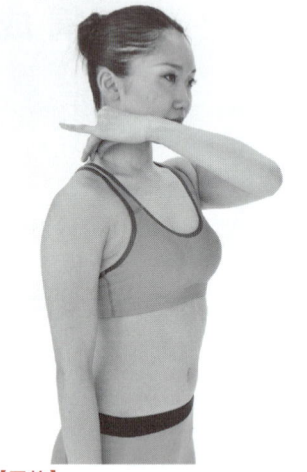

【目的】
- 僧帽筋上部線維の柔軟性の改善

【方法】
- 僧帽筋上部線維上の皮膚をつまみ，皮膚と筋膜間の滑走性を改善させる．

詳細▶ P50

肩甲帯　ローカル・リアライン／ローカル・スタビライズ
内上角滑液包リリース

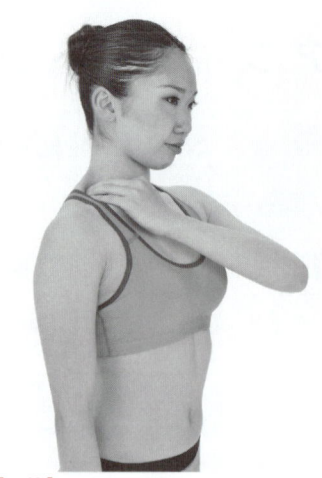

【目的】
- 上位肋骨と肩甲挙筋の可動性の改善

【方法】
- 後斜角筋の停止部（第2肋骨）に沿って指を後方に滑らせ，肩甲挙筋を肋骨から剥がすようにリリースする．

詳細▶ P50

肩甲帯　ローカル・リアライン／ローカル・スタビライズ
前鋸筋上滑液包リリース

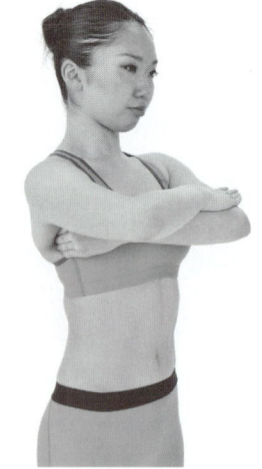

【目的】
- 前鋸筋と肩甲下筋との間の滑走性の改善

【方法】
- 前鋸筋の表面に指を肩甲胸郭間に滑り込ませ，肩甲下筋と前鋸筋との間の癒着をリリースする．

詳細▶ P50

肩甲帯 ローカル・リアライン / ローカル・スタビライズ
ハイプーリー

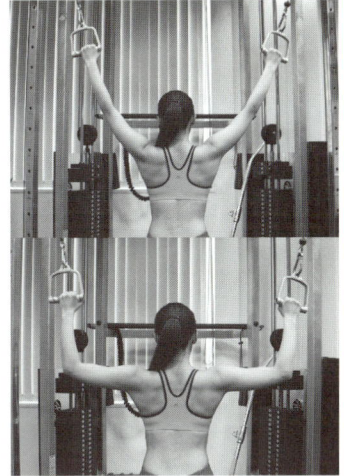

【目的】
◆肩甲骨下方回旋可動性改善，菱形筋強化

【方法】
◆肩甲骨内転・下制を意識しつつゆっくりと肘を下方に引く．特に肩甲骨内側にある菱形筋を意識する．

詳細▶P51

上位胸郭 ローカル・リアライン / ローカル・スタビライズ
四つ這い位アームレイズ

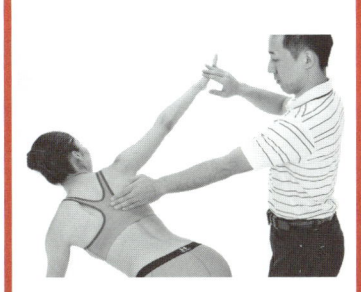

【目的】
◆胸椎多裂筋の強化

【方法】
◆四つ這い位，腰椎最大前弯位とし，上肢を側方に挙上する．胸椎の回旋を意識しつつ行う．
◆腰椎前弯位が保持できない場合は腹斜筋による代償を疑う．

詳細▶P53

下位胸郭 ローカル・リアライン / ローカル・スタビライズ
下位胸郭皮下脂肪リリース

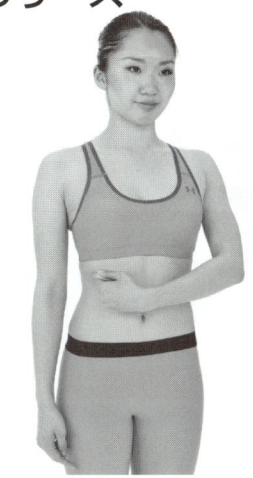

【目的】
◆下位胸郭の可動性を制限する皮下脂肪との滑走不全を改善

【方法】
◆下位胸郭・腹直筋上で皮下脂肪をリリースする．

詳細▶P53

下位胸郭 ローカル・リアライン / ローカル・スタビライズ
ツイスター

【目的】
◆下位胸郭拡張可動性の改善

【方法】
◆肩甲骨を床から離して上位胸郭を固定し，下肢を反対方向に倒して骨盤を回旋させ，一側の下位胸郭の拡張を促す．

詳細▶P54

下位胸郭 ローカル・リアライン / ローカル・スタビライズ
四つ這い位フロントレイズ

【目的】
◆胸椎多裂筋，下後鋸筋の強化

【方法】
◆四つ這い位，腰椎最大前弯位とし，上肢を前方に挙上する．上部腹筋を弛緩させ，胸椎の回旋を意識しつつ行う．
◆腰椎前弯位が保持できない場合は腹斜筋による代償を疑う．

詳細▶P54

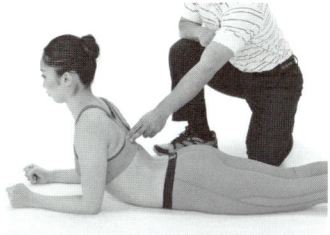

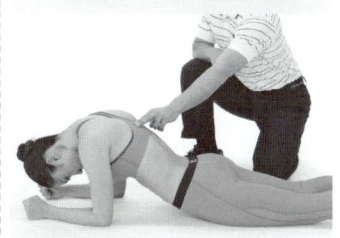

下位胸郭 ローカル・リアライン / ローカル・スタビライズ
パピーエクステンション

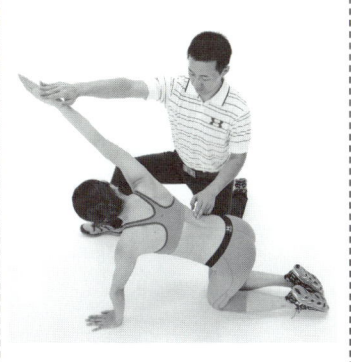

【目的】
◆胸椎多裂筋，下後鋸筋の強化
◆胸椎伸展可動域の拡大

【方法】
◆パピーポジションから頚椎屈曲・胸椎屈曲と頭部後方化・胸椎伸展とを交互に行う．

詳細▶P54

仙腸関節 ローカル・リアライン／ローカル・スタビライズ	仙腸関節 ローカル・リアライン／ローカル・スタビライズ	仙腸関節 ローカル・リアライン／ローカル・スタビライズ
大殿筋上皮下脂肪リリース	**大殿筋下縁リリース**	**大殿筋ストレッチ**

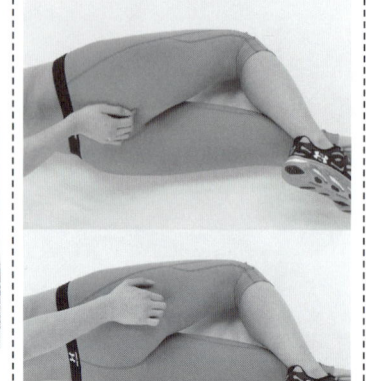

【目的】
◆大殿筋の可動範囲拡大
【方法】
◆大殿筋下縁付近の皮下脂肪を筋膜から剥がすようにリリースする．

詳細▶ P59

【目的】
◆大殿筋の可動範囲拡大
【方法】
◆大殿筋下縁に指をかけ，下縁を坐骨に対して上方に剥がしていく．
◆大殿筋停止部の内側に指をかけ，下縁を外側に向けて剥がしていく．

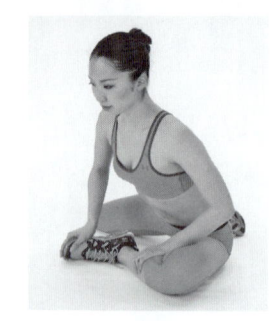

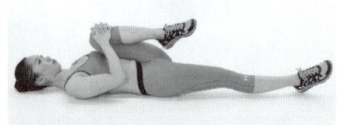

詳細▶ P59

【目的】
◆大殿筋の可動範囲拡大
【方法】
◆大殿筋をストレッチして，ハムストリングスや坐骨結節との滑走性を促す．

詳細▶ P59

仙腸関節 ローカル・リアライン／ローカル・スタビライズ	仙腸関節 ローカル・リアライン／ローカル・スタビライズ	仙腸関節 ローカル・リアライン／ローカル・スタビライズ
大殿筋エクササイズ	**骨盤底筋エクササイズ**	**RSLRエクササイズ**

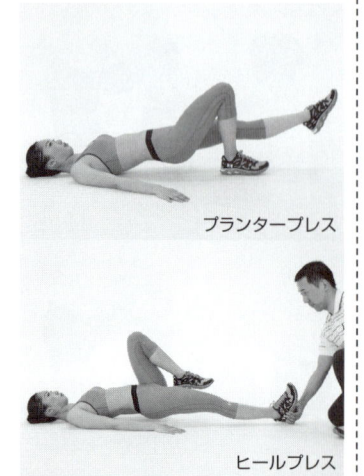

プランタープレス
ヒールプレス

【目的】
◆大殿筋機能の向上
【方法】
◆股関節伸展制限がある場合は股関節屈曲位，制限がなければ股関節伸展位で大殿筋の活動を促す．

詳細▶ P60

【目的】
◆骨盤底筋群のリラクセーション
【方法】
◆骨盤底筋群を下方から圧迫し，伸張とリラクセーションを促す．
◆尾骨の後方への可動性を改善し，仙骨前傾を促す．

詳細▶ P60

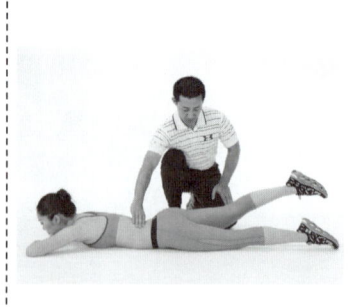

【目的】
◆大殿筋の筋力強化
◆歩行立脚期等において大殿筋を活動させ，仙腸関節の安定性を高める．
【方法】
◆腰椎前弯を増強しないように注意．
◆反対側の広背筋の活動が誘発される状態で実施する．

詳細▶ P61

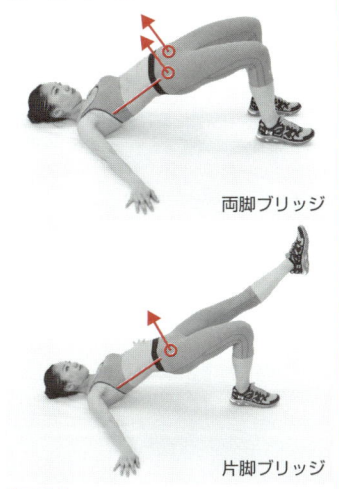

仙腸関節 ローカル・リアライン／ローカル・スタビライズ
ブリッジ

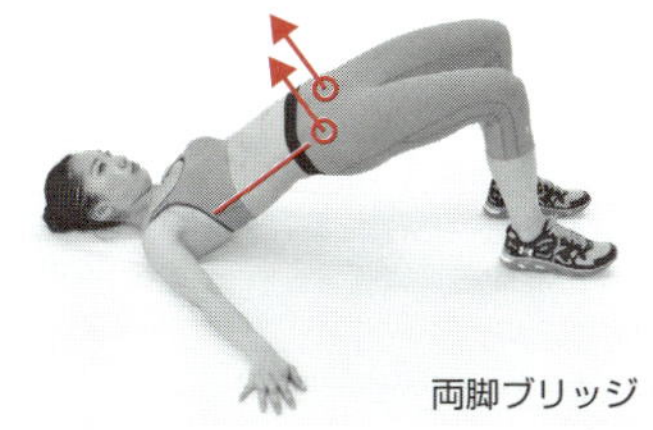

両脚ブリッジ
片脚ブリッジ

【目的】
- 大殿筋の筋力強化
- 歩行立脚期等において大殿筋を活動させ，仙腸関節の安定性を高める．

【方法】
- 腰椎前弯を増強しないように注意．

詳細▶ P61

寛骨 ローカル・リアライン／ローカル・スタビライズ
大腿筋膜張筋リリース

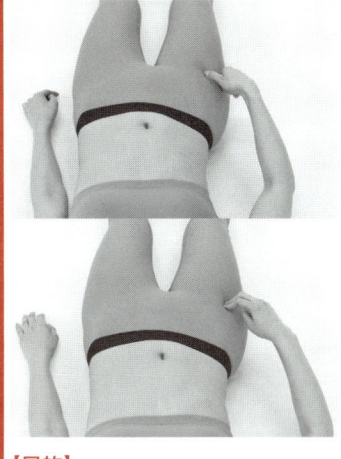

【目的】
- 大腿筋膜張筋の外側への滑走性改善

【方法】
- 大腿筋膜張筋上の皮下脂肪を内側へリリース
- 大腿筋膜張筋を外側広筋に対して外方にリリース．

詳細▶ P62

寛骨 ローカル・リアライン／ローカル・スタビライズ
鼠径部ストレッチ

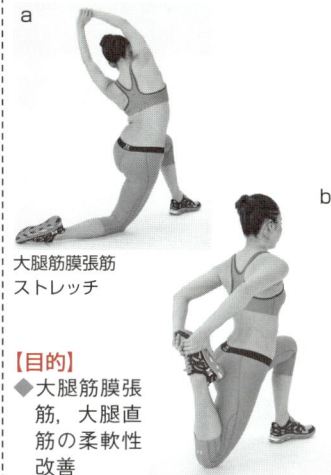

a
大腿筋膜張筋ストレッチ

b
大腿直筋ストレッチ

【目的】
- 大腿筋膜張筋，大腿直筋の柔軟性改善

【方法】
- 片膝立ちの状態から股関節を伸展させる（a）．
- 片膝立ちの状態から，膝屈曲位に保持しつつ，股関節を伸展させる（b）．いずれも腰椎前弯を増強させずに行うことが重要．

詳細▶ P62

寛骨 ローカル・リアライン／ローカル・スタビライズ
腸腰筋トレーニング

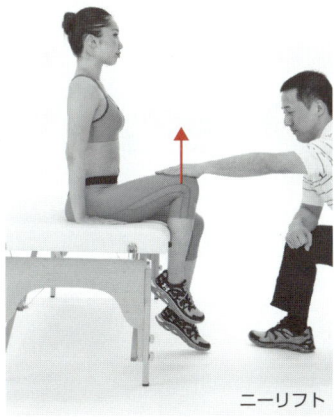

ニーリフト

【目的】
- 腸腰筋強化
- 後傾している寛骨前傾位への誘導

【方法】
- 端座位にて徒手抵抗やゴムバンドの抵抗に対して腸腰筋の筋力を発揮．

詳細▶ P63

寛骨 ローカル・リアライン／ローカル・スタビライズ
横隔膜呼吸

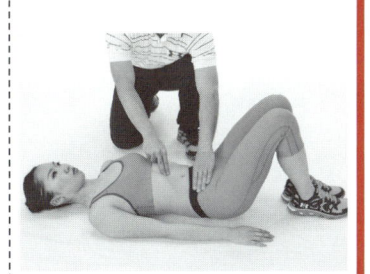

【目的】
- 腹横筋下部の持続的活動

【方法】
- 腹横筋上部の呼吸筋としての活動
- 腹横筋下部をやや凹ませて持続的に活動させつつ，腹横筋上部を使って浅めの呼吸を繰り返す．

詳細▶ P64

恥骨結合 ローカル・リアライン／ローカル・スタビライズ
ヒールプッシュ

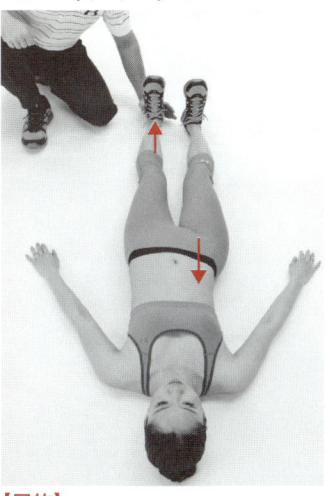

【目的】
- 腹直筋の一側の活動により下制位にある恥骨を挙上．

【方法】
- 寛骨後傾側（恥骨挙上側）の下肢を伸展位に保ち，足底で抵抗に対して押し返す．

詳細▶ P65

グローバル・リアライン

Pelvis Thorax Realignment (PTR) プログラム

1. 胸郭コンディショニング
   (Thoracic Conditioning)
   (1) 胸郭モビライゼーション
   (2) 上位胸郭モビライゼーション
   (3) 胸郭外側の肋間開大
   (4) 下位胸郭拡張
   (5) 胸郭・肩甲骨・上腕骨の連動
   (6) 上位胸椎・下位頚椎可動性改善

2. 骨盤コンディショニング
   (Pelvic Conditioning)
   (1) 寛骨対称化
   (2) 臼蓋内大腿骨頭運動の改善
   (3) 仙骨前傾・骨盤安定化

Floor ソラコン1 グローバル・リアライン PTRプログラム
胸郭ローリング

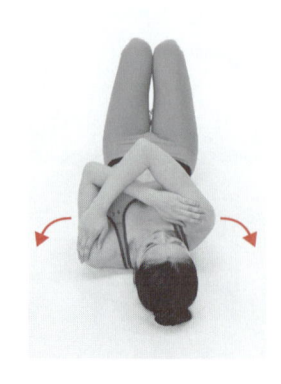

【目的】
◆中位胸郭の肋横突関節のモビライゼーション．

【方法】
◆腕組みをして胸郭を左右に転がすように回旋する．

詳細▶ P70

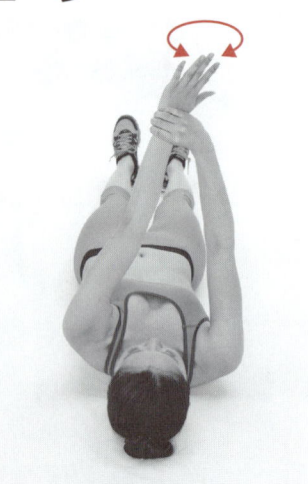

Floor ソラコン2 グローバル・リアライン PTRプログラム
コーン

【目的】
◆上位胸郭のモビライゼーション

【方法】
◆上肢を天井に向かって突き上げつつ，上肢で三角錐（コーン）を描くように回転させる．

詳細▶ P70

Floor ソラコン3 グローバル・リアライン PTRプログラム
クレッセント

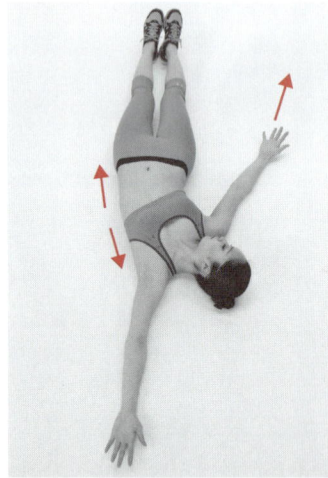

【目的】
◆体側の肋間の開大
◆胸郭側屈可動域拡大

【方法】
◆深い呼吸を繰り返しながら，体幹を三日月のように側屈させる．

詳細▶ P71

Floor ソラコン4 グローバル・リアライン PTRプログラム
ツイスター

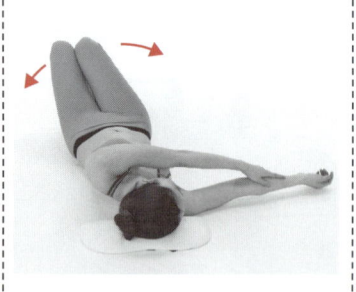

【目的】
◆下位胸郭拡張

【方法】
◆上肢および肩甲骨で上位胸郭を固定しつつ，骨盤を転がして一側下位胸郭を拡張させる．

詳細▶ P71

Floor ソラコン5 グローバル・リアライン PTRプログラム
肩Z回旋

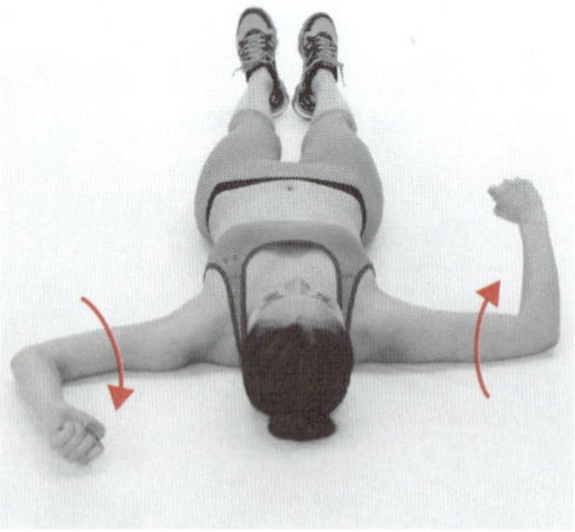

【目的】
◆肩甲骨の後傾・内転の促進

【方法】
◆左右交互に肩関節の内旋・外旋を繰り返す．
◆胸郭，肩甲骨，上腕骨の連動を促す．

詳細▶ P72

Floor ソラコン6	グローバル・リアライン PTRプログラム

頚椎回旋

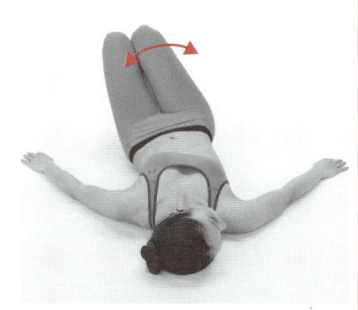

【目的】
◆上位胸椎・下位頚椎の回旋可動域改善
【方法】
◆頚椎を 60 − 90°回旋した状態で，骨盤を左右に転がし，回旋の胸椎から頚椎への伝達を促す．

詳細▶ P72

Floor ペルコン1	グローバル・リアライン PTRプログラム

骨盤ローリング

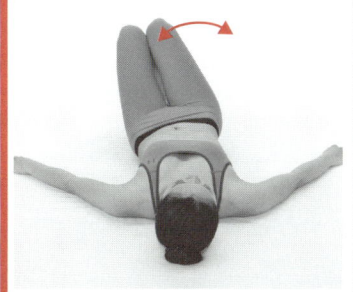

【目的】
◆寛骨アライメントの対称化
【方法】
◆骨盤を左右に小さく転がし，後傾側の寛骨を前傾させる．

詳細▶ P73

Floor ペルコン2	グローバル・リアライン PTRプログラム

ワイパー

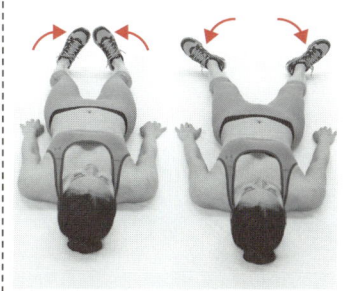

【目的】
◆大腿骨頭の後方移動
【方法】
◆両側下肢伸展位で股関節の内外旋を繰り返す．

詳細▶ P74

Floor ペルコン3	グローバル・リアライン PTRプログラム

フロッグキック

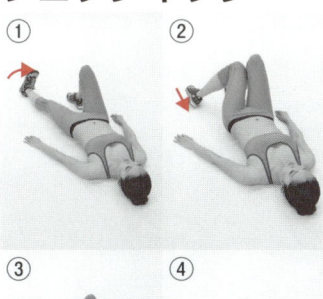

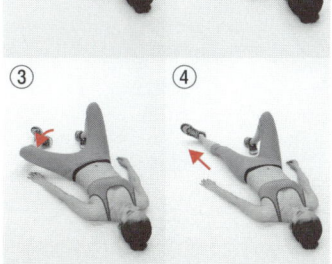

【目的】
◆大腿骨頭の関節包内運動の拡大
【方法】
◆一側の股関節の内旋，屈曲，開排，伸展を繰り返す．

詳細▶ P75

Floor ペルコン4	グローバル・リアライン PTRプログラム

バタ足

【目的】
◆仙骨前傾による骨盤安定化
【方法】
◆仙骨上部にタオルを置き，その上で腹横筋下部の緊張を保ちつつ，膝関節の屈曲・伸展を繰り返す．

詳細▶ P76

Floor ペルコン5	グローバル・リアライン PTRプログラム

バイク

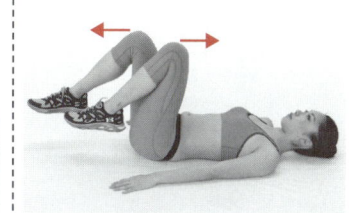

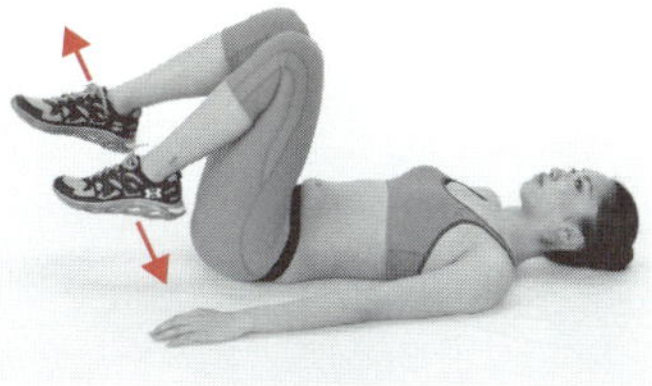

【目的】
◆仙骨前傾による骨盤安定化
【方法】
◆仙骨上部にタオルを置き，その上で腹横筋下部の緊張を保ちつつ，股関節屈曲・伸展を繰り返す．

詳細▶ P76

Axis Former ソラコン1	グローバル・リアライン PTRプログラム

胸郭ローリング

【目的】
◆中位胸郭の肋横突関節のモビライゼーション.

【方法】
◆胸郭を左右にスライドさせ,胸郭の背部で Axis Former が転がっているのを感じる.

詳細▶ P70

Axis Former ソラコン2	グローバル・リアライン PTRプログラム

コーン

【目的】
◆上位胸郭のモビライゼーション

【方法】
◆上肢を天井に向かって突き上げつつ,上肢で三角錐(コーン)を描くように回転させる.

詳細▶ P70

Axis Former ソラコン3	グローバル・リアライン PTRプログラム

クレッセント

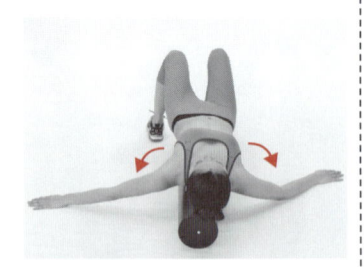

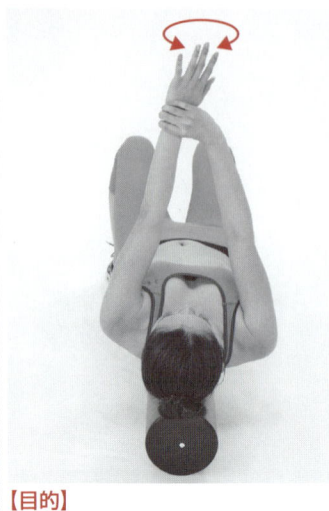

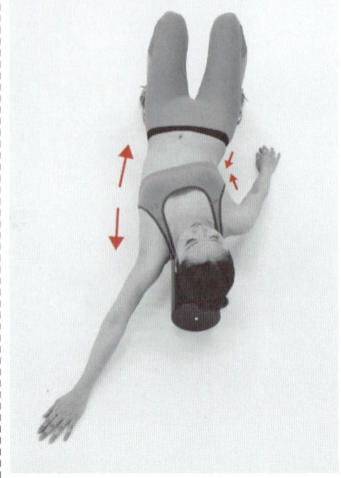

【目的】
◆体側の肋間の開大
◆胸郭側屈可動域拡大

【方法】
◆深い呼吸を繰り返しながら,体幹を三日月のように側屈させる.

詳細▶ P71

Axis Former ソラコン4	グローバル・リアライン PTRプログラム

ツイスター

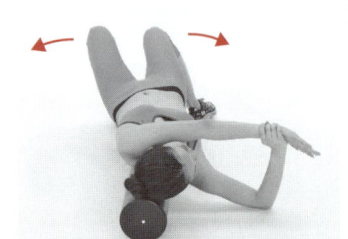

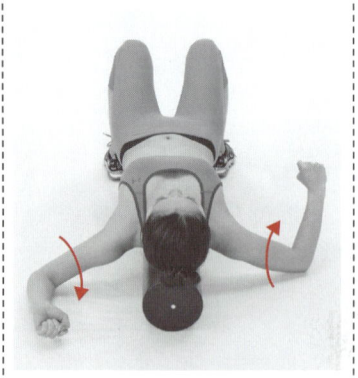

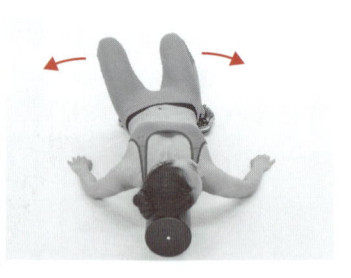

【目的】
◆下位胸郭拡張

【方法】
◆上肢および肩甲骨で上位胸郭を固定しつつ,骨盤を転がして一側下位胸郭を拡張させる.

詳細▶ P71

Axis Former ソラコン5	グローバル・リアライン PTRプログラム

肩Z回旋

【目的】
◆肩甲骨の後傾・内転の促進

【方法】
◆左右交互に肩関節の内旋・外旋を繰り返す.
◆胸郭,肩甲骨,上腕骨の連動を促す.

詳細▶ P72

Axis Former ソラコン6	グローバル・リアライン PTRプログラム

頚椎回旋

【目的】
◆上位胸椎・下位頚椎の回旋可動域改善

【方法】
◆頚椎を60〜90°回旋した状態で,骨盤を左右に転がし,回旋の胸椎から頚椎への伝達を促す.

詳細▶ P72

Axis Former ペルコン 1 — グローバル・リアライン PTR プログラム
骨盤スライド

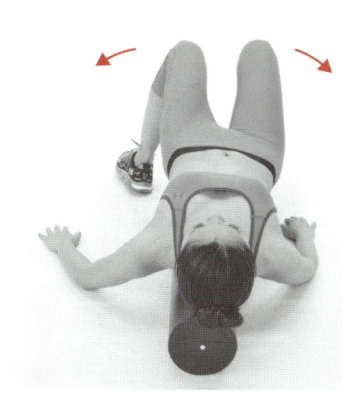

【目的】
◆寛骨アライメントの対称化
【方法】
◆骨盤を左右に小さく転がし，後傾側の寛骨を前傾させる．

詳細▶ P73

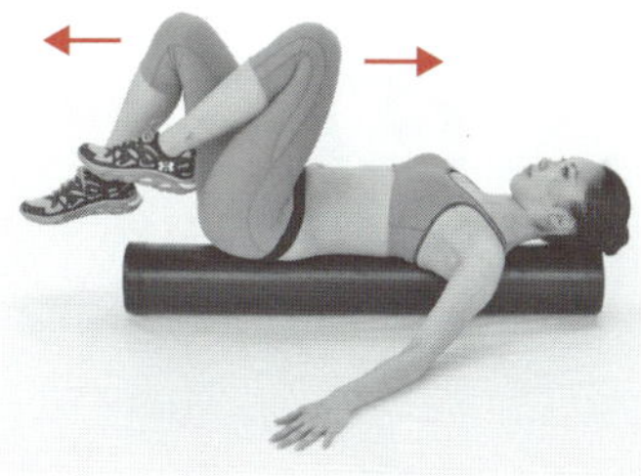

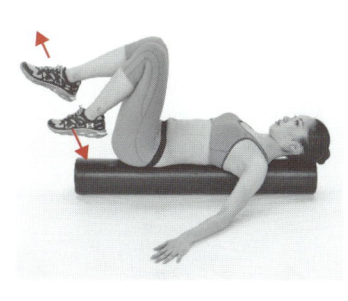

Axis Former ペルコン 2 — グローバル・リアライン PTR プログラム
ワイパー

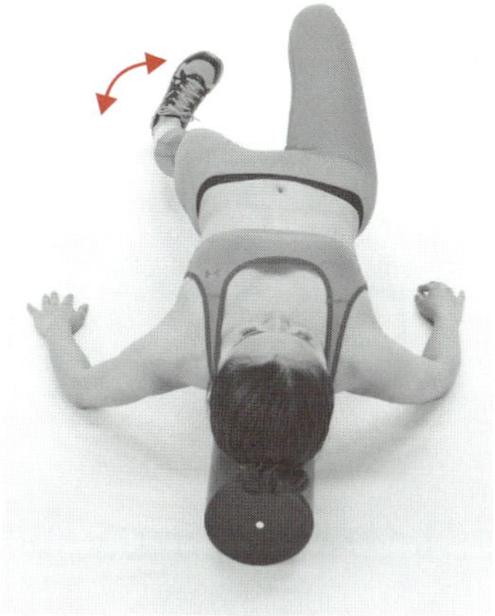

【目的】
◆大腿骨頭の後方移動
【方法】
◆一側下肢伸展位で股関節の内外旋を繰り返す．

詳細▶ P74

Axis Former ペルコン 3 — グローバル・リアライン PTR プログラム
フロッグキック

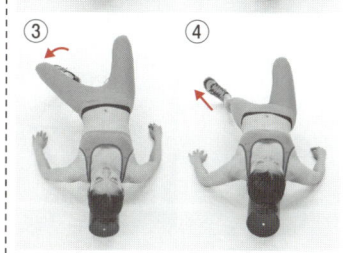

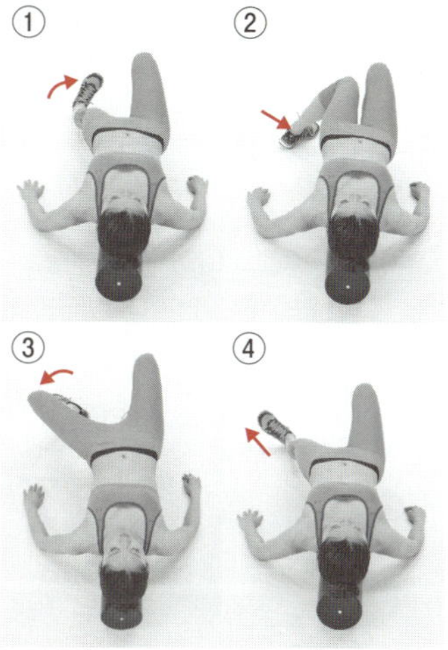

① ② ③ ④

【目的】
◆大腿骨頭の関節包内運動の拡大
【方法】
◆一側の股関節の内旋，屈曲，開排，伸展を繰り返す．

詳細▶ P75

Axis Former ペルコン 4 — グローバル・リアライン PTR プログラム
バタ足

【目的】
◆仙骨前傾による骨盤安定化
【方法】
◆腹横筋下部の緊張を保ちつつ，膝関節の屈曲・伸展を繰り返す．

詳細▶ P76

Axis Former ペルコン 5 — グローバル・リアライン PTR プログラム
バイク

【目的】
◆仙骨前傾による骨盤安定化
【方法】
◆腹横筋下部の緊張を保ちつつ，股関節屈曲・伸展を繰り返す．

詳細▶ P76

ReaLine®

Pelvis Thorax Stabilization (PTS) プログラム

1. ローカル・スタビライズ
   ① 骨盤スタビライゼーション
   ② 胸郭スタビライゼーション

2. グローバル・スタビライズ

グローバル・スタビライズ

1. 姿勢安定化（postural control）
   ● 腹筋群
   ● 背筋群

2. 動的安定化（dynamic strategy）
   ● ケーブルトレーニング
   ● プランクトレーニング

3. 体幹剛体化（rigidity strategy）

腹筋群 1　グローバル・スタビライズ　PTSプログラム
強制呼気

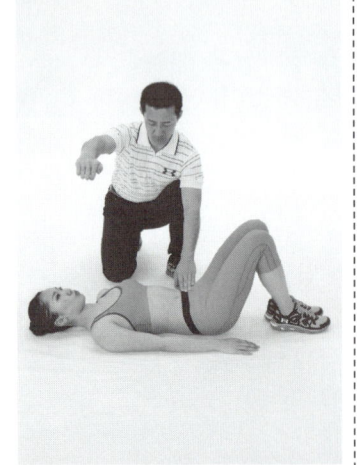

【目的】
◆腹横筋下部の収縮感を得る
【方法】
◆口すぼめ呼気の最大呼気直前に腹横筋下部が強く活動するのを感じる．

詳細▶ P78

腹筋群 2　グローバル・スタビライズ　PTSプログラム
腹横筋上部呼吸

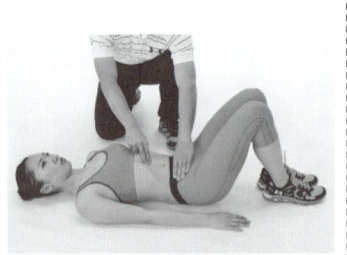

【目的】
◆腹横筋下部の活動を保ちつつ，腹横筋上部および下位胸郭運動による呼吸パターンを学習
【方法】
◆腹横筋下部の持続的活動を保ちつつ，腹横筋上部の呼吸筋としての活動（収縮・弛緩）を繰り返す．

詳細▶ P78

腹筋群 3　グローバル・スタビライズ　PTSプログラム
骨盤ローリング

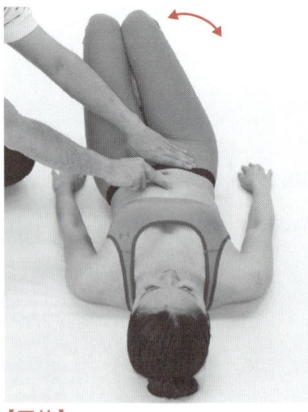

【目的】
◆腹横筋下部の持続的活動，腹横筋上部による呼吸，腹斜筋による骨盤回旋運動に必要な腹筋群活動パターンを学習．
【方法】
◆腹横筋下部の持続的活動を保ちつつ，腹横筋上部の呼吸筋としての活動（収縮・弛緩）を繰り返しつつ，骨盤を左右にロールさせる．

詳細▶ P79

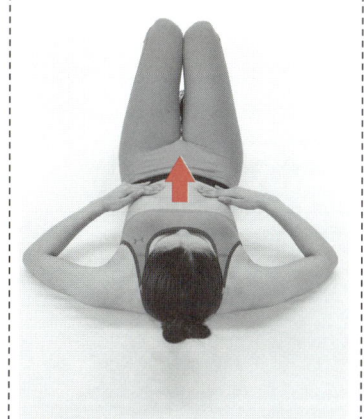

腹筋群4 グローバル・スタビライズ PTSプログラム
胸郭ローリング

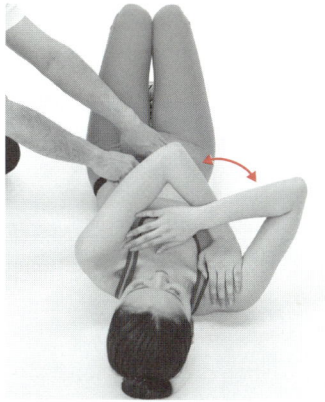

【目的】
◆腹横筋下部の持続的活動, 腹横筋上部による呼吸, 腹斜筋による胸郭回旋運動に必要な腹筋群活動パターンを学習.

【方法】
◆腹横筋下部の持続的活動を保ちつつ, 腹横筋上部の呼吸筋としての活動（収縮・弛緩）を繰り返しつつ, 胸郭を左右にロールさせる.

詳細▶ P80

腹筋群5 グローバル・スタビライズ PTSプログラム
クランチ

【目的】
◆腹横筋下部の持続的活動を保ち, 下位胸郭拡張位での腹直筋活動を学習する.

【方法】
◆腹横筋下部の持続的活動を保ち, 下位胸郭を上前腸骨棘に接近させるようにクランチを実施する.

詳細▶ P81

腹筋群6 グローバル・スタビライズ PTSプログラム
エアーレッグプレス

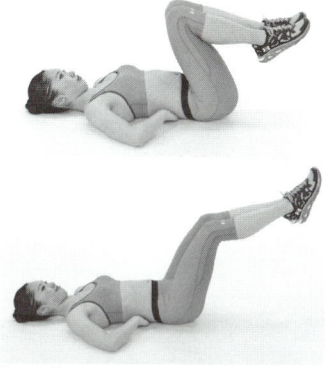

【目的】
◆空中でのレッグプレス動作中の骨盤後傾位を保つため腹横筋下部を強化する

【方法】
◆両下肢挙上によって得られた骨盤後傾位を保ちつつ, ゆっくりと両下肢を伸展させる.
◆腰椎前弯が生じたら伸展を止め, スタート肢位に戻る.

詳細▶ P81

背筋群1 グローバル・スタビライズ PTSプログラム
パピーエクステンション

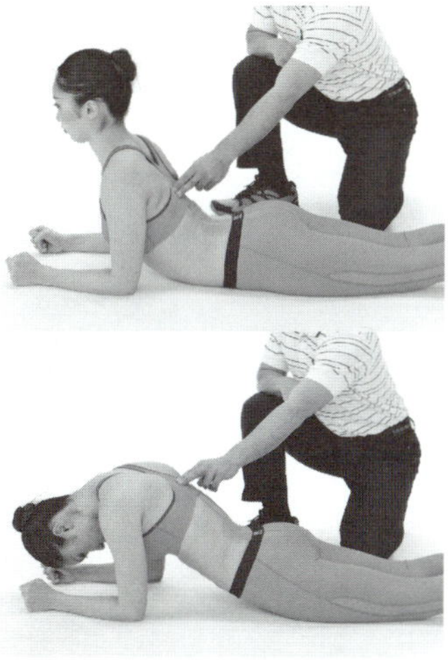

【目的】
◆胸椎多裂筋, 下後鋸筋の強化
◆胸椎伸展可動域の拡大

【方法】
◆パピーポジションから頚椎屈曲・胸椎屈曲と頭部後方化・胸椎伸展とを交互に行う.

詳細▶ P82

背筋群2 グローバル・スタビライズ PTSプログラム
ダイアグナル・リフト

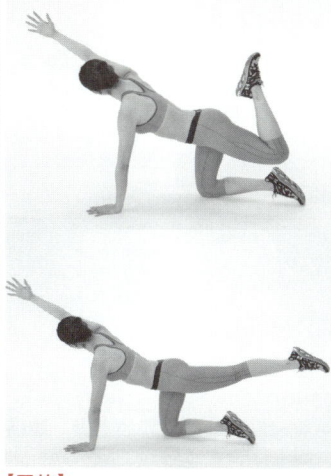

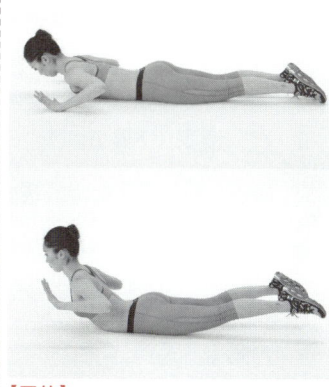

【目的】
◆胸椎多裂筋, 下後鋸筋の強化
◆胸椎伸展・股関節伸展の協調

【方法】
◆四つ這い位で一側下肢屈曲位, 対側上肢屈曲位からさらに上肢を挙上, 下肢を伸展させる.

詳細▶ P83

背筋群3 グローバル・スタビライズ PTSプログラム
バックアーチ

【目的】
◆胸椎多裂筋, 下後鋸筋の強化
◆胸椎伸展・股関節伸展の協調

【方法】
◆両腕を左右に開いた腹臥位から, 股関節と胸椎伸展を意識しつつ, 頭と両下肢を床から離す.
◆大殿筋の収縮を意識して挙上した状態を1秒保つ.

詳細▶ P83

腹腔内圧 1	グローバル・スタビライズ PTSプログラム

ベリープレス

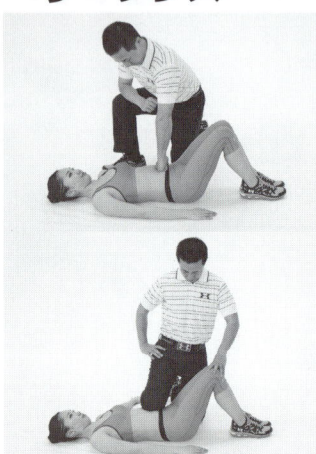

【目的】
◆随意的な腹腔内圧上昇法を習得する．

【方法】
◆背臥位で，パートナーが腹部を5秒間程度圧迫する．これに対して，腹部が凹まないように腹腔内圧を上昇させて耐える．

詳細▶ P87

腹腔内圧 2	グローバル・スタビライズ PTSプログラム

リズミック・スタビライゼーション

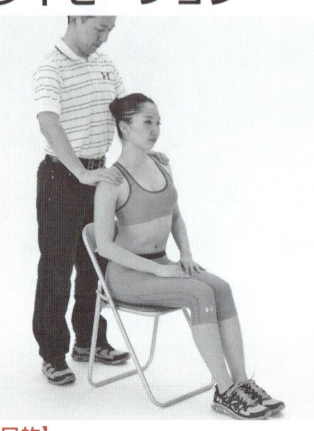

【目的】
◆随意的な腹腔内圧上昇法を習得する．

【方法】
◆椅子座位でパートナーがランダムに両肩に力を加え，すべての負荷の方向に対して一定の体幹筋活動によって耐える．

詳細▶ P87

ReaLine®

コーディネート

1. 上肢・体幹・下肢の協調性
2. 神経・筋・筋膜の協調性
3. 動作特異的

   動作特異的トレーニング
   Motion Specific training (MST)
   ①股関節伸展トレーニング
   ②キック
   ③投球
   ④ハンドスイング

4. 漸進性（負荷量，難易度）

ロコモーション 1	コーディネート

体幹回旋

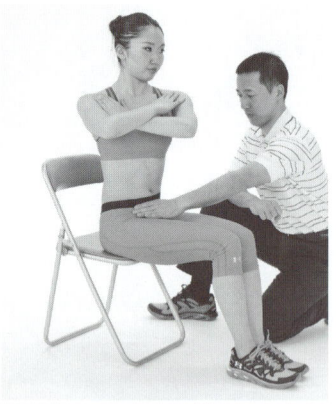

【目的】
◆腹横筋下部の持続的活動，腹横筋上部による呼吸，腹斜筋による胸郭回旋運動に必要な腹筋群活動パターンを学習．

【方法】
◆腹横筋下部の持続的活動を保ちつつ，腹横筋上部の呼吸筋としての活動（収縮・弛緩）を繰り返しつつ，体幹を左右にロールさせる．

詳細▶ P89

ロコモーション 2	コーディネート

椅子腕振り

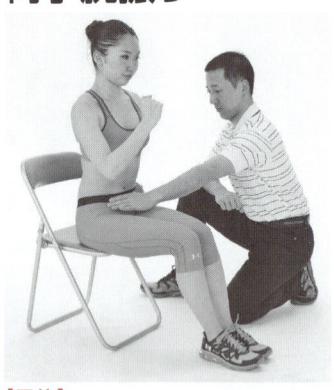

【目的】
◆腕振り動作を行いつつ，腹横筋下部の持続的活動，腹横筋上部による呼吸，腹斜筋による胸郭回旋運動に必要な腹筋群活動パターンを学習．

【方法】
◆腕振り動作を行いつつ，腹横筋下部の持続的活動を保ちつつ，腹横筋上部の呼吸筋としての活動（収縮・弛緩）を繰り返す．

詳細▶ P89

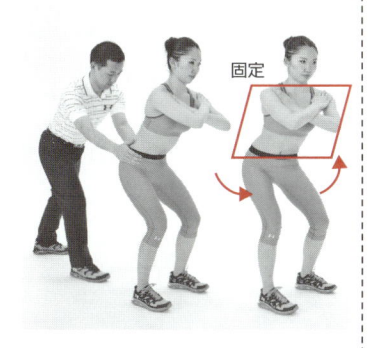

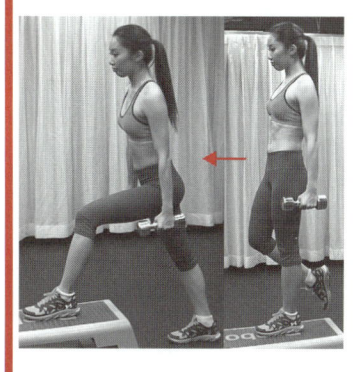

スイング動作1 コーディネート
体幹固定・骨盤回旋

【目的】
◆脊柱を固定し，床に対して骨盤を回旋させるための筋活動パターンを学習．

【方法】
◆体幹運動を伴わずに骨盤を回旋させる．
◆パートナーが骨盤に抵抗を加える．
◆同じ筋活動パターンの回旋運動を抵抗なく，素早く繰り返す．

詳細▶ P90

スイング動作2 コーディネート
骨盤固定・体幹回旋

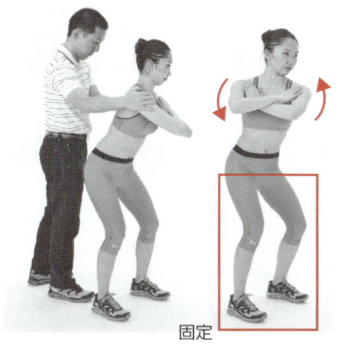

【目的】
◆骨盤を床に対して固定し，骨盤に対して胸郭を回旋させるための筋活動パターンを学習．

【方法】
◆骨盤運動を伴わずに脊柱を回旋させる．
◆パートナーが両肩に抵抗を加える．
◆同じ筋活動パターンでの回旋運動を抵抗なく，素早く繰り返す．

詳細▶ P90

MST 1 コーディネート
股関節伸展

【目的】
◆体幹を安定させつつ，股関節伸展筋力を強化する．

【方法】
◆ダンベルを両手で持ち，20cm程度のステップに片脚を乗せる．
◆大殿筋を意識しつつ股関節を伸展し，ステップ上で立つ．

詳細▶ P91

MST 2 コーディネート
キック

【目的】
◆キック動作における準備動作（股関節伸展相）に必要な体幹筋力を強化する．

【方法】
◆一側の股関節屈曲位で片脚立ちとなり，体幹を回旋させる．
◆ケーブルを引きつつ，股関節を伸展，体幹を回旋・伸展する．

詳細▶ P91

MST 3 コーディネート
投球（アクセラレーション）

【目的】
◆投球の加速相における骨盤回旋に必要な筋力を強化する．

【方法】
◆非投球側の手でケーブルを握る．
◆ケーブルを引きつつ肘関節を屈曲させ，同時に骨盤を回旋させる．

詳細▶ P91

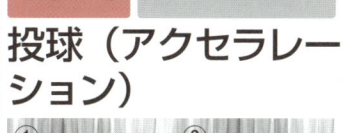

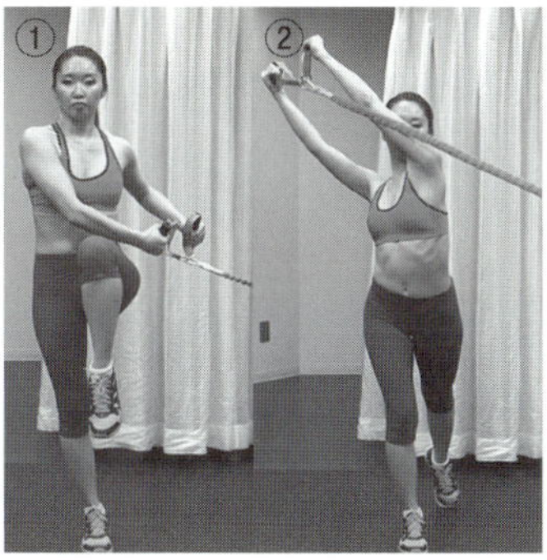

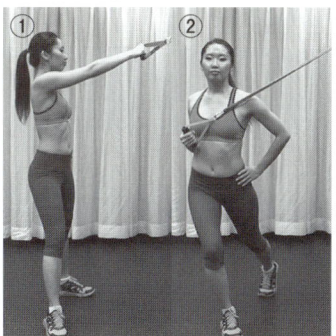

MST 4 コーディネート
ハンドスイング

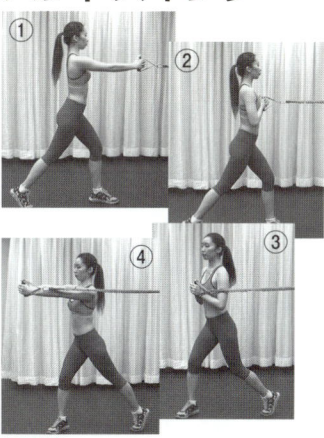

【目的】
◆床に対して足部をピボットさせつつ骨盤を回旋させる動作の学習と筋力強化．

【方法】
◆両手でケーブルを握る．
◆足部をピボットさせながら，肘関節屈曲→骨盤回旋→肘関節伸展の順に動作を行う．

詳細▶ P91

「リアライン・コア」を用いた コア・体幹のトレーニング

コア・体幹のリアライン・トレーニングの構成

頚椎 ローカル・リアライン	肩甲帯 ローカル・リアライン	上位胸郭 ローカル・リアライン	下位胸郭 ローカル・リアライン	仙腸関節 ローカル・リアライン	寛骨 ローカル・リアライン	恥骨結合 ローカル・リアライン
頚椎 ローカル・スタビライズ	肩甲帯 ローカル・スタビライズ	上位胸郭 ローカル・スタビライズ	下位胸郭 ローカル・スタビライズ	仙腸関節 ローカル・スタビライズ	寛骨 ローカル・スタビライズ	恥骨結合 ローカル・スタビライズ

ReaLine CORE

グローバル・リアライン

グローバル・スタビライズ

コーディネート

胸郭ユニット〈装着方法〉

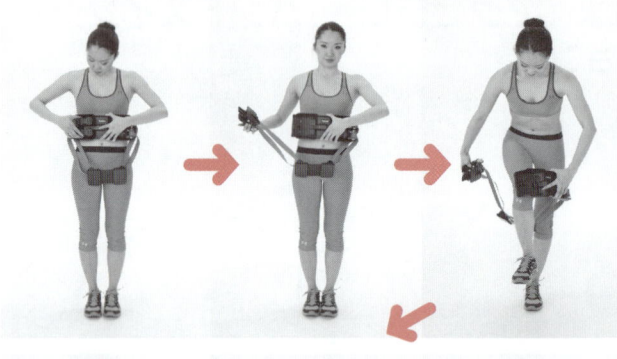

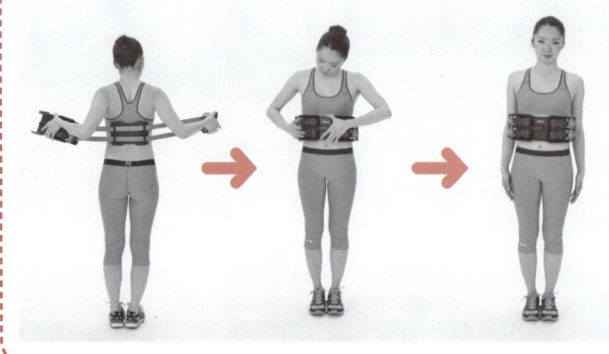

胸郭 1 　リアライン・コア
深呼吸

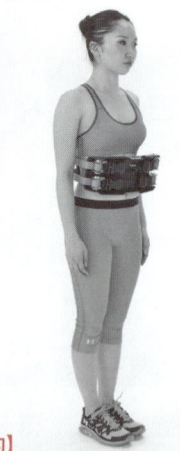

【目的】
◆上位胸郭が挙上する吸気中に下位胸郭の拡張を促す.

【方法】
◆胸郭ユニットを装着し,徐々に深い呼吸へと移行する.
◆下位胸郭の拡張が得られるにつれて吸気が容易になる.
◆息苦しさが消失したらベルトを締める.

詳細▶ P105

胸郭2 リアライン・コア
胸郭回旋

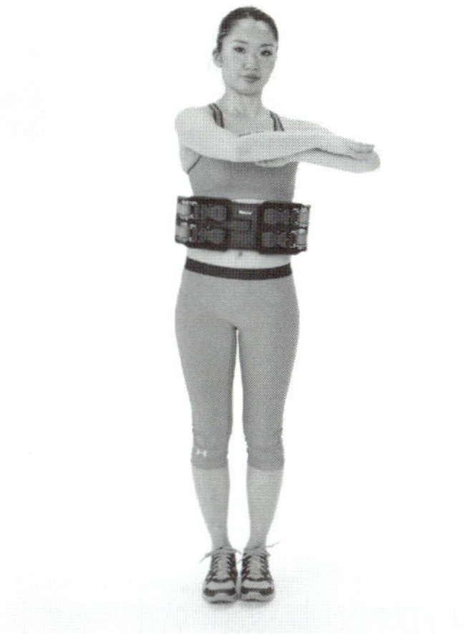

【目的】
◆上位胸郭に対して下位胸郭の回旋可動性を改善する.
【方法】
◆胸郭ユニットを装着し,胸椎の回旋を繰り返す.
◆左右差がある場合は回旋しづらい方向のみ実施する.

詳細▶ P105

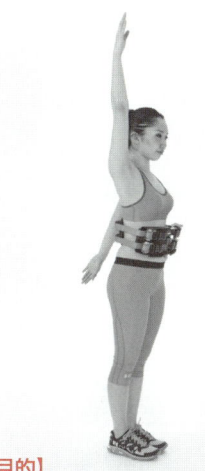

胸郭3 リアライン・コア
上肢挙上

【目的】
◆上肢挙上に伴う上位胸郭挙上に連動した下位胸郭の拡張を促す.
【方法】
◆胸郭ユニットを装着し,一側上肢を挙上する.
◆胸郭ユニットの抵抗の強い方の上肢屈曲を繰り返す.

詳細▶ P105

胸郭4 リアライン・コア
後屈

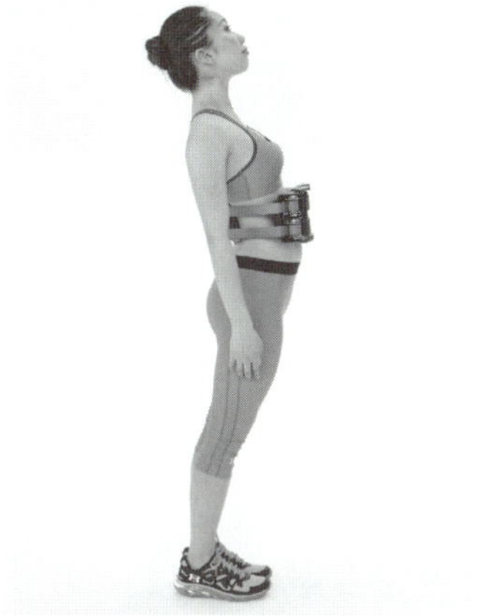

【目的】
◆後屈に伴う上位胸郭挙上に連動した下位胸郭の拡張を促す.
【方法】
◆胸郭ユニットを装着し,ゆっくりと後屈する.
◆軽く吸気を行い,下後鋸筋の活動により下位胸郭の拡張を意識しながら後屈する.

詳細▶ P105

骨盤ユニット〈装着方法〉

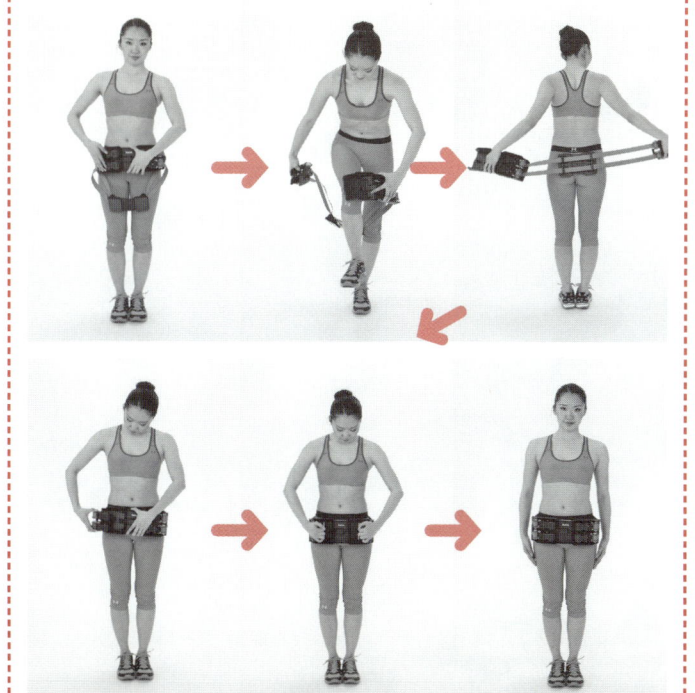

骨盤1 リアライン・コア
足踏み

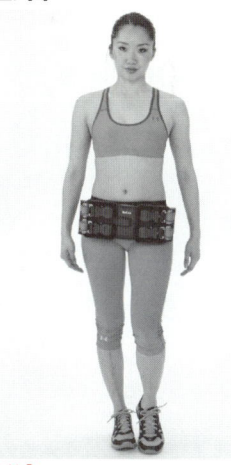

【目的】
◆足踏み中の寛骨の前後傾を抑制し,安定した骨盤輪を獲得する.
【方法】
◆骨盤ユニットを装着した状態で軽く足踏みを繰り返す.
◆対称性の改善を感じたらベルトを締める.これを3回程度繰り返す.

詳細▶ P106

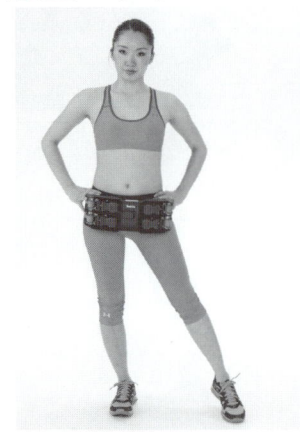

骨盤2　リアライン・コア
骨盤シフト

【目的】
◆骨盤の側方移動中に生じる寛骨の非対称性を抑制し，安定した骨盤輪を獲得する．

【方法】
◆骨盤ユニットを装着した状態で骨盤への側方シフトを行う．
◆対称性の改善を感じたらベルトを締める．これを3回程度繰り返す．

詳細▶ P106

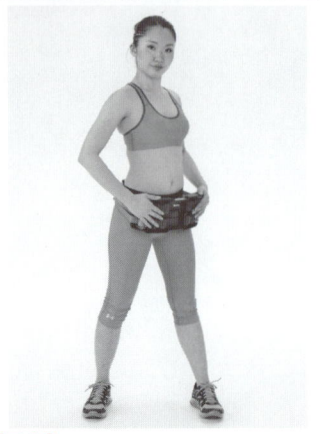

骨盤3　リアライン・コア
骨盤回旋（膝伸展位）

【目的】
◆骨盤の回旋運動中に生じる寛骨の非対称性を抑制し，安定した骨盤輪を獲得する．

【方法】
◆膝伸展位で骨盤ユニットを装着した状態で骨盤回旋を行う．
◆対称性の改善を感じたらベルトを締める．これを3回程度繰り返す．

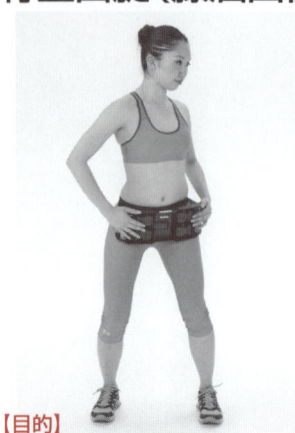

詳細▶ P106

骨盤4　リアライン・コア
骨盤回旋（膝屈曲位）

【目的】
◆骨盤の回旋運動中に生じる寛骨の非対称性を抑制し，安定した骨盤輪を獲得する．

【方法】
◆膝屈曲位で骨盤ユニットを装着した状態で，両膝を正面に向けたままで骨盤回旋を行う．
◆対称性の改善を感じたらベルトを締める．これを3回程度繰り返す．

詳細▶ P106

骨盤5　リアライン・コア
前屈・後屈

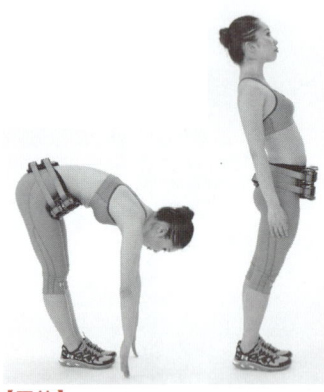

【目的】
◆前後屈運動中に生じる寛骨の非対称性を抑制し，安定した骨盤輪を獲得する．

【方法】
◆膝伸展位で骨盤ユニットを装着した状態で，前屈・後屈を確認する．
◆対称性の改善を感じたらベルトを締める．これを3回程度繰り返す．

詳細▶ P106

応用編　リアライン・コア

詳細▶ P107〜108

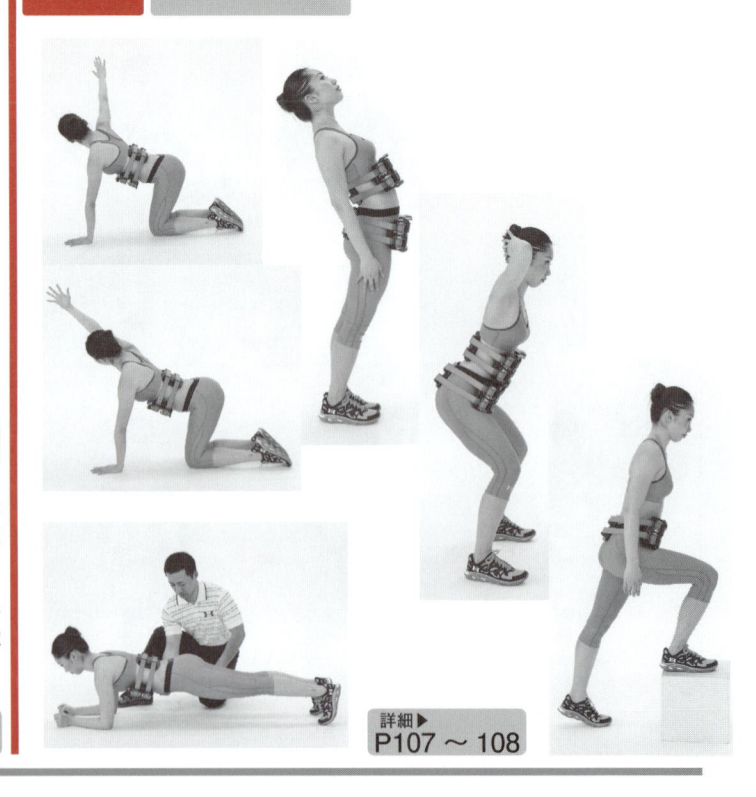

下肢のリアライン・トレーニングの構成

骨盤輪・股関節のローカル・リアライン／ローカル・スタビライズ

- 骨盤輪・股関節 ローカル・リアライン
- 膝関節 ローカル・リアライン
- 足関節 ローカル・リアライン
- 足部 ローカル・リアライン

- 骨盤輪・股関節 ローカル・スタビライズ
- 膝関節 ローカル・スタビライズ
- 足関節 ローカル・スタビライズ
- 足部 ローカル・スタビライズ

- グローバル・リアライン
- グローバル・スタビライズ
- コーディネート

股関節1 ローカル・リアライン／ローカル・スタビライズ
大腿外側皮下脂肪リリース

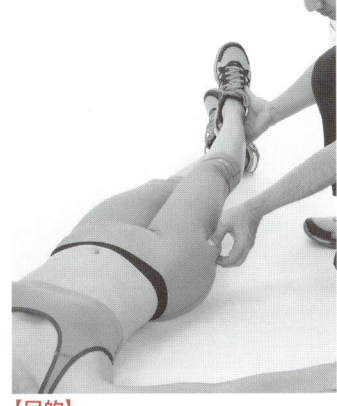

【目的】
◆ 大転子・腸脛靱帯上の皮下脂肪をリリースし，筋の滑走性・柔軟性を改善する．

【方法】
◆ 大腿外側の皮下脂肪をつまみ，股関節を内転させながら腸脛靱帯や外側広筋からリリースする．　詳細▶ P123

股関節2 ローカル・リアライン／ローカル・スタビライズ
大腿筋膜張筋リリース

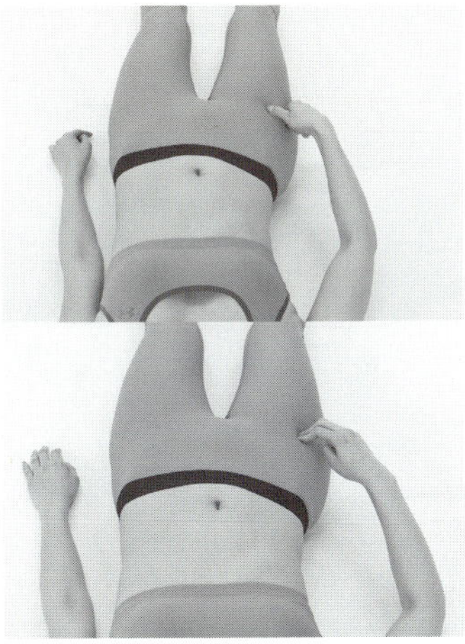

【目的】
◆ 大腿筋膜張筋の外側への滑走性改善

【方法】
◆ 大腿筋膜張筋上の皮下脂肪を内側へリリース
◆ 大腿筋膜張筋を外側広筋に対して外方にリリース　詳細▶ P124

股関節3 ローカル・リアライン／ローカル・スタビライズ
鼠径靱帯皮膚リリース

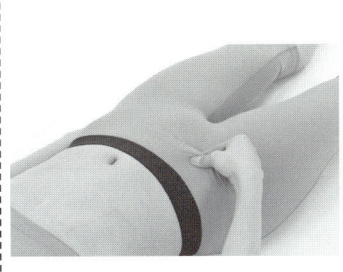

【目的】
◆ 鼠径靱帯と皮膚との癒着を改善し，鼠径靱帯の位置を正常化する．

【方法】
◆ 鼠径靱帯が腹筋群の活動で十分に上方に位置することができるよう，その表層の皮膚を遠位に向けてリリースする．　詳細▶ P124

股関節4 ローカル・リアライン／ローカル・スタビライズ
大殿筋リリース

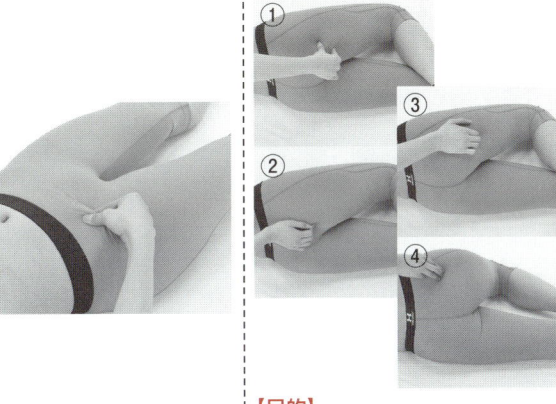

【目的】
◆ 大殿筋の最大収縮・伸張を得るため大殿筋を周囲の組織から機能的に分離させる．

【方法】
① 大殿筋下縁の皮下脂肪リリース
② 大殿筋の深層のリリース
③ 大殿筋と外側広筋との皮下脂肪・筋間リリース
④ 大殿筋と中殿筋の筋間リリース　詳細▶ P126

股関節 5 ローカル・リアライン／ローカル・スタビライズ
内転筋リリース

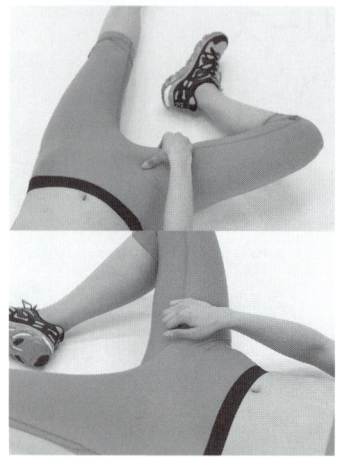

【目的】
- 内転筋の柔軟性を改善し，股関節外転・外旋可動域を拡大する．

【方法】
- 長内転筋周辺の皮下脂肪をリリースする．
- 長内転筋や大腿薄筋の周辺の筋間をリリースする．

詳細▶ P135

股関節 6 ローカル・リアライン／ローカル・スタビライズ
ワイパー（内旋・外旋エクササイズ）

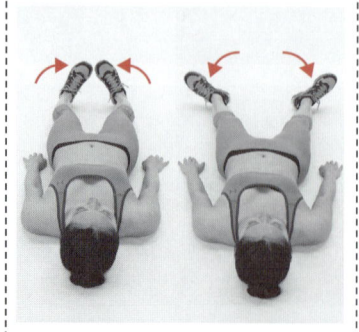

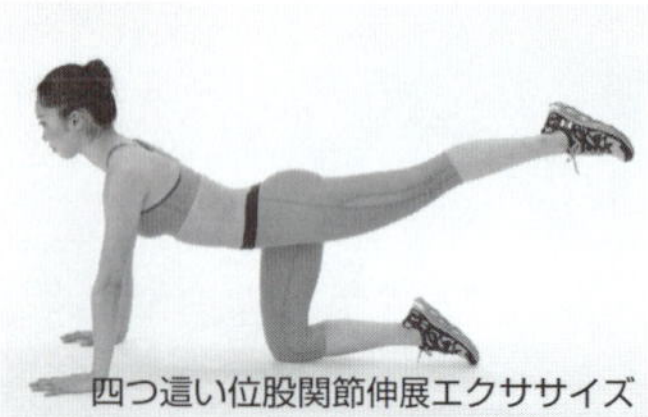

【目的】
- 大腿骨頭の前後移動

【方法】
- 両側下肢伸展位で股関節の内外旋を繰り返す．
- 内旋にて大腿骨頭の後方移動，外旋にて前方移動を促す．

詳細▶ P130

股関節 7 ローカル・リアライン／ローカル・スタビライズ
大腿骨頭後方モビライゼーション

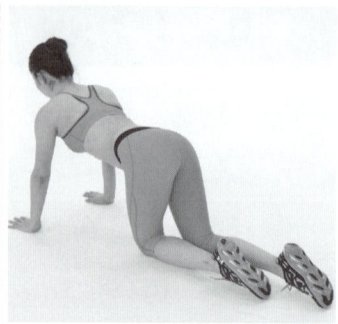

【目的】
- 前方偏位した大腿骨頭を臼蓋の後方に押し込み，適合性を改善する．

【方法】
- 四つ這い位で一側の膝に荷重し，反対側は荷重から開放する．体幹を脱力しつつ，骨盤を前後左右にゆっくりと揺らす．

詳細▶ P130

股関節 8 ローカル・リアライン／ローカル・スタビライズ
大殿筋エクササイズ

四つ這い位股関節伸展エクササイズ

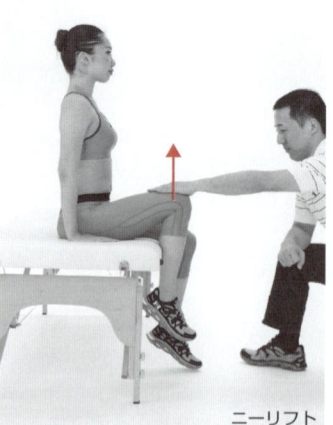

片脚ブリッジ

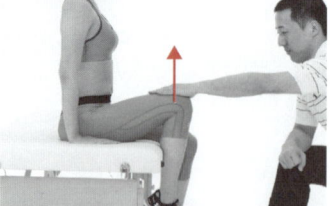

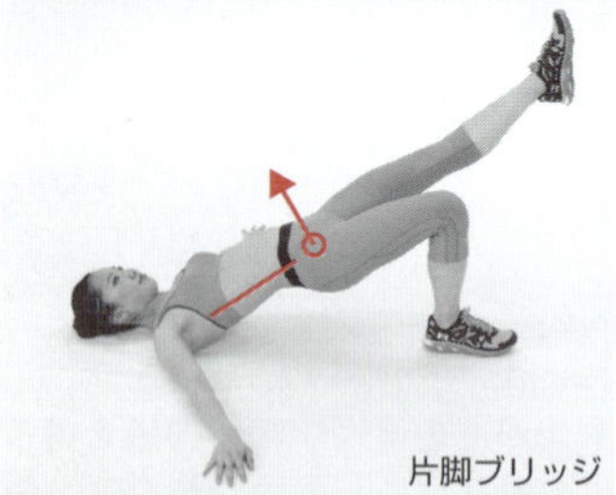

【目的】
- 大殿筋の筋力強化

【方法】
- 歩行立脚期等において大殿筋を活動させ，仙腸関節の安定性を高める．
- 腰椎前弯を増強しないように注意．

詳細▶ P137

股関節 9 ローカル・リアライン／ローカル・スタビライズ
腸腰筋トレーニング

ニーリフト

【目的】
- 腸腰筋強化
- 後傾している寛骨前傾位への誘導

【方法】
- 端座位にて徒手抵抗やゴムバンドの抵抗に対して腸腰筋の筋力を発揮．

詳細▶ P132

股関節 10 ローカル・リアライン／ローカル・スタビライズ
外旋筋エクササイズ

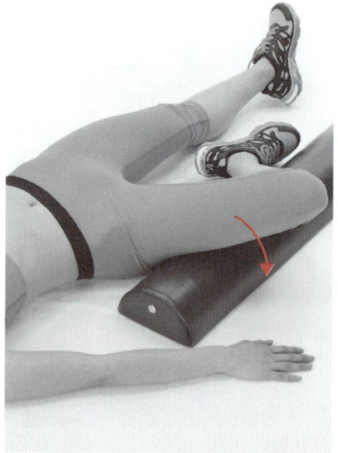

【目的】
- 外旋筋群の強化，内転筋群の伸張

【方法】
- 背臥位で大転子の外側に枕を置く．股関節を開排し，大腿部の外側でこれを潰すように筋力を発揮する．

詳細▶ P136

用語索引

（注）色文字は，エクササイズ名，徒手療法名

欧文索引

ASIS →上前腸骨棘
ASLR（active straight leg raising） 117
close-packed position（CPP） 5, 55, 137
counter nutation 55, 56
force closure 137
form closure 137
inflare 55
ISR（inter-structural release）→組織間リリース
joint play 5
load transfer 55
loose-packed position 56
MST →動作特異的トレーニング
nutation 55, 56
outflare 55
Pelcon →ペルコン
PSIS →上後腸骨棘
PTR（pelvis thorax realignment）プログラム 40, 68
PTS（pelvis thorax stabilization）プログラム 41
ReaLine ii
RSLR エクササイズ 61, 63, 144
RSLR テスト 57, 59

和文索引

〈あ行〉

顎上がり 34
アスリート 4
アスリートのコア機能 33
足踏み 155
アライメント iii
椅子腕振りエクササイズ 89, 152
一側上位胸郭下制 47
運動機能障害 6, 7
エアーレッグプレス 81, 151
円背姿勢 31, 46
横隔膜 64
横隔膜呼吸 64, 65, 145

応力集中 5
オーバーヘッドスクワット 132

〈か〉

下位胸郭 47
　——拡張 54
　——拡張運動 98
　——拡張不全 47, 53
　——皮下脂肪リリース 53, 143
外傷後のリハビリテーション 21
回旋動作 37
外反母趾 20
解剖学的因子 8
外旋筋エクササイズ 158
下後鋸筋 41
　——のエクササイズ 54
荷重伝達機能（load transfer） 55
片脚ブリッジ 61, 63, 137, 145, 158
下腿外旋・外方偏位 20
肩Z回旋 72, 146, 148
滑走不全 9, 23
寛骨 55
　——アライメント 62
　——の対称性 63
　——のリアライメント 128
　——のローカル・リアライン 62
寛骨臼関節唇損傷 112
関節弛緩性 9
関節の遊び（joint play） 5
関節モビライゼーション 13

〈き〉

椅座位体幹回旋エクササイズ 89
キック 153
機能評価 4
胸郭 32
　——運動 47
　——回旋（リアライン・コア装着） 105, 155
　——のマルアライメント 46
　——ローリング 70, 80, 146, 148, 151
胸郭コンディショニング→ソラコン（ThoraCon）
胸郭ユニット（リアライン・コア） 95, 97, 98, 101, 102, 154

強制呼気　150
禁忌およびリスク（リアライン・コア装着）　101
筋機能不全　10，23
筋持久力　20

〈く・け〉

口すぼめ呼気　64
クランチ　81，151
クレッセント（三日月ストレッチ）　71，146，148
グローバル・スタビライズ（global satbilize）　39，41，42，77，150
グローバル・スタビリティ　35，36
グローバル・リアライン　23，39，40，41
頚椎回旋　72，147，148
ケーブル体幹回旋　91
ケーブルトレーニング　84，85，108
ケーブルマシン　85
結果因子　4，6
原因因子　4，8，23
肩甲胸郭関節　50
肩甲骨マルアライメント　47，48

〈こ〉

コアコンディショニング　30
コアスタビライゼーション　30
コア・体幹　30
コアトレーニング　30
コアの筋群の分類　41
後屈（リアライン・コア装着）　155
コーディネート（coordinate）　ii，15，43，152
コーディネート・フェイズ（coordinate phase）　19，25
コーン（上肢円錐運動）　70，146，148
股関節
　──外旋エクササイズ　130
　──外転・外旋位での屈曲ストレッチ　59，63
　──開排・伸展障害　134
　──開排制限　133
　──屈曲ストレッチ　59，63
　──伸展　153
　──伸展制限　123
　──内旋エクササイズ　130
　──に対するリアライン・トレーニングの構成　119
　──のリアライメント　129
　──のローカル・スタビライズ　136
　──のローカル・リアライン　121
呼気　47
呼吸　33
骨盤　30

　──回旋（膝屈曲位/伸展位）　156
　──シフト　156
　──スライド　149
　──の非対称性　20
　──ローリング　73，79，129，147，150
骨盤ユニット（リアライン・コア）　95，96，98，100，102，155
骨盤荷重伝達機能　116
骨盤・胸郭スタビライゼーションプログラム→PTSプログラム
骨盤固定・体幹回旋　90，153
骨盤コンディショニング→ペルコン（PelCon）
骨盤底筋エクササイズ　61，65，144
骨盤底筋群　41，60，138
骨盤輪　41
　──骨盤輪の対称化　131
　──骨盤輪のマルアライメント　55
　──骨盤輪のローカル・スタビライズ　137
ゴルフスイング　36
コンタクトキネマティクス　6
コンタクトスポーツ　38

〈さ・し・す〉

最終域　5
最大筋力　20
鎖骨後退制限　47，48
鎖骨上皮膚リリース　48，50，142
姿勢安定化（postural control）　35，42，77
膝蓋骨の外方偏位　20
自動下肢伸展挙上（active straight leg raising；ASLR）　117
締まりの位置（close-packed position）　5，55，137
瞬発力　20
上位胸郭　46
上位胸椎屈曲・上位胸郭下制（円背）　47，51
上位胸椎後弯増強　46
上後腸骨棘（PSIS）　56
上肢挙上　155
症状　6，7
上前腸骨棘（ASIS）　55，62，128
女子アスリート　20
深呼吸　154
スイング動作　90
スクワット（リアライン・コア装着）　108
スタビライズ（stabilize）　ii，14
スタビライズ・フェイズ（stabilize phase）　19，24
ステップアップ（リアライン・コア装着）　108
ストレングス・トレーニング　21

スピードトレーニング　20
スポーツ愛好家　22
スポーツパフォーマンス　33

〈せ〉
成人アスリート　20
成長期アスリート　20
前鋸筋上滑液包　48，49
　　──リリース　50，142
前屈（リアライン・コア装着）　156
仙骨
　　──アライメント　57
　　──仙骨傾斜の正常化　131
　　──仙骨後傾　55
　　──前額面傾斜　128
　　──前傾　55
　　──マルアライメントの判定　127
仙腸関節のスタビライズ　137

〈そ〉
僧帽筋上部線維上皮膚リリース　50，142
足部マルアライメント　23
鼠径靱帯と皮膚との滑走性改善　124
鼠径靱帯皮膚リリース　124，157
鼠径部ストレッチ　145
鼠径部痛症候群（グローインペイン，スポーツヘルニア）　115，121
組織間リリース（inter-structural release：ISR）　10，13
組織損傷　6，7
ソラコン（ThoraCon）　40，68，69，146

〈た〉
ダイアグナル・リフト　83，151
体幹　30
　　──回旋　152
　　──リズミック・スタビライゼーション　87
体幹剛体化（rigidity strategy）　38，42，77，86
体幹固定・骨盤回旋　90，153
大腿筋膜張筋リリース　63，124，145，157
大腿骨寛骨臼インピンジメント（FAI）　112
大腿骨頭後方モビライゼーション　130，158
大腿骨頭の前方偏位　117，133，134
大腿外側皮下脂肪リリース　157
大殿筋　9
　　──エクササイズ　60，144，158
　　──下縁リリース　144
　　──周辺の滑走不全　125
　　──周辺のリリース　126，157
　　──上皮下脂肪リリース　144
　　──ストレッチ　60，144
大転子前方偏位改善　132

第二次性徴　20
多裂筋　30，35，42，53，81

〈ち〉
恥骨弓靱帯　65，133
恥骨結合　57，133
　　──安定化　138
　　──の偏位　65，133，134
恥骨靱帯　65
中高年アスリート　22
腸腰筋トレーニング　145，158
長内転筋の起始　133
チンイン　52，142
　　背臥位での──　52
　　立位での──　52

〈つ・て・と〉
ツイスター（胸郭回旋ストレッチ）　54，71，143，146，148
ディスタビライザー　98
投球（アクセラレーション）　153
投球動作　36
動作特異的トレーニング（MST）　88，152
動的安定化（dynamic strategy）　36，42，77，84
徒手療法→マニュアル・リアライン

〈な〉
内上角滑液包　48，49
　　──リリース　50，142
内転筋リリース　158
ニーリフト（エクササイズ）　63，132，145，158
乳酸性作業閾値　33
年代別リアライン・トレーニング　19

〈は・ひ〉
バイク　76，147，149
ハイプーリー　51，143
バタ足　76，147，149
バックアーチ　83，151
バックサイド　57
パピーエクステンション　54，82，143，151
ハンドスイング　153
ヒールブッシュ　65，129，134，145
ヒールプレス　60，144
尾骨偏位　59，128
膝内反（O脚）　20
病態評価　4

〈ふ〉
不安定性　9，23
フェイスサイド　57
腹圧性尿失禁　138
腹横筋　33，34，77

——下部　34, 138
　　——上部　34
腹横筋上部呼吸　78, 150
腹腔内圧　38, 138
腹式呼吸　64
腹筋群　35, 41, 150
　　——のトレーニング　77
プランクトレーニング　84, 107
プランタープレス　60, 144
ブリッジ　145
不良動作パターン　10
フロッグキック　75, 147, 149

〈へ・ほ〉
閉鎖位（form closure）　60
閉鎖力（force closure）　60
ベリープレス（腹腔内圧上昇）　87, 152
ペルコン（PelCon）　40, 68, 73, 147
防御反応　6, 7
ボディ・バランス　35

〈ま行〉
マニュアル・リアライン（manual realign）　10, 11, 13, 122
マルアライメント　iii, 4, 8, 20, 31
マルアライメント症候群　4
マルユース　10

〈や行〉
緩みの位置（loose-packed position）　56
腰椎前弯　34
四つ這い位アームレイズ　52, 143
四つ這い位後方ストレッチ　132
四つ這い位股関節伸展エクササイズ　137
四つ這い位サイドレイズ　107
四つ這い位フロントレイズ　55, 107, 143

〈ら・わ行〉
リアライン（realign）　ii, 11
リアライン・インソール　13
リアライン・エクササイズ　10, 11, 12
リアライン・コア（Realign CORE）　13, 94, 120, 131, 135
　　——装着下でのケーブルトレーニング　108
　　——装着下でのスタビライズ　107
　　——装着下でのリアライン　105
　　——の装着方法　102
　　——の適応・禁忌・リスク　100
リアライン・コア・リハブ　95
リアライン・コンセプト　4
リアライン・セラピー　3, 11
リアライン・ソックス　13
リアライン・デバイス　11, 12
リアライントレーニング　iii
　　——の基本概念　18
　　——の進め方　18, 39
　　——の適応と対象　19
リアライン・バランスシューズ　14
　　——膝関節用　120, 121
リアライン・フェイズ（realign phase）　18, 22
リズミック・スタビライゼーション　152
リバースSLRテスト→RSLRテスト
両脚ブリッジ　61, 145
ローカル・スタビライザー　98
ローカル・スタビライズ　39, 41, 42, 46
ローカル・リアライン　23, 39, 40, 41, 46
ロコモーション　88
ワイパー（内旋・外旋エクササイズ）　74, 130, 147, 149, 158

著者紹介

蒲田和芳（がまだ かずよし）

1991年　東京大学教育学部 体育学・健康教育学科卒業
1998年　東京大学大学院総合文化研究科 身体運動科学専攻 修了

横浜市スポーツ医科学センター整形診療科理学療法室長，コロラド大学ヘルスサイエンスセンター 整形外科バイオメカニクス研究室（ポストドクフェロー），フロリダ大学機械・航空工学科 整形外科バイオメカニクス研究室（リサーチフェロー）などを経て，2006年広島国際大学保健医療学部 准教授，2013年より同大学総合リハビリテーション学部リハビリテーション学科 准教授．2015年4月より同学部教授（〜2020年3月）．
（株）GLAB 代表取締役，学術博士，理学療法士．

\<写真\>　金子正志
\<写真モデル\>　東京ガールズ（ARISA）
\<協力\>　エクササイズ指導：杉野伸治
　　　　 衣装：株式会社ドーム
　　　　 エクササイズツール：株式会社GLAB，共和ゴム株式会社
　　　　 動作特異的トレーニング指導：Travis Johnson（Synergy Center）

★リアライン・トレーニングの内容，関連デバイスの購入についてのお問い合わせは，株式会社GLAB（info@realine.info, http://realine.info）へお願いいたします．

NDC 780　174p　26 cm

リアライン・トレーニング＜体幹・股関節編＞
──関節のゆがみ・骨の配列を整える最新理論──

2014年 7月10日　第1刷発行
2022年 7月14日　第5刷発行

著　者　蒲田和芳（がまだ かずよし）
発行者　髙橋明男
発行所　株式会社 講談社
　　　　〒112-8001　東京都文京区音羽 2-12-21
　　　　　販　売　(03)5395-4415
　　　　　業　務　(03)5395-3615
編　集　株式会社 講談社サイエンティフィク
　　　　代表　堀越俊一
　　　　〒162-0825　東京都新宿区神楽坂 2-14　ノービィビル
　　　　　編　集　(03)3235-3701
印刷所　株式会社　双文社印刷
製本所　株式会社　国宝社

落丁本・乱丁本は，購入書店名を明記のうえ，講談社業務宛にお送り下さい．送料小社負担にてお取替えします．なお，この本の内容についてのお問い合わせは講談社サイエンティフィク宛にお願いいたします．
定価はカバーに表示してあります．

© Kazuyoshi Gamada, 2014

本書のコピー，スキャン，デジタル化等の無断複製は著作権法上での例外を除き禁じられています．本書を代行業者等の第三者に依頼してスキャンやデジタル化することはたとえ個人や家庭内の利用でも著作権法違反です．

JCOPY 〈(社)出版者著作権管理機構　委託出版物〉
複写される場合は，その都度事前に(社)出版者著作権管理機構（電話 03-5244-5088，FAX 03-5244-5089，e-mail : info@jcopy.or.jp）の許諾を得て下さい．

Printed in Japan

ISBN978-4-06-280658-9

講談社の自然科学書

コアコンディショニングとコアセラピー
平沼 憲治／岩﨑 由純・監修
蒲田 和芳／渡辺 なおみ・編
㈶日本コアコンディショニング協会・協力
B5・254頁・定価4,620円　**2色刷**

コアコンディショニングの体系的理解。体幹部の骨格・筋肉のゆがみをとるコアコンディショニング。科学的・医学的理論と実践例を紹介。選手や一般向けだけでなく、介護予防向けのプログラムも紹介。

コアセラピーの理論と実践
平沼 憲治／岩﨑 由純・監修
蒲田 和芳・編
㈶日本コアコンディショニング協会・協力
B5・237頁・定価4,620円　**2色刷**

コアセラピーの理論が明確にわかる。『コアコンディショニングとコアセラピー』の姉妹編。「コアセラピー」に特化した内容で、より専門的にメソッドが理解できる。理学療法士など医療資格者向け。

高齢者の筋力トレーニング
安全に楽しく行うための指導者向け実践ガイド
DVD付き
都竹 茂樹・著
B5・124頁・定価3,080円

介護予防の現場で活用できる実践テキスト。マシンを使わずに安全かつ効果的に行える筋力トレーニング法を紹介。理論についてもわかりやすく説明し、筋トレ教室の運営方法にも言及。保健師、介護関係者にとって待望の1冊。DVD付き（約45分）。

新版 乳酸を活かしたスポーツトレーニング　**カラー**
八田 秀雄・著
A5・156頁・定価2,090円

最新知見のカラー改訂版。乳酸を切り口に、運動時の生体内のメカニズムを基礎からやさしく説明。乳酸と疲労の関係についても、さらに言及。血中乳酸濃度測定のノウハウ、各競技の活用事例も紹介。

スポーツカウンセリング入門
内田 直・著
A5・134頁・定価2,420円

選手の心を支えるために。臨床心理学の基礎から、カウンセリング技法、スポーツに特有の背景などを、わかりやすく説明する。

好きになる解剖学 Part2
関節を動かし骨や筋を確かめよう
竹内 修二・著
A5・214頁・定価2,200円

自分のからだに触れながら、楽しく学ぶ解剖学入門書。
部位別の構成。医学・看護・鍼灸・体育系の学生にも最適。

好きになる栄養学　**第3版**
食生活の大切さを見直そう
麻見 直美／塚原 典子・著
A5・256頁・定価2,420円

『日本人の食事摂取基準（2020年版）』に対応し改訂。身近な話題をテーマに、栄養学をやさしく学べる。生化学の知識がなくてもらくらく理解。献立作成、ライフステージ別食生活、スポーツ栄養まで学べる入門書。

これからの健康とスポーツの科学　第5版　**2色刷**
安部 孝／琉子 友男・編
B5・208頁・定価2,640円

一般教養の体育の教科書。各種データを更新し、サルコペニアなど話題のテーマもとりあげた。生活習慣病、運動の効果、筋力トレーニングのメカニズム、骨粗しょう症、ストレスへの対応など、一生を通して役立つ内容。2色刷。

もっとなっとく 使える スポーツサイエンス　**カラー**
征矢 英昭／本山 貢／石井 好二郎・編
A5・203頁・定価2,200円

『新版 これでなっとく使えるスポーツサイエンス』の全面リニューアル版！カラー化し、Qの項目を一新。最新の理論をわかりやすく解説。トレーニングに、試合に、健康に、役立つ知識が満載。

健康・運動の科学
介護と生活習慣病予防のための運動処方
田口 貞善・監修　小野寺 孝一／山崎 先也／
村田 伸／中澤 公孝・編
B5・199頁・定価2,420円

考え方がよくわかる運動処方の入門書。基礎理論から対象別の応用例（生活習慣病予防、高齢者の介護予防）まで具体的に解説。さらに運動効果の最新のエビデンスを紹介。「健康運動」「運動処方」の教科書にも最適。

※表示価格は税込み価格（税10%）です。

［2022年5月現在］

講談社サイエンティフィク　https://www.kspub.co.jp/